《实用临床药物治疗学》丛书

主任委员　吴永佩　金有豫
总 主 译　金有豫　韩　英

国家卫生健康委医院管理研究所药事管理研究部　组织翻译

APPLIED THERAPEUTICS
The Clinical Use of Drugs

实用临床药物治疗学
呼吸系统疾病

第11版

主　　　编　Caroline S. Zeind　Michael G. Carvalho
分 册 主 译　杨秀岭　蔡志刚
分 册 译 者　（按姓氏笔画排序）
　　　　　　田　溪　李宏林　李海涛　李德强
　　　　　　宋贝贝　董维冲
分册负责单位　河北医科大学第二医院

U0235363

人民卫生出版社

Applied Therapeutics：the Clinical Use of Drugs，11th ed，ISBN：9781496318299

© 2018 by Lippincott Williams and Wilkins，a Wolters Kluwer business. All rights reserved. This is a Simplified Chinese translation published by arrangement with Lippincott Williams & Wilkins/Wolters Kluwer Health，Inc.，USA.

Not for resale outside People's Republic of China（including not for resale in the Special Administrative Region of Hong Kong and Macau，and Taiwan.）

本书限在中华人民共和国境内(不包括香港、澳门特别行政区及台湾)销售。

图书在版编目(CIP)数据

实用临床药物治疗学. 呼吸系统疾病/(美)卡罗琳·S.扎因得（Caroline S. Zeind）主编；杨秀岭，蔡志刚主译. —北京：人民卫生出版社，2020

ISBN 978-7-117-29247-4

Ⅰ.①实… Ⅱ.①卡…②杨…③蔡… Ⅲ.①呼吸系统疾病-药物疗法 Ⅳ.①R453

中国版本图书馆 CIP 数据核字(2019)第 259916 号

人卫智网	www.ipmph.com	医学教育、学术、考试、健康，购书智慧智能综合服务平台
人卫官网	www.pmph.com	人卫官方资讯发布平台

版权所有，侵权必究！

图字：01-2018-6491

实用临床药物治疗学　呼吸系统疾病

分册主译：杨秀岭　蔡志刚
出版发行：人民卫生出版社（中继线 010-59780011）
地　　址：北京市朝阳区潘家园南里 19 号
邮　　编：100021
E - mail：pmph @ pmph.com
购书热线：010-59787592　010-59787584　010-65264830
印　　刷：三河市潮河印业有限公司
经　　销：新华书店
开　　本：889×1194　1/16　　印张：8
字　　数：326 千字
版　　次：2020 年 1 月第 1 版　2020 年 1 月第 1 版第 1 次印刷
标准书号：ISBN 978-7-117-29247-4
定　　价：65.00 元
打击盗版举报电话：010-59787491　E-mail：WQ @ pmph.com
质量问题联系电话：010-59787234　E-mail：zhiliang @ pmph.com

《实用临床药物治疗学》（第11版）译委会

主 任 委 员 吴永佩　金有豫

副主任委员 颜　青

总 主 译 金有豫　韩　英

副总主译 缪丽燕　吕迁洲　樊德厚　蒋学华

分册（篇）主译

第一篇　总论	蒋学华	杜晓冬
第二篇　心血管系统疾病	牟　燕	周聊生
第三篇　呼吸系统疾病	杨秀岭	蔡志刚
第四篇　消化系统疾病		韩　英
第五篇　肾脏疾病	缪丽燕	卢国元
第六篇　免疫失调	张雅敏	徐彦贵
第七篇　营养支持		吕迁洲
第八篇　皮肤疾病	鲁　严	孟　玲
第九篇　骨关节疾病	伍沪生	毛　璐
第十篇　妇女保健	赵　霞	张伶俐
第十一篇　内分泌系统疾病	梅　丹	邢小平
第十二篇　眼科疾病		王家伟
第十三篇　神经系统疾病	王长连	吴　钢
第十四篇　感染性疾病	夏培元　吕晓菊	杨　帆
第十五篇　精神疾病和物质滥用	姚贵忠	孙路路
第十六篇　肿瘤	杜　光	桂　玲
第十七篇　儿科疾病	徐　虹	李智平
第十八篇　老年疾病	封宇飞	胡　欣

《实用临床药物治疗学》为 *APPLIED THERA-PEUTICS: the Clinical Use of Drugs* 第 11 版的中译本。其第 8 版中译本曾以《临床药物治疗学》之名于 2007 年出版。

《实用临床药物治疗学》一书为临床药学的经典教材和参考书。其第 1 版由美国被誉为"药师对患者监护开拓者"（Pioneering the Pharmacists' Role in Patients Care）且 2010 年美国 Remington 荣誉奖获得者的著名药学家 Marry Anne Koda-Kimble 主编，于 1975 年作为教材面世，至今出版已 44 载，虽经多版修订，但始终未离其编写初衷：采用基于"案例"和"问题"进行教育的特点和方法，帮助学生掌握药物治疗学的基本知识；学生可从中学习到常见疾病的基本知识；培养学生解决问题的能力，以制定和实施合理的药物治疗方案；每个案例均融入各章的治疗关键概念和原则等。

为了表彰作者的贡献，其第 10 版书名首次被冠名为 "*Koda-Kimble & Young's Applied Therapeutics*"，以资纪念。

本版与第 8 版相比，其参加编写和每篇负责人的著名药学院校专家分别增为 214 人和 26 人。

本书第 11 版的章节数经调整后共 18 篇 110 章。与第 8 版的 101 章相比，增改了 9 章。各章内容均有所更新，特别是具有本书特点的"案例"和"问题"的数量，分别增至约 900 例和 2 800 多题，个别案例竟多达 12 题，甚至 18 题，从病情到治疗，由繁到简，环环丝扣，最终解释得清清楚楚。原版全书正文总面数达 2 288 面，堪称与时俱进的经典巨著。

当前，我国正处于深化医疗改革的阶段，医疗、医保和医药联动的改革工作任务甚重。特别是在开展"以患者为中心"的药学监护（Pharmaceutical Care）工作方面，我国药师无论是在数量或质量方面，都有相当大的差距，任重而道远。因此本书的翻译出版，定将为药师学习提高专业实践技能，促进药师在医改进展中的服务能力起到重要作用。

为此，简略地回顾一下药师的发展历史，可能有助于读者更深刻地体会本书的特点、意义和价值。

二次世界大战后，欧美各国家制药工业迅速发展，新药大量开发应用于临床。随着药品品种和使用的增加，药物不良反应也频繁发生，不合理用药加重，药物的不合理使用导致药源性疾病的增加，患者用药风险增大。同时，人类面临的疾病负担严峻，慢性病及其他疾病的药物应用问题也愈加复杂，医疗费用迅速增加，促进合理用药成为共同关注的问题，因而要求医院药学部门工作的转型、药师观念与职责的转变，要求药师能参与临床药物治疗管理；要求高等医药院校培养应用型临床药学专业人才，这就导致药学教育的改革。美国于 1957 年首先提出高等医药院校设置 6 年制临床药学专业 Pharm D. 培养计划，培养临床型药学专业技术人才。至今美国 135 所高等医药院校的药学教育总规模 90% 以上为 Pharm D. 专业教育；规定 Pharm D. 专业学位是在医院和社会药店上岗药师的唯一资格。并在医院建立学员毕业后以提高临床用药实践能力为主的住院药师规范化培训制度。

在此背景下，美国加州旧金山大学药学院临床药学系主任、著名的药学家 Marry Anne Koda-Kimble 主编了本书的第 1 版，作为培养新型药师的教材于 1975 年问世。本书第 1 版前言中指出"正是药师——受过高级培训、成为药物治疗专家，掌握药物的最新知识及了解发展动态、为患者和医师提供咨询，在合理使用药物、防止药物不良反应等方面——将起到关键作用"。美国的一些药学院校在课程设置方面增加了相应的内容，使药师能够胜任

"以患者为中心"参与临床药物治疗管理的工作职责。其后40年来，药师的教育和实践任务随着医疗保健工作的发展，在"以患者为中心"的基础上，不断地向临床药学、实践规范化和系统管理方面进行改革和提高。其中比较突出的有3位美国学者Robert J. Cipolle(药师和教育学家)、Linda M. Strand(药师和教育学家)和Peter C. Morley(医学人类学家和教育学家)，作为一个团队，通过调查、研究、试点、总结而提出"药学监护"(Pharmaceutical Care)的理念(philosophy)、实践和规范(practice)，指南(guide)以至"药物治疗管理"(Medication Therapy Management, MTM)系统。4位专家的"革命"性变革，提高了药师在医疗保健中的地位及其重要性的认识，促进了药师专业作用的发挥。因此Robert J. Cipolle、Linda M. Strand两人和Koda-Kimble分别于1997年和2010年获得美国药师协会颁发的、代表药学专业领域最高荣誉的Remington奖章，对他们在药学专业领域所作的巨大贡献予以肯定和鼓励。

迄今，世界各国的药学教育和药师的工作重点和作用，也都先后向这方面转变。在我国也正在加速药学教育改革和医院药师职责的转变。本版第1章"药物治疗管理和治疗评估"(Medication Therapy Management and Assessment of Therapy)的内容，很适合我国药师的现状和需要。

有鉴于此，我们组织了本书的翻译，以飨读者。

本书的翻译工作由金有豫教授和吴永佩教授牵头，韩英、缪丽燕、吕迁洲、樊德厚、蒋学华等教授出任总译校审阅工作。由23家三级医院和药学院校有丰富理论和实际经验的药学、医学专家教授及部分临床药师近200人分别承担了18篇共110章的翻译、校译和审译工作，我们对各篇章译校专家所付出的辛勤劳动深表感谢。由于专业知识、翻译水平与经验的不足，难免有疏漏或不当之处，恳请专家和读者提出宝贵意见。

译委会

2019年10月

原著前言

距第 1 版《实用临床药物治疗学》出版已经40 多年了,这期间健康卫生的蓝图发生了巨大的变革。虽然科技的巨大进步改变了个体化医疗,但我们也意识到在日益复杂的医疗保健服务系统中所面临的重大挑战。我们比以往任何时候都更需要具有批判性思维和可以运用问题解决技能来改善患者预后的卫生专业技术人员。

大约 40 年后,这本教科书的基本原则——以患者为中心,以案例为基础的学习方法——仍然是卫生专业教育的基石。我们的编者们列出了约900 个案例来帮助读者在特定的临床环境中综合应用治疗学原则。我们也给卫生专业学生和实践者提供了简要的有关临床医师批判性的思考、解决问题的技能评估和解决治疗问题的思维方式。卫生专业的学生和实践者通过初步了解临床医师评估和解决治疗问题的思维来提升自身批判性思维和解决问题的能力。

熟悉本书过去版本的读者会注意到本书的整体设计与第 10 版一致,每章开头都包含了核心原则部分,提供了本章最重要的概括性信息。每个核心原则都定位于每章将被详细讨论的特定案例,关键性的参考文献和网站在每章结尾列出,每章所有的参考文献都可在网上看到。

基于过去版本中提供的基于案例学习的良好基础,第 11 版做了一些改变,以满足全球卫生专业教育工作者和学生不断变化的教育需求。主编们和编者们将美国医学研究所(Institute of Medicine,IOM)的 5 个核心能力,即以患者为中心的监护能力、跨学科团队的协作能力、基于循证证据的实践能力、质量改进技术的应用能力和信息技术的应用能力作为在书中提出案例研究和问题的主要框架。

此外,2016 年药学教育认证委员会(the Accreditation Council for Pharmacy Education, ACPE)认证标准,药学教育促进中心(the Center for the Advancement of Pharmacy Education, CAPE)教育成果和北美药剂师执照考试(the North American Pharmacist Licensure Examination, NAPLEX)修订版的能力声明作为编写团队和编者们设计编撰第 11 版的指导方针。

本版的特点在于 200 多位经验丰富的临床医师做出了积极的贡献,对每一章都经过修订和更新,以反映我们不断变化的药物知识以及这些知识在患者个体化治疗中的应用。几部分内容已经过广泛的重组,引入了新的章节来扩展重要主题,其中包括总论、免疫失调、类风湿性疾病、骨关节疾病、神经系统疾病、精神疾病和药物滥用及肿瘤部分。特别值得注意的是总论部分关于药物相互作用、药物基因组学和个体化用药及职业教育与实践的新章节。此外,还重新设计了 1 章,重点关注重症患者的监护,现在还补充了关于儿童危重症监护的章节。

鉴于将跨专业教育(interprofessional education,IPE)纳入教学、实践和临床环境的重要性,我们添加了一系列由本书各个部分编者们的代表编写的IPE 案例研究。

由于我们正在计划下一个版本,因此我们欢迎您的反馈。作者从文献、现行标准、临床经验中提取信息,从而分享合理的、深思熟虑的治疗策略。然而,每个实践者都有责任去评估书中实际临床环境中某些观点的适用性,我们支持任何在此领域的发展。我们强烈要求学生和实践者在需要使用新的和不熟悉的药物时参考适当的信息来源。

原著致谢

我们十分感激那些致力于完成第 11 版《实用临床药物治疗学》的所有编者。我们感谢所有编者在平衡承担教育工作者、临床医师和研究人员众多责任的同时，不懈地提供最高质量的编写工作。我们感谢 26 位分册（篇）主编的出色工作，他们在本书的组织结构和章节的个性化编写中提供了必要的关键性的反馈意见，没有他们的奉献和支持，这个版本也是不可能出版的。另外，我们特别希望感谢那些已退休的主编们——Jean M. Nappi、Timothy J. Ives、Marcia L. Buck、Judith L. Beizer 和 Myrna Y. Munar，因为他们是第 11 版的指导力量。我们衷心感谢本书之前版本的编写团队，特别感谢 Brian K. Alldredge 博士和 B. Joseph Guglielmo 博士对第 11 版的指导和支持。我们还要感谢"Facts and Comparisons"允许我们使用他们的数据来构建本书的一些表格。

来自 Wolters Kluwer、Matt Hauber、Andrea Vosburgh 和 Annette Ferran 的团队应该得到特别的认可。他们非凡的耐心、对细节的关注和指导对于这个项目的成功至关重要。我们衷心感谢 Tara Slagle（项目管理）和 Samson Premkumar（制作）协助我们完成这个版本。最重要的是，我们要感谢我们的配偶和家人对我们的爱、理解和坚定的支持。他们无私地给予我们编写本书时所需的一个个清晨、深夜、周末和假期。

与过去的版本一致，我们继续将我们的工作奉献给激励我们的学生以及教会了我们宝贵经验的患者。我们还将第 11 版献给那些临床医师和教育工作者，他们在应用基于团队的方法提供以患者为中心的监护服务方面发挥了先锋领袖和行为榜样作用。

Michael C. Angelini, PharmD, MA, BCPP
Associate Professor of Pharmacy Practice
School of Pharmacy–Boston
MCPHS University
Boston, Massachusetts

Judith L. Beizer, PharmD, CGP, FASCP
Clinical Professor
Department of Clinical Pharmacy Practice
College of Pharmacy & Allied Health Professions
St. John's University
Jamaica, New York

Marcia L. Buck, PharmD, FCCP, FPPAG
Professor
Department of Pediatrics
School of Medicine
Clinical Coordinator, Pediatrics
Department of Pharmacy
University of Virginia
Charlottesville, Virginia

Michael G. Carvalho, PharmD, BCPP
Assistant Dean of Interprofessional Education
Professor and Chair
Department of Pharmacy Practice
School of Pharmacy–Boston
MCPHS University
Boston, Massachusetts

Judy W. Cheng, PharmD, MPH, BCPS, FCCP
Professor of Pharmacy Practice
School of Pharmacy–Boston
MCPHS University
Boston, Massachusetts

R. Rebecca Couris, PhD, RPh
Professor of Nutrition Science and Pharmacy Practice
Department of Pharmacy Practice, School of Pharmacy–Boston
MCPHS University
Boston, Massachusetts

Steven Gabardi, PharmD, BCPS, FAST, FCCP
Abdominal Organ Transplant Clinical Specialist & Program Director
PGY-2 Organ Transplant Pharmacology Residency
Brigham and Women's Hospital
Departments of Transplant Surgery/Pharmacy/Renal Division
Assistant Professor of Medicine
Harvard Medical School
Boston, Massachusetts

Jennifer D. Goldman, BS, PharmD, CDE, BC-ADM, FCCP
Professor of Pharmacy Practice
School of Pharmacy–Boston
MCPHS University
Boston, Massachusetts

Christy S. Harris, PharmD, BCPS, BCOP
Associate Professor of Pharmacy Practice
School of Pharmacy–Boston
MCPHS University
Boston, Massachusetts

Timothy R. Hudd, PharmD, AE-C
Associate Professor of Pharmacy Practice
School of Pharmacy–Boston
MCPHS University
Boston, Massachusetts

Timothy J. Ives, PharmD, MPH, FCCP, BCPS
Professor
Eshelman School of Pharmacy
The University of North Carolina at Chapel Hill
Chapel Hill, North Carolina

Susan Jacobson, MS, EdD, RPh
Associate Professor of Pharmacy Practice
School of Pharmacy–Boston
MCPHS University
Boston, Massachusetts

Maria D. Kostka-Rokosz, PharmD
Assistant Dean of Academic Affairs
Professor of Pharmacy Practice
School of Pharmacy–Boston
MCPHS University
Boston, Massachusetts

Trisha LaPointe, PharmD, BCPS
Associate Professor of Pharmacy Practice
School of Pharmacy–Boston
MCPHS University
Boston, Massachusetts

Michele Matthews, PharmD, CPE, BCACP
Associate Professor of Pharmacy Practice
School of Pharmacy–Boston
MCPHS University
Boston, Massachusetts

分册主编

Susan L. Mayhew, PharmD, BCNSP, FASHP
Professor and Dean
Appalachian College of Pharmacy
Oakwood, Virginia

William W. McCloskey, BA, BS, PharmD
Professor and Vice-Chair
Department of Pharmacy Practice
School of Pharmacy–Boston
MCPHS University
Boston, Massachusetts

Myrna Y. Munar, PharmD
Associate Professor
Department of Pharmacy Practice
College of Pharmacy
Oregon State University
Oregon Health and Science University
Portland, Oregon

Jean M. Nappi, PharmD, FCCP, BCPS AQ-Cardiology
Professor
Clinical Pharmacy and Outcome Sciences
South Carolina College of Pharmacy
Medical University of South Carolina
Charleston, South Carolina

Kamala Nola, PharmD, MS
Professor and Vice-Chair
Department of Pharmacy Practice
Lipscomb University College of Pharmacy
Nashville, Tennessee

Dorothea C. Rudorf, PharmD, MS
Professor of Pharmacy Practice
School of Pharmacy–Boston
MCPHS University
Boston, Massachusetts

Carrie A. Sincak, PharmD, BCPS, FASHP
Assistant Dean for Clinical Affairs and Professor
Department of Pharmacy Practice
Midwestern University Chicago College of Pharmacy
Downers Grove, Illinois

Timothy E. Welty, PharmD, FCCP
Professor
Department of Pharmacy Practice
University of Kansas School of Pharmacy
Lawrence, Kansas

G. Christopher Wood, PharmD, FCCP, FCCM, BCPS
Associate Professor of Clinical Pharmacy
University of Tennessee Health Science Center
College of Pharmacy
Memphis, Tennessee

Kathy Zaiken, PharmD
Professor of Pharmacy Practice
School of Pharmacy–Boston
MCPHS University
Boston, Massachusetts

Caroline S. Zeind, PharmD
Associate Provost for Academic and International Affairs
Chief Academic Officer
Worcester, Massachusetts and Manchester, New Hampshire Campuses
Professor of Pharmacy Practice
Academic Affairs
MCPHS University
Boston, Massachusetts

Steven R. Abel, PharmD, FASHP
Professor of Pharmacy Practice
Associate Provost for Engagement
Purdue University
West Lafayette, Indiana

Jessica L. Adams, PharmD, BCPS, AAHIVP
Assistant Professor of Clinical Pharmacy
HIV and Infectious Diseases Specialist
Department of Pharmacy Practice and Pharmacy Administration
Philadelphia College of Pharmacy
University of the Sciences
Philadelphia, Pennsylvania

Brian K. Alldredge, PharmD
Professor and Vice Provost
University of California–San Francisco
San Francisco, California

Mary G. Amato, PharmD, MPH, BCPS
Professor of Pharmacy Practice
School of Pharmacy–Boston
MCPHS University
Boston, Massachusetts

Jaime E. Anderson, PharmD, BCOP
Oncology Clinical Pharmacy Specialist
MD Anderson Medical Center
University of Texas
Houston, Texas

Michael C. Angelini, PharmD, MA, BCPP
Associate Professor of Pharmacy Practice
School of Pharmacy–Boston
MCPHS University
Boston, Massachusetts

Albert T. Bach, PharmD
Assistant Professor of Pharmacy Practice
School of Pharmacy
Chapman University
Irvine, California

Jennifer H. Baggs, PharmD, BCPS, BCNSP
Clinical Assistant Professor
University of Arizona
Tucson, Arizona

David T. Bearden, PharmD
Clinical Professor and Chair
Department of Pharmacy Practice
Clinical Assistant Director

Department of Pharmacy Services
College of Pharmacy
Oregon State University
Oregon Health and Science University
Portland, Oregon

Sandra Benavides, PharmD, FCCP, FPPAG
Professor
Assistant Dean for Programmatic Assessment and Accreditation
Interim Chair
Department of Clinical and Administrative Sciences
Larkin Health Sciences Institute College of Pharmacy

Paul M. Beringer, PharmD, FASHP, FCCP
Associate Professor
Department of Clinical Pharmacy
University of Southern California
Los Angeles, California

Snehal H. Bhatt, PharmD, BCPS
Associate Professor of Pharmacy Practice
School of Pharmacy–Boston
MCPHS University
Clinical Pharmacist
Beth Israel Deaconess Medical Center
Boston, Massachusetts

Jeff F. Binkley, PharmD, BCNSP, FASHP
Administrative Director of Pharmacy
Maury Regional Medical Center and Affiliates
Columbia, Tennessee

Marlo Blazer, PharmD, BCOP
Assistant Director
Xcenda, an AmerisourceBergen Company
Columbus, Ohio

KarenBeth H. Bohan, PharmD, BCPS
Professor and Founding Chair
Department of Pharmacy Practice
School of Pharmacy and Pharmaceutical Sciences
Binghamton University
Binghamton, New York

Suzanne G. Bollmeier, PharmD, BCPS, AE-C
Professor of Pharmacy Practice
School of Pharmacy–Boston
St. Louis College of Pharmacy
St. Louis, Missouri

Laura M. Borgelt, PharmD, BCPS
Associate Dean of Administration and Operations
Professor
Departments of Clinical Pharmacy and Family Medicine
University of Colorado Anschutz Medical Campus
Skaggs School of Pharmacy
Aurora, Colorado

Jolene R. Bostwick, PharmD, BCPS, BCPP
Clinical Associate Professor
Department of Clinical, Social, and Administrative Sciences
University of Michigan College of Pharmacy
Ann Arbor, Michigan

Nicole J. Brandt, PharmD, MBA, CGP, BCPP, FASCP
Executive Director
Peter Lamy Center on Drug Therapy and Aging
Professor
University of Maryland School of Pharmacy
Baltimore, Maryland

Marcia L. Buck, PharmD, FCCP, FPPAG
Professor
Department of Pediatrics
School of Medicine
Clinical Coordinator, Pediatrics
Department of Pharmacy
University of Virginia
Charlottesville, Virginia

Deanna Buehrle, PharmD
Infectious Diseases Clinical Specialist
University of Pittsburgh Medical Center Presbyterian
Pittsburgh, Pennsylvania

Sara K. Butler, PharmD, BCPS, BOCP
Clinical Pharmacy Specialist, Medical Oncology
Barnes-Jewish Hospital
Saint Louis, Missouri

Beth Buyea, MHS, PA-C
Assistant Professor
Tufts University, School of Medicine
Boston, Massachusetts

Charles F. Caley, PharmD, BCCP
Clinical Professor
School of Pharmacy
University of Connecticut
Storrs, Connecticut

Joseph Todd Carter, PharmD
Assistant Professor of Pharmacy Practice
Appalachian College of Pharmacy
Oakwood, Virginia
Primary Care Centers of Eastern Kentucky
Hazard, Kentucky

Michael G. Carvalho, PharmD, BCPP
Assistant Dean of Interprofessional Education
Professor and Chair
Department of Pharmacy Practice
School of Pharmacy–Boston
MCPHS University
Boston, Massachusetts

Jamie J. Cavanaugh, PharmD, CPP, BCPS
Assistant Professor of Clinical Education, Pharmacy
Assistant Professor of Medicine
University of North Carolina at Chapel Hill
Chapel Hill, North Carolina

Michelle L. Ceresia, PharmD, FACVP
Associate Professor of Pharmacy Practice
School of Pharmacy–Boston
MCPHS University
Boston, Massachusetts
Adjunct Associate Professor
Department of Clinical Sciences
Cummings Veterinary School of Medicine at Tufts University
North Grafton, Massachusetts

Laura Chadwick, PharmD
Clinical Specialist in Pharmacogenomics
Boston Children's Hospital
Boston, Massachusetts

Michelle L. Chan, PharmD, BCPS
Clinical Pharmacy Specialist
Infectious Diseases
Methodist Hospital of Southern California
Arcadia, California

Lin H. Chen, MD, FACP, FASTMH
Associate Professor of Medicine
Harvard Medical School
Boston, Massachusetts
Director of the Travel Medicine Center
Mount Auburn Hospital
Cambridge, Massachusetts

Steven W. Chen, PharmD, FASHP, FNAP
Associate Professor and Chair
Titus Family Department of Clinical Pharmacy
William A. Heeres and Josephine A. Heeres Endowed Chair in Community Pharmacy
University of Southern California School of Pharmacy
Los Angeles, California

Judy W. Cheng, PharmD, MPH, BCPS, FCCP
Professor of Pharmacy Practice
School of Pharmacy–Boston
MCPHS University
Boston, Massachusetts

Michael F. Chicella, PharmD, FPPAG
Pharmacy Clinical Manager
Children's Hospital of The King's Daughters
Norfolk, Virginia

Jennifer W. Chow, PharmD
Director of Professional Development and Education
Pediatric Pharmacy Advocacy Group
Memphis, Tennessee

Cary R. Chrisman, PharmD
Assistant Professor
Department of Clinical Pharmacy
University of Tennessee College of Pharmacy
Clinical Pharmacist, Department of Pharmacy
Methodist Medical Center
Memphis and Oak Ridge, Tennessee

Edith Claros, PhD, MSN, RN, APHN-BC
Assistant Dean and Associate Professor
School of Nursing
MCPHS University
Worcester, Massachusetts

John D. Cleary, PharmD, FCCP, BCPS
Director of Pharmacy
St. Dominic-Jackson Memorial Hospital
Schools of Medicine and Pharmacy
University of Mississippi Medical Center
Jackson, Mississippi

Michelle Condren, PharmD, BCPPS, AE-C, CDE, FPPAG
Professor and Department Chair
University of Oklahoma College of Pharmacy
University of Oklahoma School of Community Medicine
Tulsa, Oklahoma

Amanda H. Corbett, PharmD, BCPS, FCCP
Clinical Associate Professor
Eshelman School of Pharmacy and School of Medicine
Global Pharmacology Coordinator
Institute for Global Health and Infectious Diseases
University of North Carolina
Chapel Hill, North Carolina

Mackenzie L. Cottrell, PharmD, MS, BCPS, AAHIVP
Research Assistant Professor
UNC Eshelman School of Pharmacy
University of North Carolina at Chapel Hill
Chapel Hill, North Carolina

R. Rebecca Couris, PhD, RPh
Professor of Nutrition Science and Pharmacy Practice
Department of Pharmacy Practice, School of Pharmacy–Boston
MCPHS University
Boston, Massachusetts

Steven J. Crosby, MA, BSP, RPh, FASCP
Assistant Professor of Pharmacy Practice
School of Pharmacy–Boston
MCPHS University
Boston, Massachusetts

Jason Cross, PharmD
Associate Professor Pharmacy Practice
School of Pharmacy–Worcester/Manchester
MCPHS University
Worcester, Massachusetts

Sandeep Devabhakthuni, PharmD, BCPS–AQ Cardiology
Assistant Professor of Cardiology/Critical Care
University of Maryland School of Pharmacy
Baltimore, Maryland

Andrea S. Dickens, PharmD, BCOP
Clinical Pharmacy Specialist
MD Anderson Cancer Center
University of Texas
Houston, Texas

Lisa M. DiGrazia, PharmD, BCPS, BCOP
Director, Medical Affairs
Amneal Biosciences Bridgewater, New Jersey

Suzanne Dinsmore, BSP, PharmD, CGP
Assistant Professor of Pharmacy Practice
School of Pharmacy–Boston
MCPHS University
Boston, Massachusetts

Betty J. Dong, PharmD, FASHP, FAPHA, FCCP, AAHIVP
Professor of Clinical Pharmacy and Family and Community Medicine
Department of Clinical Pharmacy
Schools of Pharmacy and Medicine
University of California, San Francisco
San Francisco, California

Richard H. Drew, PharmD, MS, FCCP
Professor and Vice-Chair of Research and Scholarship
Campbell University College of Pharmacy and Health Sciences
Buies Creek, North Carolina
Associate Professor of Medicine (Infectious Diseases)
Duke University School of Medicine
Durham, North Carolina

Robert L. Dufresne, PhD, PhD, BCPS, BCPP
INBRE Behavioral Science Coordinator and Professor
College of Pharmacy
University of Rhode Island
Kingston, Rhode Island
Psychiatric Pharmacotherapy Specialist
PGY-2 Psychiatric Pharmacy Residency Program Director
Providence VA Medical Center
Providence, Rhode Island

Kaelen C. Dunican, PharmD
Professor of Pharmacy Practice
School of Pharmacy–Worcester/Manchester
MCPHS University
Worcester, Massachusetts

Brianne L. Dunn, PharmD
Associate Dean for Outcomes Assessment & Accreditation
Clinical Associate Professor
Department of Clinical Pharmacy and Outcomes Sciences
University of South Carolina College of Pharmacy
Columbia, South Carolina

Robert E. Dupuis, PharmD, FCCP
Clinical Professor of Pharmacy
Eshelman School of Pharmacy
University of North Carolina at Chapel Hill
Chapel Hill, North Carolina

Cheryl R. Durand, PharmD
Associate Professor of Pharmacy Practice
School of Pharmacy–Worcester/Manchester
MCPHS University
Manchester, New Hampshire

Megan J. Ehret, PharmD, MS, BCPP
Behavior Health Clinical Pharmacy Specialist
United States Department of Defense
Fort Belvoir Community Hospital
Fort Belvoir, Virginia

14

编者名单

Carol Eliadi, EdD, JD, NP-BC
Professor and Dean of Nursing
MCPHS University
School of Nursing–Worcester, Massachusetts and Manchester,
　New Hampshire Campuses

Shareen Y. El-Ibiary, PharmD, FCCP, BCPS
Professor of Pharmacy Practice
Department of Pharmacy Practice
Midwestern University College of Pharmacy–Glendale
Glendale, Arizona

Katie Dillinger Ellis, PharmD
Clinical Specialist
Neonatal/Infant Intensive Care
Department of Pharmacy
The Children's Hospital of Philadelphia
Philadelphia, Pennsylvania

Justin C. Ellison, PharmD, BCPP
Clinical Pharmacy Specialist–Mental Health
Providence Veterans Affairs Medical Center
Providence, Rhode Island

Rachel Elsey, PharmD, BCOP
Clinical Pharmacist
Avera Cancer Institute
South Dakota State University
Sioux Falls, South Dakota

Gregory A. Eschenauer, PharmD, BCPS (AQ-ID)
Clinical Assistant Professor
University of Michigan
Ann Arbor, Michigan

John Fanikos, MBA, RPh
Executive Director of Pharmacy
Brigham and Women's Hospital
Adjunct Associate Professor of Pharmacy Practice
MCPHS University
Department of Pharmacy Practice, School of Pharmacy–Boston
Boston, Massachusetts

Elizabeth Farrington, PharmD, FCCP, FCCM, FPPAG, BCPS
Pharmacist III–Pediatrics
Department of Pharmacy
New Hanover Regional Medical Center
Wilmington, North Carolina

Erika Felix-Getzik, PharmD
Associate Professor of Pharmacy Practice
School of Pharmacy–Boston
MCPHS University
Boston, Massachusetts

Jonathan D. Ference, PharmD
Assistant Dean of Assessment and Alumni Affairs
Associate Professor of Pharmacy Practice
Director of Pharmacy Care Labs
Nesbitt School of Pharmacy
Wilkes University
Wilkes-Barre, Pennsylvania

Kimberly Ference, PharmD
Associate Professor
Department of Pharmacy Practice
Nesbitt College of Pharmacy and Nursing

Wilkes University
Wilkes-Barre, Pennsylvania

Victoria F. Ferraresi, PharmD, FASHP, FCSHP
Director of Pharmacy Services
Pathways Home Health and Hospice
Sunnyvale, California

Joseph W. Ferullo, PharmD
Associate Professor of Pharmacy Practice
School of Pharmacy–Boston
MCPHS University
Boston, Massachusetts

Christopher K. Finch, PharmD, BCPS, FCCM, FCCP
Director of Pharmacy
Methodist University Hospital
Associate Professor
College of Pharmacy
University of Tennessee
Memphis, Tennessee

Douglas N. Fish, PharmD, BCPS–AQ ID
Professor and Chair
Department of Clinical Pharmacy
Skaggs School of Pharmacy and Pharmaceutical Science
University of Colorado
Clinical Specialist in Critical Care/Infectious Diseases
University of Colorado Hospital
Aurora, Colorado

Jeffrey J. Fong, PharmD, BCPS
Associate Professor of Pharmacy Practice
School of Pharmacy–Worcester/Manchester
MCPHS University
Worcester, Massachusetts

Andrea S. Franks, PharmD, BCPS
Associate Professor, Clinical Pharmacy and Family Medicine
College of Pharmacy and Graduate School Medicine
University of Tennessee Health Science Center
Knoxville, Tennessee

Kristen N. Gardner, PharmD
Clinical Pharmacy Specialist–Behavioral Health
Highline Behavioral Clinic
Kaiser Permanente Colorado
Denver, Colorado

Virginia L. Ghafoor, PharmD
Pharmacy Specialist–Pain Management
University of Minnesota Medical Center
Minneapolis, Minnesota

Brooke Gildon, PharmD, BCPPS, BCPS, AE-C
Associate Professor of Pharmacy Practice
Southwestern Oklahoma State University College of Pharmacy
Weatherford, Oklahoma

Ashley Glode, PharmD, BCOP
Assistant Professor
Department of Clinical Pharmacy
Skaggs School of Pharmacy and Pharmaceutical Sciences
University of Colorado Anschutz Medical Campus
Aurora, Colorado

Jeffery A. Goad, PharmD, MPH, FAPhA, PCPhA, FCSHP
Professor and Chair
Department of Pharmacy Practice
School of Pharmacy
Chapman University
Irvine, California

Jennifer D. Goldman, BS, PharmD, CDE, BC-ADM, FCCP
Professor of Pharmacy Practice
School of Pharmacy–Boston
MCPHS University
Boston, Massachusetts

Joel Goldstein, MD
Assistant Clinical Professor
Harvard Medical School
Division of Child/Adolescent Psychology
Cambridge Health Alliance
Cambridge, Massachusetts

Luis S. Gonzalez, III, PharmD, BCPS
Manager
Clinical Pharmacy Services
PGY1 Pharmacy Residency Program Director
Conemaugh Memorial Medical Center
Johnstown, Pennsylvania

Larry Goodyer, PhD, MRPharmS, BCPS
Professor, School of Pharmacy
De Montfort University
Leicester, United Kingdom
Medical Director
Nomad Travel Stores and Clinic
Bishop's Stortford, United Kingdom

Mary-Kathleen Grams, PharmD, BCGP
Assistant Professor of Pharmacy Practice
School of Pharmacy–Boston
MCPHS University
Boston, Massachusetts

Philip Grgurich, PharmD, BCPS
Associate Professor of Pharmacy Practice
School of Pharmacy–Boston
MCPHS University
Boston, Massachusetts

B. Joseph Guglielmo, PharmD
Professor and Dean
School of Pharmacy
University of California, San Francisco
San Francisco, California

Karen M. Gunning, PharmD, BCPS, BCACP, FCCP
Professor (Clinical) and Interim Chair of Pharmacotherapy
Adjunct Professor of Family and Preventive Medicine
PGY2 Ambulatory Care Residency Director
Clinical Pharmacist–University of Utah Family Medicine Residency/
    Sugarhouse Clinic
University of Utah College of Pharmacy and School of Medicine
Salt Lake City, Utah

Mary A. Gutierrez, PharmD, BCPP
Professor of Pharmacy Practice
Chapman University School of Pharmacy
Irvine, California

Justinne Guyton, PharmD, BCACP
Associate Professor of Pharmacy Practice
Site Coordinator
PGY2 Ambulatory Care Residency Program
St. Louis College of Pharmacy
St. Louis, Missouri

Matthew Hafermann, PharmD, BCPS
Medical ICU/Cardiology Clinical Pharmacist
Harborview Medical Center
PGY1 Pharmacy Residency Coordinator
Medicine Clinical Instructor
University of Washington School of Pharmacy
Seattle, Washington

Jason S. Haney, PharmD, BCPS, BCCCP
Assistant Professor
Department of Clinical Pharmacy and Outcome Sciences
South Carolina College of Pharmacy
Medical University of South Carolina
Charleston, South Carolina

Christy S. Harris, PharmD, BCPS, BCOP
Associate Professor of Pharmacy Practice
School of Pharmacy–Boston
MCPHS University
Boston, Massachusetts

Mary F. Hebert, PharmD, FCCP
Professor
Department of Pharmacy
Adjunct Professor of Obstetrics and Gynecology
University of Washington
Seattle, Washington

Emily L. Heil, PharmD, BCPS-AQ ID
Assistant Professor
Infectious Diseases
University of Maryland School of Pharmacy
Baltimore, Maryland

Erika L. Hellenbart, PharmD, BCPS
Clinical Assistant Professor
University of Illinois at Chicago College of Pharmacy
Chicago, Illinois

David W. Henry, PharmD, MS, BCOP, FASHP
Associate Professor and Chair
Pharmacy Practice
University of Kansas School of Pharmacy
Lawrence, Kansas

Christopher M. Herndon, PharmD, BCPS, CPE
Associate Professor
Department of Pharmacy Practice
School of Pharmacy
Southern University Illinois Edwardsville
Edwardsville, Illinois

Richard N. Herrier, PharmD, FAPhA
Clinical Professor
Department of Pharmacy Practice and Science
College of Pharmacy
University of Arizona
Tucson, Arizona

编者名单

Karl M. Hess, PharmD, CTH, FCPhA
Vice Chair of Clinical and Administrative Sciences
Associate Professor
Certificate Coordinator for Medication Therapy Outcomes
Keck Graduate Institute Claremont, California

Curtis D. Holt, PharmD
Clinical Professor
Department of Surgery
University of California, Los Angeles
Los Angeles, California

Evan R. Horton, PharmD
Associate Professor of Pharmacy Practice
School of Pharmacy–Worcester/Manchester
MCPHS University
Worcester, Massachusetts

Priscilla P. How, PharmD, BCPS
Assistant Professor
Director of PharmD Program
Department of Pharmacy
Faculty of Science
National University of Singapore
Principal Clinical Pharmacist
Department of Medicine
Division of Nephrology
National University Hospital
Singapore, Republic of Singapore

Molly E. Howard, PharmD, BCPS
Clinical Pharmacy Specialist
Central Alabama Veterans Health Care System
Montgomery, Alabama

Timothy R. Hudd, PharmD, AE-C
Associate Professor of Pharmacy Practice
School of Pharmacy–Boston
MCPHS University
Boston, Massachusetts

Bethany Ibach, PharmD, BCPPS
Assistant Professor of Pharmacy Practice
School of Pharmacy, Pediatrics Division
Texas Tech University Health Sciences Center
Abilene, Texas

Gail S. Itokazu, PharmD
Clinical Associate Professor
Department of Pharmacy Practice
University of Illinois, Chicago
Clinical Pharmacist
Division of Infectious Diseases
John H. Stroger Jr. Hospital of Cook County
Chicago, Illinois

Timothy J. Ives, PharmD, MPH, FCCP, CPP
Professor of Pharmacy
Adjunct Professor of Medicine
Eshelman School of Pharmacy
University of North Carolina at Chapel Hill
Chapel Hill, North Carolina

Nicole A. Kaiser, RPh, BCOP
Oncology Clinical Pharmacy Specialist
Children's Hospital Colorado
Aurora, Colorado

James S. Kalus, PharmD, FASHP
Director of Pharmacy
Henry Ford Health System
Henry Ford Hospital
Detroit, Michigan

Marina D. Kaymakcalan, PharmD
Clinical Pharmacy Specialist
Dana Farber Cancer Institute
Boston, Massachusetts

Michael B. Kays, PharmD, FCCP
Associate Professor
Department of Pharmacy Practice
Purdue University College of Pharmacy
West Lafayette and Indianapolis, Indiana

Jacob K. Kettle, PharmD, BCOP
Oncology Clinical Pharmacy Specialist
University of Missouri Health Care
Columbia, Missouri

Rory E. Kim, PharmD
Assistant Professor of Clinical Pharmacy
University of Southern California School of Pharmacy
Los Angeles, California

Lee A. Kral, PharmD, BCPS, CPE
Clinical Pharmacy Specialist, Pain Management
Department of Pharmaceutical Care
The University of Iowa Hospitals and Clinics
Iowa City, Iowa

Donna M. Kraus, PharmD, FAPhA, FPPAG, FCCP
Pediatric Clinical Pharmacist/Associate Professor of Pharmacy
    Practice
Departments of Pharmacy Practice and Pediatrics
Colleges of Pharmacy and Medicine
University of Illinois at Chicago
Chicago, Illinois

Susan A. Krikorian, MS, PharmD
Professor of Pharmacy Practice
School of Pharmacy–Boston
MCPHS University
Boston, Massachusetts

Andy Kurtzweil, PharmD, BCOP
Pharmacy Supervisor–Adult Hematology and Oncology/BMT
University of Minnesota Health
Minneapolis, Minnesota

Benjamin Laliberte, PharmD, BCPS
Clinical Pharmacy Specialist, Cardiology
Massachusetts General Hospital
Boston, Massachusetts

Jerika T. Lam, PharmD, AAHIVP
Assistant Professor of Pharmacy Practice
School of Pharmacy
Chapman University
Irvine, California

Trisha LaPointe, PharmD, BCPS
Associate Professor of Pharmacy Practice
School of Pharmacy–Boston

MCPHS University
Boston, Massachusetts

Alan H. Lau, PharmD
Professor
Director, International Clinical Pharmacy Education
College of Pharmacy
University of Illinois at Chicago
Chicago, Illinois

Elaine J. Law, PharmD, BCPS
Assistant Clinical Professor of Pharmacy Practice
Thomas J. Long School of Pharmacy and Health Sciences
University of the Pacific
Stockton, California

Kimberly Lenz, PharmD
Clinical Pharmacy Manager
Office of Clinical Affairs
University of Massachusetts Medical School
Quincy, Massachusetts

Russell E. Lewis, PharmD, FCCP
Associate Professor of Medicine, Infectious Diseases
Department of Medical and Surgical Services
Infectious Diseases Unit, Policlinico S. Orsola-Malpighi
University of Bologna
Bologna, Italy

Rachel C. Long, PharmD, BCPS
Clinical Staff Pharmacist
Carolinas HealthCare System
Charlotte, North Carolina

Ann M. Lynch, BSP, PharmD, AE-C
Professor of Pharmacy Practice
School of Pharmacy–Worcester/Manchester
MCPHS University
Worcester, Massachusetts

Matthew R. Machado, PharmD
Associate Professor of Pharmacy Practice
School of Pharmacy–Boston
MCPHS University
Boston, Massachusetts

Emily Mackler, PharmD, BCOP
Clinical Pharmacist and Project Manager
Michigan Oncology Quality Consortium
University of Michigan
Ann Arbor, Michigan

Daniel R. Malcolm, PharmD, BCPS, BCCCP
Associate Professor and Vice-Chair
Clinical and Administrative Services
Sullivan University College of Pharmacy
Louisville, Kentucky

Shannon F. Manzi, PharmD, NREMT, FPPAG
Director, Clinical Pharmacogenomics Service
Manager, Emergency and ICU Pharmacy Services
Boston Children's Hospital
Boston, Massachusetts

Joel C. Marrs, PharmD, FCCP, FASHP, FNLA, BCPS-AQ Cardiology, BCACP, CLS, ASH-CHC
Associate Professor
Department of Clinical Pharmacy
University of Colorado Anschutz Medical Campus
Skaggs School of Pharmacy and Pharmaceutical Sciences
Clinical Pharmacy Specialist
Department of Pharmacy
Denver Health and Hospital Authority
Aurora, Colorado

John Marshall, PharmD, BCPS, BCCCP, FCCM
Clinical Pharmacy Coordinator–Critical Care
Beth Israel Deaconess Medical Center
Boston, Massachusetts

Darius L. Mason, PharmD, BCPS, FACN
Clinical Pharmacist
Methodist South Hospital
Memphis, Tennessee

Susan L. Mayhew, PharmD, BCNSP, FASHP
Professor and Dean
Appalachian College of Pharmacy
Oakwood, Virginia

James W. McAuley, RPh, PhD, FAPhA
Associate Dean for Academic Affairs and Professor
Departments of Pharmacy Practice and Neurology
The Ohio State University College of Pharmacy
Columbus, Ohio

Sarah E. McBane, PharmD, CDE, BCPS, FCCP, FCPhA, APh
Professor and Chair
Department of Pharmacy Practice
West Coast University
Los Angeles, California

William W. McCloskey, BA, BS, PharmD
Professor of Pharmacy Practice
School of Pharmacy–Boston
MCPHS University
Boston, Massachusetts

Chephra McKee, PharmD
Assistant Professor of Pharmacy Practice
School of Pharmacy
Pediatrics Division
Texas Tech University Health Sciences Center
Abilene, Texas

Molly G. Minze, PharmD, BCACP
Associate Professor of Pharmacy Practice
Ambulatory Care Division
School of Pharmacy
Texas Tech University Health Sciences Center
Abilene, Texas

Amee D. Mistry, PharmD
Associate Professor Pharmacy Practice
School of Pharmacy–Boston
MCPHS University
Boston, Massachusetts

Katherine G. Moore, PharmD, BCPS, BCACP
Executive Director of Experiential Education
Associate Professor of Pharmacy Practice
Presbyterian College School of Pharmacy
Clinton, South Carolina

Jill A. Morgan, PharmD, BCPS, BCPPS
Associate Professor and Chair
Department of Pharmacy Practice and Science
University of Maryland School of Pharmacy
Baltimore, Maryland

Anna K. Morin, PharmD
Professor of Pharmacy Practice and Dean
School of Pharmacy–Worcester/Manchester
MCPHS University
Worcester, Massachusetts

Pamela B. Morris, MD, FACC, FAHA, FASPC, FNLA
Director, Seinsheimer Cardiovascular Health Program
Co-Director, Women's Heart Care
Medical University of South Carolina
Charleston, South Carolina

Oussayma Moukhachen, PharmD, BCPS
Assistant Professor Pharmacy Practice
School of Pharmacy–Boston
MCPHS University
Boston, Massachusetts
Clinical Care Specialist
Mount Auburn Hospital
Cambridge, Massachusetts

Kelly A. Mullican, PharmD
Primary Care Clinical Pharmacy Specialist
Kaiser Permanente–Mid-Atlantic States
Washington, District of Columbia

Myrna Y. Munar, PharmD
Associate Professor of Pharmacy
College of Pharmacy
Oregon State University
Oregon Health and Science University
Portland, Oregon

Yulia A. Murray, PharmD, BCPS
Assistant Professor of Pharmacy Practice
School of Pharmacy–Boston
MCPHS University
Boston, Massachusetts

Milap C. Nahata, MS, PharmD, FCCP, FAPhA, FASHP
Director, Institute of Therapeutic Innovations and Outcomes
Professor Emeritus of Pharmacy, Pediatrics, and Internal Medicine
Colleges of Pharmacy and Medicine
The Ohio State University
Columbus, Ohio

Richard S. Nicholas, PharmD, ND, CDE, BCPS, BCACP
Assistant Professor of Pharmacy Practice
Appalachian College of Pharmacy
Oakwood, Virginia

Stefanie C. Nigro, PharmD, BCACP, BC-ADM
Assistant Professor of Pharmacy Practice
School of Pharmacy–Boston

MCPHS University
Boston, Massachusetts

Cindy L. O'Bryant, PharmD, BCOP, FCCP, FHOPA
Professor
Department of Clinical Pharmacy
Skaggs School of Pharmacy and Pharmaceutical Sciences
Clinical Pharmacy Specialist in Oncology
University of Colorado Cancer Center
Aurora, Colorado

Kirsten H. Ohler, PharmD, BCPS, BCPPS
Clinical Assistant Professor of Pharmacy Practice
College of Pharmacy
University of Illinois at Chicago
Clinical Pharmacy Specialist–Neonatal ICU
University of Illinois at Chicago Hospital and Health Sciences System
Chicago, Illinois

Julie L. Olenak, PharmD
Assistant Dean of Student Affairs
Associate Professor
Department of Pharmacy Practice
Nesbitt College of Pharmacy and Nursing
Wilkes University
Wilkes-Barre, Pennsylvania

Jacqueline L. Olin, MS, PharmD, BCPS, CDE, FASHP, FCCP
Professor of Pharmacy
School of Pharmacy
Wingate University
Wingate, North Carolina

Neeta Bahal O'Mara, PharmD, BCPS
Clinical Pharmacist
Dialysis Clinic, Inc.
North Brunswick, New Jersey

Robert L. Page, II, PharmD, MSPH, FHFSA, FCCP, FASHP, FASCP, CGP, BCPS (AQ-Cards)
Professor
Departments of Clinical Pharmacy and Physical Medicine
School of Pharmacy and Pharmaceutical Sciences
University of Colorado
Aurora, Colorado

Louise Parent-Stevens, PharmD, BCPS
Assistant Director of Introductory Pharmacy Practice Experiences
Clinical Assistant Professor
Department of Pharmacy Practice
University of Illinois at Chicago College of Pharmacy
Chicago, Illinois

Dhiren K. Patel, PharmD, CDE, BC-ADM, BCACP
Associate Professor of Pharmacy Practice
School of Pharmacy–Boston
MCPHS University
Boston, Massachusetts

Katherine Tipton Patel, PharmD, BCOP
Clinical Pharmacy Specialist
The University of Texas
MD Anderson Cancer Center
Houston, Texas

Jennifer T. Pham, PharmD, BCPS, BCPPS
Clinical Assistant Professor, Department of Pharmacy Practice
University of Illinois at Chicago College of Pharmacy
Clinical Pharmacy Specialist, Neonatal Clinical Pharmacist
University of Illinois Hospital and Health Sciences System
Chicago, Illinois

Jonathan D. Picker, MBChB, PhD
Assistant Professor
Harvard Medical School
Clinical Geneticist
Boston Children's Hospital
Boston, Massachusetts

Brian A. Potoski, PharmD, BCPS
Associate Professor
Departments of Pharmacy and Therapeutics
University of Pittsburgh School of Pharmacy
Associate Director, Antibiotic Management Program
University of Pittsburgh Medical Center
Presbyterian University Hospital
Pittsburgh, Pennsylvania

David J. Quan, PharmD, BCPS
Health Sciences Clinical Professor of Pharmacy
Department of Clinical Pharmacy
School of Pharmacy
University of California, San Francisco
Pharmacist Specialist–Solid Organ Transplant
University of California, San Francisco Medical Center
San Francisco, California

Erin C. Raney, PharmD, BCPS, BC-ADM
Professor of Pharmacy Practice
Midwestern University College of Pharmacy–Glendale
Glendale, Arizona

Valerie Relias, PharmD, BCOP
Clinical Pharmacy Specialist
Division of Hematology/Oncology
Tufts Medical Center
Boston, Massachusetts

Lee A. Robinson, MD
Instructor
Department of Psychiatry
Harvard Medical School
Boston, Massachusetts
Associate Training Director
Child and Adolescent Psychiatry Fellowship
Primary Care Mental Health Integrated Psychiatrist
Cambridge Health Alliance
Cambridge, Massachusetts

Charmaine Rochester-Eyeguokan, PharmD, BCPS, BCACP, CDE
Associate Professor of Pharmacy Practice and Science
University of Maryland School of Pharmacy
Baltimore, Maryland

Carol J. Rollins, PharmD, MS, RD, CNSC, BCNSP
Clinical Associate Professor
Department of Pharmacy Practice and Science
College of Pharmacy
The University of Arizona
Tucson, Arizona

Melody Ryan, PharmD, MPH, GCP, BCPS
Professor
Department of Pharmacy Practice and Science
College of Pharmacy
University of Kentucky
Lexington, Kentucky

David Schnee, PharmD, BCACP
Associate Professor of Pharmacy Practice
School of Pharmacy–Boston
MCPHS University
Boston, Massachusetts

Eric F. Schneider, BS Pharm, PharmD
Assistant Dean for Academics
Professor
School of Pharmacy
Wingate University
Wingate, North Carolina

Sheila Seed, PharmD, MPH
Professor of Pharmacy Practice
School of Pharmacy–Worcester/Manchester
MCPHS University
Worcester, Massachusetts

Timothy H. Self, PharmD
Professor of Clinical Pharmacy
College of Pharmacy
University of Tennessee Health Science Center
Memphis, Tennessee

Amy Hatfield Seung, PharmD, BCOP
Senior Director of Clinical Development
Physician Resource Management/Caret
Cary, North Carolina

Nancy L. Shapiro, PharmD, FCCP, BCPS
Operations Coordinator
University of Illinois Hospital and Health Sciences System
Clinical Associate Professor of Pharmacy Practice
Director, PGY2 Ambulatory Care Residency
College of Pharmacy
University of Illinois at Chicago
Chicago, Illinois

Iris Sheinhait, PharmD, MA, RPh
Certified Poison Information Specialist
Adjunct Assistant Professor
Regional Center for Poison Control Serving Massachusetts and Rhode
  Island
Boston Children's Hospital and MCPHS University
Boston, Massachusetts

Greene Shepherd, PharmD, DABAT
Clinical Professor and Vice-Chair
Division of Practice Advancement and Clinical Education
Director of Professional Education, Asheville Campus
Eshelman School of Pharmacy
University of North Carolina at Chapel Hill
Asheville, North Carolina

Devon A. Sherwood, PharmD, BCPP
Assistant Professor
Psychopharmacology
College of Pharmacy
University of New England
Portland, Maine

Richard J. Silvia, PharmD, BCCP
Associate Professor of Pharmacy Practice
School of Pharmacy–Boston
MCPHS University
Boston, Massachusetts

Carrie A. Sincak, PharmD, BCPS, FASHP
Assistant Dean for Clinical Affairs and Professor
Department of Pharmacy Practice
Midwestern University Chicago College of Pharmacy
Downers Grove, Illinois

Harleen Singh, PharmD, BCPS-AQ Cardiology, BCACP
Clinical Associate Professor of Pharmacy Practice
Oregon State University
Oregon Health and Science University
Portland, Oregon

Jessica C. Song, MA, PharmD
Clinical Pharmacy Supervisor
PGY1 Pharmacy Residency Coordinator
Department of Pharmacy Services
Santa Clara Valley Medical Center
San Jose, California

Suellyn J. Sorensen, PharmD, BCPS, FASHP
Director
Clinical Pharmacy Services
St. Vincent Indianapolis
Indianapolis, Indiana

Linda M. Spooner, PharmD, BCPS (AQ-ID), FASHP
Professor of Pharmacy Practice
School of Pharmacy–Worcester/Manchester
MCPHS University
Clinical Pharmacy Specialist in Infectious Diseases
Saint Vincent Hospital
Worcester, Massachusetts

Karyn M. Sullivan, PharmD, MPH
Professor of Pharmacy Practice
School of Pharmacy–Worcester/Manchester
MCPHS University
Worcester, Massachusetts

David J. Taber, PharmD, MS, BCPS
Associate Professor
Division of Transplant Surgery
College of Medicine
Medical University of South Carolina
Charleston, South Carolina

Candace Tan, PharmD, BCACP
Clinical Pharmacist
Kaiser Permanente
Los Angeles, California

Yasar O. Tasnif, PharmD, BCPS, FAST
Associate Professor
Cooperative Pharmacy Program
University of Texas at Austin and University of Texas, Rio Grande
    Valley
Clinical Pharmacist Specialist
Doctor's Hospital at Renaissance–Renaissance Transplant Institute
Edinburg, Texas

Daniel J. G. Thirion, BPharm, MSc, PharmD, FCSHP
Professeur Titulaire de Clinique
Faculté de Pharmacie
Université de Montréal
Pharmacien
Centre Universitaire de Santé McGill
Montréal, Québec, Canada

Angela M. Thompson, PharmD, BCPS
Assistant Professor
Department of Clinical Pharmacy
Skaggs School of Pharmacy and Pharmaceutical Sciences
University of Colorado
Aurora, Colorado

Lisa A. Thompson, PharmD, BCOP
Clinical Pharmacy Specialist in Oncology
Kaiser Permanente Colorado
Lafayette, Colorado

Toyin Tofade, MS, PharmD, BCPS, CPCC
Dean and Professor
Howard University College of Pharmacy
Washington, District of Columbia

Tran H. Tran, PharmD, BCPS
Associate Professor
Midwestern University, Chicago College of Pharmacy
Downers Grove, Illinois

Dominick P. Trombetta, PharmD, BCPS, CGP, FASCP
Associate Professor
Department of Pharmacy Practice
Nesbitt School of Pharmacy
Wilkes University
Wilkes-Barre, Pennsylvania

Toby C. Trujillo, PharmD, FCCP, FAHAH, BCPS-AQ Cardiology
Associate Professor
Department of Clinical Pharmacy
Skaggs School of Pharmacy and Pharmaceutical Sciences
University of Colorado
Aurora, Colorado

Sheila K. Wang, PharmD, BCPS (AQ–ID)
Associate Professor of Pharmacy Practice
Chicago College of Pharmacy
Midwestern University
Downers Grove, Illinois
Clinical Pharmacist, Infectious Disease
Program Director, Rush University Medical Center
Chicago, Illinois

Brian Watson, PharmD, BCPS
Pharmacist
University of Maryland Medical System
St. Joseph's Medical Center
Baltimore, Maryland

Kristin Watson, PharmD, BCPS-AQ Cardiology
Associate Professor, Vice-Chair of Clinical Services
University of Maryland School of Pharmacy
Baltimore, Maryland

编者名单

Lynn Weber, PharmD, BCOP
Clinical Pharmacy Specialist, Oncology/Hematology
Pharmacy Residency Coordinator and PGY-1 Residency Director
Hennepin County Medical Center
Minneapolis, Minnesota

Kellie Jones Weddle, PharmD, BCOP, FCCP, FHOPA
Clinical Professor of Pharmacy Practice
College of Pharmacy
Purdue University
Indianapolis, Indiana

C. Michael White, PharmD, FCP, FCCP
Professor and Head
Department of Pharmacy Practice
School of Pharmacy
University of Connecticut
Storrs, Connecticut

Natalie Whitmire, PharmD, BCPS, BCGP
Pharmacist Specialist
University of California, San Diego Health

Barbara S. Wiggins, PharmD, BCPS, CLS, AACC, FAHA, FCCP, FNLA
Clinical Pharmacy Specialist–Cardiology
Medical University of South Carolina
Charleston, South Carolina

Kristine C. Willett, PharmD, FASHP
Associate Professor of Pharmacy Practice
School of Pharmacy–Worcester/Manchester
MCPHS University
Manchester, New Hampshire

Bradley R. Williams, PharmD, CGP
Professor of Clinical Pharmacy and Clinical Gerontology
School of Pharmacy
University of Southern California
Los Angeles, California

Casey B. Williams, PharmD, BCOP, FHOPA
Director, Center for Precision Oncology
Director, Department of Molecular and Experimental Medicine
Avera Cancer Institute
Sioux Falls, South Dakota

Dennis M. Williams, PharmD, BCPS, AE-C
Associate Professor and Vice-Chair for Professional Education and
  Practice
Division of Pharmacotherapy and Experimental Therapeutics
Eshelman School of Pharmacy
University of North Carolina at Chapel Hill
Chapel Hill, North Carolina

Katie A. Won, PharmD, BCOP
Clinical Pharmacist
Hennepin County Medical Center
Minneapolis, Minnesota

Annie Wong-Beringer, PharmD, FIDSA
Professor of Pharmacy
School of Pharmacy
University of Southern California
Los Angeles, California

Dinesh Yogaratnam, PharmD, BCPS, BCCCP
Assistant Professor of Pharmacy Practice
School of Pharmacy–Worcester/Manchester
MCPHS University
Worcester, Massachusetts

Kathy Zaiken, PharmD
Professor of Pharmacy Practice
School of Pharmacy–Boston
MCPHS University
Boston, Massachusetts

Caroline S. Zeind, PharmD
Associate Provost for Academic and International Affairs
Chief Academic Officer
Worcester, Massachusetts and Manchester, New Hampshire,
  Campuses
Professor of Pharmacy Practice
MCPHS University
Boston, Massachusetts

Sara Zhou, PharmD
Certified Poison Information Specialist
Adjunct Assistant Professor
Regional Center for Poison Control Serving Massachusetts and Rhode
  Island
Boston Children's Hospital and MCPHS University
Boston, Massachusetts

Kristin M. Zimmerman, PharmD, CGP, BCACP
Associate Professor
Department of Pharmacotherapy & Outcomes Science
Virginia Commonwealth University
Richmond, Virginia

目　录

第三篇　呼吸系统疾病

Timothy R. Hudd and Kathy Zaiken

18 第 18 章 哮喘

Timothy H. Self,Cary R. Chrisman,and Christopher K. Finch

核心原则	章节案例
① 支气管哮喘是多种细胞和细胞组分参与的气道慢性炎症性疾病。而气道炎症也导致现存气道高反应性对各种刺激的反应加剧。支气管痉挛是其另一关键特征。	案例 18-1(问题 1 和 2) 案例 18-5(问题 6) 案例 18-14(问题 1)
② 临床表现主要为反复发作的喘息、气促、胸闷、咳嗽等症状,多在夜间或凌晨发作,这些症状的发生通常伴有广泛而多变的气流阻塞,可自行或经治疗后缓解。	案例 18-1(问题 1 和 2) 案例 18-2(问题 1、7 和 8) 案例 18-3(问题 1) 案例 18-4(问题 1) 案例 18-7(问题 1) 案例 18-13(问题 1~3)
③ 根据全球哮喘防治指南,哮喘患者长期控制目标是降低气道炎症。环境控制、吸入皮质类固醇及使哮喘恶化的合并症的处理是哮喘管理的核心原则。哮喘急性加重期(acute exacerbations)的主要治疗是频繁吸入短效 β_2 受体激动剂及全身性皮质类固醇使用。	案例 18-1(问题 4~9) 案例 18-2(问题 2~6、9、10 和 12) 案例 18-3(问题 2~4) 案例 18-4(问题 1) 案例 18-5(问题 1~5) 案例 18-6(问题 1) 案例 18-7(问题 1~2) 案例 18-8(问题 1) 案例 18-9(问题 1) 案例 18-10(问题 1~2) 案例 18-11(问题 1) 案例 18-13(问题 3) 案例 18-14(问题 1)
④ 哮喘患者的肺功能监测指标主要是第一秒用力呼气量(FEV_1),患者自我监测指标主要是呼气流量峰值(PEF)及症状评估。急性期监测主要有 FEV_1、PEF、动脉血氧饱和度及动脉血气分析。	案例 18-1(问题 1~3) 案例 18-2(问题 1、4、7、8 和 11)
⑤ 依据现有证据,治疗争议的数量不多,仅仅是在用长效 β_2 受体激动剂患者的选择上仍存在争议。	案例 18-5(问题 3 和 4) 案例 18-16(问题 1~4)
⑥ 患者教育对于优化哮喘管理至关重要。对患有持续型哮喘的患者进行日常预防性治疗也尤为重要。另外,关于正确使用吸入装置的教育经常没有完成,但绝对是必要的。	案例 18-3(问题 2~4) 案例 18-5(问题 2) 案例 18-12(问题 1)
⑦ 规范遵循指南,可以改善患者的预后,主要包括急、门诊就诊次数减少、住院天数减少及生活质量提高。	案例 18-9(问题 1) 案例 18-15(问题 1)

哮喘

根据美国国立卫生研究院（National Institutes of Health, NIH）专家小组的报告3（Expert Panel Report 3, EPR-3），即哮喘（asthma）的诊断及管理指南[1]，哮喘是由多种细胞（肥大细胞、嗜酸性粒细胞、T淋巴细胞、中性粒细胞及气道上皮细胞）和细胞组分参与的气道慢性炎症性疾病。在易感人群中，这种炎症可以导致反复发作的喘息、气促、胸闷、咳嗽等症状，多发生于夜间或凌晨。并常伴有不同程度的气流阻塞，可自行或经治疗后缓解。而气道炎症也导致现存气道高反应性对各种刺激的反应加剧。

据估计，美国2011年有2 590万哮喘患者[2]。哮喘存在诊断和治疗不足的情况，美国每年为此花费的总成本约为560亿美元[2]。哮喘是2009年210万急诊就诊的原因，哮喘也是学校学生旷课及成年人旷工的主要原因[2]。

根据美国疾病控制与预防中心的数据，在21世纪，哮喘的死亡率有所下降，死亡人数从1999年的4 657人下降至2007年的3 447人[3,4]，但是发病率及死亡率仍然高得令人难以接受，尤其是在市中心的少数民族中尤为突出。本章强调了2007年美国国立卫生研究院专家小组报告3的指导原则[1]。医患均遵循最近的指导原则对于降低哮喘患者的发病率及死亡率至关重要。

病因学

儿童型哮喘通常与特应性有关，特应性是免疫球蛋白E（IgE）-介导的对大多数过敏原反应的遗传易感性，也是哮喘发展过程中最强的诱发因素[1]。该型哮喘的一个很常见的表现是，有哮喘和过敏的家族史，对花粉，尘螨，家庭宠物和霉菌过敏。

成人型哮喘也可能与特应性有关，但是他们一般没有家族史，皮肤试验阴性。部分患者有鼻息肉、对阿司匹林（aspirin）过敏或鼻窦炎。在英国1958年的出生队列研究中，参与者从出生到40岁左右，每隔一段时间监测一次喘息和哮喘发作情况[5]，研究发现在青春期晚期和成年早期无症状，42岁时存在哮喘的患者中，儿童时期曾有过喘息经历的占比明显升高。工作环境中的暴露因素（如木屑、化学物）在许多成年人气道炎症的形成中起着非常重要的作用。炎症形成机制是相似的，但具个体特异性，如过敏性哮喘。一些医生在提到这些患者时，可能仍然会提到内源性哮喘，而在讨论特应性哮喘时，可能会提到外源性哮喘。

哮喘发生发展的高危因素除了遗传易感性及职业化学致敏物外，在易感个体中，一些因素可能对哮喘的发生发展起到促进作用[1]。这些因素包括病毒感染、低体重儿、节食、吸烟（或被动吸烟）及环境污染[1]。

最近的文献集中在T_H2和T_H1型T淋巴细胞失衡的"保健假说"（"hygiene hypothesis"）上，以解释西方国家哮喘显著增加的原因[1,6]。有哥哥姐姐的婴儿，早期日托和典型的儿童时期感染更可能激活T_H1反应（保护性免疫），导致T_H1到T_H2细胞和它们产生的细胞因子的适当平衡。另一方面，如果免疫应答主要来自T_H2细胞（其产生介导变应性炎症的细胞因子），更容易发展成诸如哮喘这类疾病。常用

抗菌剂，城市环境和西方生活方式也促进了失衡的发生，而对哮喘发病机制的认识也在不断深入[1,6,7]。

病理生理学

哮喘是由炎症细胞与介质之间复杂的相互作用引起的。正如在哮喘的定义中指出的那样，肥大细胞、嗜酸性粒细胞、T淋巴细胞及中性粒细胞起着非常重要的作用。哮喘患者的支气管上皮细胞被描述为脆弱的，具有各种异常，包括纤毛细胞的破坏和表皮生长因子的过度表达[1,6]。图18-1描述了细胞和炎症介质之间的复杂相互作用。

暴露于某些哮喘诱发因素时（如气源性致敏原），支气管中肥大细胞、巨噬细胞、T淋巴细胞及上皮细胞释放炎症介质，这些炎性介质可以激活多种炎性细胞尤其是嗜酸性粒细胞发生迁移和活化至气道[1,6,7]，并释放导致气道损伤的化学介质（如主要碱性蛋白和嗜酸性阳离子蛋白），包括上皮损伤、黏液分泌过多和平滑肌反应性增加[1,6]。

研究继续确定T淋巴细胞亚群（T_H2）在哮喘气道炎症中的作用[1,6]。T_H2淋巴细胞释放至少部分控制活化和增强嗜酸性粒细胞存活的细胞因子（如IL-4和IL-5）[1,6]。气道炎症的复杂性在于至少27种细胞因子可能在哮喘的病理生理学中发挥作用[6]。至少18种趋化因子（如嗜酸细胞活化趋化因子）促进了嗜酸性粒细胞向气道的迁移[6]。已有研究证明了实验性人源单克隆抗体对抗IL-4、IL-5和IL-13的有效性[8-10]。见本章后面关于抗IgE治疗的案例18-10。其他治疗严重哮喘的潜在靶点持续被发现[11,12]。呼出一氧化氮（NO）是呼吸道炎症的一种生物标志物，其已被写进慢性哮喘治疗指南[1]。急性加重时，支气管NO升高，吸入皮质类固醇后显著降低，而β_2受体激动剂无此效果[1,13]。如果不能充分减少哮喘严重和长时间的炎症反应，可能会导致某些患者气道重塑。气道重塑是指结构改变，包括气道壁中细胞外基质的量和组成的改变，导致气流阻塞，其最终可能仅仅部分可逆[1]。

气道平滑肌对物理、化学、免疫及药物等刺激的高反应性（定义为支气管平滑肌对触发刺激的过度反应）是哮喘的特征性表现[1]。这些刺激包括吸入变应原、呼吸道病毒感染、寒冷干燥的空气、吸烟、其他污染物及乙酰胆碱。可加重哮喘的内源性刺激包括控制不良的鼻炎，鼻窦炎和胃食管反流病[1]。此外，经前期哮喘已有报道，但确切的激素机制尚不清楚[14]。

虽然过敏性鼻炎、慢性支气管炎、囊性纤维化的患者也存在气道高反应性，但是他们的气道平滑肌收缩的严重程度比哮喘患者要轻。根据气道高反应的严重程度，临床上把哮喘分为缓解期及急性加重期。相对于急性加重期，缓解期需要更强的刺激才能诱发支气管痉挛。多种假说试图解释哮喘的气道高反应性，但是没有一种假说能完全解释这种现象。炎症是气道高反应的主要过程，但气道神经调节失衡可能也是重要因素[1]。气道反应性的高低可以在诊室通过吸入低浓度乙酰胆碱、组胺或运动（如跑步机）后进行测量。第一秒用力呼气量（forced expiratory volume in 1 second, FEV_1）下降20%时其吸入的乙酰胆碱或组胺的浓度成为PD_{20}或PC_{20}（使FEV_1降低20%时刺激物的剂量或浓度）[2]。最佳抗炎治疗的一个指标是随着时间的推移PD_{20}升高，因为气道炎症减少，气道高反应性较低。

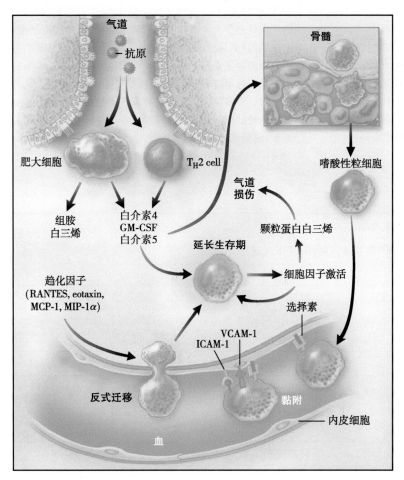

图 18-1　气道炎症。抗原吸入后激活气道中的肥大细胞及 T_H2 淋巴细胞，它们诱导多种炎症介质（如组胺、白三烯）及细胞因子白介素 4、白介素 5（IL4、IL5）的产生。IL5 迁移至骨髓诱导嗜酸性粒细胞的分化成熟。循环的嗜酸性粒细胞通过与选择黏附蛋白的相互作用，迁移至炎症部位，在整合黏附蛋白（血管细胞黏附蛋白 VCAM-1、细胞内黏附蛋白 VCAM-1）的作用下，最后黏附至内皮细胞，后进入到气道上皮组织的基质，在这受 IL4 及粒细胞-巨噬细胞集落刺激因子（GM-CSF）的影响，嗜酸性粒细胞寿命延长。激活的嗜酸性粒细胞释放炎症介质如白三烯、基质蛋白等损伤气道，此外，嗜酸性粒细胞还通过产生 GM-CSF 自我激活及延长寿命使气道炎症持续存在。MCP-1，单核细胞趋化蛋白；MIP-1α，巨噬细胞炎症蛋白；RANTES，趋化因子配体 5。来源：Busse WW, Lemanske RF Jr. Asthama. *N Engl J Med*. 2001, 344-350.

与炎症有关的另一个概念是"晚期"（"late-phase"）与"早期"（"early-phase"）哮喘（图 18-2）。在特应性哮喘患者中吸入特异性过敏原立即产生支气管收缩［通过 PEF 或 FEV_1 下降来测量），其在一小时内自发改善或通过吸入 β_2-激动剂容易逆转。虽然这种早期性哮喘反应（early asthmatic response，EAR）可以被 β_2-激动剂，色甘酸或茶碱的预放给药所阻断，但第二次支气管收缩反应通常在 4~8 小时后发生。这种迟发性哮喘反应（late asthmatic response，LAR）通常比 EAR 更加严重，时间更长并且更难以用支气管扩张剂逆转。如前所述，LAR 与炎性细胞和介质的流入相关。支气管扩张剂不能阻断 LAR 对过敏原的挑战；皮质类固醇阻断 LAR 但不影响 EAR；色甘酸两者均可阻断[2]。

哮喘患者肺部病理变化主要包括：支气管平滑肌细胞肥大、增生；黏液腺肥大和黏液分泌过多；气道上皮裸露和由于渗出性炎症反应及炎性细胞浸润引起的黏膜水肿。对因哮喘急性加重而死亡的患者进行尸体解剖，从过度通气的肺组织中可以发现气道大量黏液堵塞造成的局部肺萎陷，当然这些病理改变在其他非哮喘病死亡患者中也可见。支气管平滑肌肥大、黏液过度分泌是由慢性炎症反应引起的[1,15]。

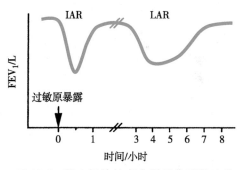

图 18-2　吸入相关的变应原后典型的速发和迟发哮喘反应。抗原吸入后速发哮喘反应（immediate asthmatic response，IAR）几分钟内迅速发生，而迟发相变态反应（late asthmatic response，LAR）则要数小时才发生。哮喘患者可单独发生 IAR 或 LAR，也可两者均发生。FEV_1，第一秒用力呼气量。来源：Herfindal ET, Gourley DR, eds. *Textbook of Therapeutics Drug and Disease Management*. 7th ed. Baltimore, MD: Lippincott Williams & Wilkins; 2003, with permission.

临床症状

临床上哮喘患者常表现为反复发作的喘息、咳嗽和呼吸困难,然而,部分患者仅有胸闷或与喘息无关的慢性咳嗽,这和哮喘的异质性有关病情常可轻可重,轻者偶尔轻微的气短发作,重者尽管给予大剂量的药物仍喘息不止。此外,哮喘的严重程度可能受环境因素(如特定季节性过敏原)的影响,有时与运动和睡眠也相关(见案例 18-11、案例 18-12 和案例 18-14)。

哮喘的长期治疗策略取决于患者病情的严重程度,哮喘的严重程度分为 4 级:间歇型、轻度持续型、中度持续型、重度持续型(具体见表 18-1~表 18-3),其中发作的频率是哮喘分级的最重要参考指标[1]。例如,轻度持续型哮喘定义为症状超过每周两次或夜间症状(包括清晨胸闷)每月多于两次。很多临床医生并没有意识到这种情况为持续型哮喘。这种分级对于针对持续型哮喘选择药物制定长期治疗方案,包括每日抗炎药物的使用,有重要的意义[1]。

表 18-1

0~4 岁婴幼儿哮喘严重程度分级

当前未使用长期控制药物的儿童哮喘严重程度分级					
		哮喘严重程度分级(0~4 岁儿童)			
			持续型		
严重程度分级相关因素		间歇型	轻度	中度	重度
损伤	症状	≤2 日/周	>2 日/周但非每日有症状	每日有症状	每日持续有症状
	夜间憋醒	0	1~2 次/月	3~4 次/月	>1 次/周
	用 SABA 控制症状的情况(非 EIB 预防)	≤2 日/周	>2 日/周,但每日不超过 1 次	每日使用	每日多次使用
	对日常活动的影响	无	轻度受限	部分受限	严重受限
风险	急性加重期需要口服全身性皮质类固醇治疗	0~1 次/年(见注释)	6 个月内急性加重≥2 需要口服皮质类固醇治疗或者 1 年内≥4 次超过 1 日的喘息发作并且有持续哮喘的高危因素		
		考虑最近一次急性加重的严重程度和间隔 ←——频率和严重程度可能随时间而变化——→ 任何严重程度的急性加重可以发生在患者的任何阶段			

严重程度分级通过损伤和风险评估决定。损伤评估主要通过照料人员对前 2~4 周的回忆和肺活量测定来进行。严重程度分级是将出现的特征归为最严重的级别

目前,关于哮喘严重程度与急性加重的频率相关性的资料还不充分。一般来说,急性加重越频繁、发作越严重(如需要急救、特护、住院或入住 ICU)说明病情越严重。为达到治疗目的,对那些在最近 6 个与内有过≥2 次急性加重而口服皮质类固醇治疗的患者或者 1 年内≥4 次喘息发作的患者以及有持续哮喘的高危因素即使他们的损伤达不到哮喘的持续状态,也应该和哮喘持续状态的患者同样治疗

根据哮喘得到有效控制后维持所需的最低剂量,对哮喘患者的严重程度进行分类				
	哮喘严重程度分级			
		持续型		
	间歇型	轻度	中度	重度
维持控制所需的最低剂量(参见图 18-6 治疗)	阶段 1	阶段 2	阶段 3 或 4	阶段 5 或 6

EIB,运动性支气管痉挛;SABA,短效吸入性 β₂ 受体激动剂

来源:National Institutes of Health. *Expect Panel Report 3:Guidelines for the diagnosis and Management of Asthma*. Bethesda,MD:National Heart,lung and Blood Institute;*2007*,NIH publication *07-4051*.

表 18-2

5~11 岁儿童哮喘严重程度分级

当前未使用长期控制药物的儿童哮喘严重程度分级					
		哮喘严重程度分级(5~11 岁儿童)			
			持续型		
严重程度分级相关因素		间歇型	轻度	中度	重度
损伤	症状	≤2 日/周	>2 日/周但非每日有症状	每日有症状	每日持续有症状
	夜间憋醒	≤2 次/月	3~4 次/月	>1 次/周,但非每晚有症状	经常出现,7 次/周
	用 SABA 控制症状的情况(非 EIB 预防)	≤2 日/周	>2 日/周,但每日不超过 1 次	每日使用	每日多次使用
	对日常活动的影响	无	轻度受限	部分受限	严重受限
	肺功能	■ FEV$_1$ 基本正常			
		■ FEV$_1$>预计值的 80%	■ FEV$_1$>预计值的 80%	■ FEV$_1$ = 预计值的 60% ~ 80%	■ FEV$_1$<预计值的 60%
		■ FEV$_1$/FVC>85%	■ FEV$_1$/FVC>80%	■ FEV$_1$/FVC75% ~ 80%	■ FEV$_1$/FVC<75%
风险	急性加重时需要口服全身性皮质类固醇治疗	0~1 次/年 (见注释)	>2 次/年 (见注释) ────────────────────────────────→		
		考虑最近一次急性加重的严重程度和间隔 ◄──── 任何严重级别的患者,其严重程度都可能随时间而变化 ────► 每年急性加重的风险与 FEV$_1$ 有关			

严重程度分级通过损伤和风险评估决定。损伤评估主要通过患者或护理人员对前 2~4 周的回忆和肺活量测定来进行。严重程度分级是将出现的特征归为最严重的级别

目前,关于哮喘严重程度与急性加重的频率相关性的资料还不充分。一般来说,急性加重越频繁、发作越严重(如需要急救、特护、住院或入住 ICU)说明病情越严重。对那些在最近一年内有过≥2 次急性加重而口服全身性皮质类固醇治疗的患者,即使他们的损伤达不到哮喘的持续状态,也应该和哮喘持续状态的患者同样治疗

根据哮喘得到有效控制后维持所需的最低剂量,对哮喘患者的严重程度进行分类				
	哮喘严重程度分级			
		持续型		
	间歇型	轻度	中度	重度
维持控制所需的最低剂量(参见图 18-7 治疗阶段)	阶段 1	阶段 2	阶段 3 或 4	阶段 5 或 6

EIB,运动性支气管痉挛;FEV$_1$,第一秒用力呼气量;FVC,用力肺活量;ICU,重症监护室;SABA,短效吸入性 β$_2$ 受体激动剂

来源:National Institutes of Health. *Expect Panel Report 3:Guidelines for the diagnosis and Management of Asthma.* Bethesda,MD:National Heart, lung and Blood Institute;2007,NIH publication *07-4051.*

表 18-3

≥12 岁青少年及成年人哮喘严重程度分级

当前未使用长期控制药物的患者哮喘严重程度分级

严重程度分级相关因素		哮喘严重程度分级（≥12 岁青少年和成人）			
		间歇型	持续型		
			轻度	中度	重度
损伤	症状	≤2 日/周	>2 日/周但非每日有症状	每日有症状	每日持续有症状
	夜间憋醒	≤2 次/月	3~4 次/月	>1 次/周，但非每晚有症状	经常出现，7 次/周
	用 SABA 控制症状的情况（非 EIB 预防）	≤2 日/周	>2 日/周，但每日不超过 1 次	每日使用	每日多次使用
常态 FEV$_1$/FVC： 8~19 岁：85% 20~39 岁：80% 40~59 岁：75% 60~80 岁：70%	对日常活动的影响	无	轻度受限	部分受限	严重受限
	肺功能	■ FEV$_1$ 基本正常			
		■ FEV$_1$>预计值的 80%	■ FEV$_1$>预计值的 80%	■ FEV$_1$>预计值的 60%，但<80%	■ FEV$_1$<预计值的 60%
		■ FEV$_1$/FVC 正常	■ FEV$_1$/FVC 正常	■ FEV$_1$/FVC 降低 5%	■ FEV$_1$/FVC 降低 >5%
风险	急性加重时需要口服全身性皮质类固醇治疗	0~1 次/年（见注释）	>2 次/年（见注释）————————————————————————→		
		考虑最近一次急性加重的严重程度和间隔 ←———— 任何严重级别的患者，其严重程度都可能随时间而变化 ————→ 每年急性加重的风险与 FEV$_1$ 有关			

严重程度分级通过损伤和风险评估决定。损伤评估主要通过患者或护理人员对前 2~4 周的回忆和肺活量测定来进行。严重程度分级是将出现的特征归为最严重的级别

目前，关于哮喘严重程度与急性加重的频率相关性的资料还不充分。一般来说，急性加重越频繁、发作越严重（如需要急救、特护、住院或入住 ICU）说明病情越严重。对那些在最近一年内有过≥2 次急性加重而口服全身性皮质类固醇治疗的患者，即使他们的损伤达不到哮喘的持续状态，也应该和哮喘持续状态的患者同样治疗

根据哮喘得到有效控制后维持所需的最低剂量，对哮喘患者的严重程度进行分类

	哮喘严重程度分级			
	间歇型	持续型		
		轻度	中度	重度
维持控制所需的最低剂量（参见图 18-8 治疗阶段）	阶段 1	阶段 2	阶段 3 或 4	阶段 5 或 6

EIB，运动性支气管痉挛；FEV$_1$，第一秒用力呼气量；FVC，用力肺活量；ICU，重症监护病房；SABA，短效吸入性 β$_2$ 受体激动剂

来源：National Institutes of Health. *Expert Panel Report 3: Guidelines for the Diagnosis and Management of Asthma*. Bethesda, MD: National Heart, Lung, and Blood Institute; 2007. NIH publication 07-4051.

诊断和监测

病史

哮喘的诊断主要依据既往反复发作的喘息、气促、胸闷、咳嗽等症状,这些症状可能会季节性发作(例如春季,夏末和初秋)或与运动有关。夜间及晨起的症状一直是诊断哮喘的一个重要指标。此外,暴露于其他常见变应原(如猫、香水、二手烟草烟雾)等症状也会加重(表18-4)。阳性家族史和目前患有鼻炎和过敏性皮炎也很重要。认真采集详细的病史后,皮肤试验可能有助于找到致敏原,但它只是辅助诊断的一个依据。

表 18-4

哮喘诊断和最初评估的问题示例[a]

如果对任何问题都回答"是",那么诊断为哮喘的可能性越大[a]。

在过去的 12 个月里

- 您有突然或反复发作的重度咳嗽、气喘(听诊时的高调哮鸣音)胸闷,或气短吗?
- 您有累及肺部或超过 10 日才痊愈的感冒吗?
- 您是否在一年的特定季节或时间出现咳嗽,喘息或气促?
- 您是否在某些地方或暴露于某些事物(例如动物,烟草烟雾,香水)时出现咳嗽,喘息或气促?
- 您有没有使用任何药物来帮助您更好的呼吸?多久一次?
- 使用药物后您的症状是否缓解?

在过去的 4 周里,你有咳嗽、气喘或气短吗?

- 夜间曾经有憋醒吗?
- 正处于憋醒中?
- 是在跑步后?中等强度活动后或其他体力运动后?

[a] 这些问题仅仅是举例说明,并不是一个基准,它的实用性及有效性还未评估

来源:National Institutes of Health. *Expect Panel Report 3*: *Guidelines for the diagnosis and Management of Asthma*. Bethesda, MD:National Heart,lung and Blood Institute;2007,NIH publication 07-4051.

肺功能检查

哮喘的主要特点的是气流的可逆性受限,在诊断哮喘时,评估气流可逆性受限是非常重要的。即时动脉血气分析可用于判断哮喘急性加重的严重程度。

呼吸量测定

由于肺部疾病能够影响吸入和呼出气体的量,因此常常测定患者肺容量的大小以获得肺部疾病的相关信息。潮气量是指平静呼吸时每次吸入或呼出的气体量;肺活量(vital capacity,VC)是指最大吸气后能呼出的最大气量;残气量(residual volume,RV)是指最大用力呼气后肺内残留的

气体;功能残气量(functional residual volume,FRC)是指平静呼气后肺内残留的气体;总肺容量(toltal lung capacity,TLC)是指深吸气后肺内所含气体总量,是 VC 和 RV 之和。阻塞性肺疾病患者一般表现为呼气性呼吸困难,一般 VC 降低,而 RV 增大,TLC 不变。限制性通气功能障碍的患者(如结节病、特发性肺纤维化)所有的肺容量指标均降低[16]。患者也可能患有混合性病变,对这些患者来说,常规检查方法经常不能发现这些疾病的早期改变,直至疾病明显进展才能发现。

肺功能也可用来评估患者呼吸时肺、胸廓和呼吸肌的功能。用力呼气运动可以放大已存在的不正常的通气功能。测定肺通气功能障碍唯一最好的试验是用力呼气量(forced expiratory volume,FEV)。FEV 的测量方法是让患者最大吸气后用力把最大的气体呼出至肺活量计中。将得到的体积曲线与时间作图(图18-3),以便可以估计呼气流量。有关如何进行肺功能检查的视频,可参阅 http://www.european-lung-foundation.org/index.php?id=15411。

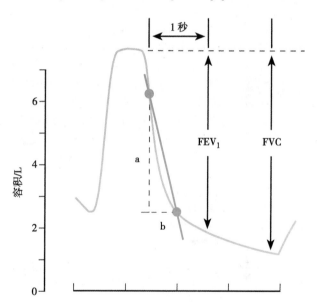

图 18-3 用力呼气容量-时间曲线。FEV₁,第一秒用力呼气量;FVC,用力肺活量

标准肺活量计包括含有呼吸速度描记器的吹嘴可以直接测量气流[16,17]。从流量-容积曲线中得出许多重要的肺功能指标。该技术的优点包括肺容量及流量的同时显示,视觉评估患者的努力和合作,个体内和个体间的高度重现性,以及流量限制分布的分析。常用用力肺活量(forced vital capacity,FVC)是尽力最大吸气后,尽力尽快呼气所能呼出的最大气量)的 FEV₁ 测量肺气流的动力学特征。FEV₁ 通常表示呼出的气量占吸入总量的容积的百分比,报告中常为 FEV₁ 与 FVC 的比值。健康人一般能在 1 秒内呼出75%~80%的 VC,3 秒内呼出几乎所有 VC。因此 FEV₁ 通常是 FVC 的80%。由于肺容量与患者的年龄、种族、性别、身高和体重相关,所以我们经常将患者的呼吸能力与正常生理的预计值相比来评价肺功能的好坏。例如,健康中等身材的青年男性的 FVC 在 4~5L 之间,相对应的 FEV₁ 在

3.2~4L 间。FEV_1 和 FVC 是肺功能检测中最具重复性的指标。

呼气流量峰值

呼气流量峰值(peak expiratory flow,PEF)是最大呼气流速,是在用力呼气过程中产生的。它可以通过各种便携式呼气流量峰值仪来测定,简单易行,在急诊科和诊所通常用于快速、客观地评价支气管扩张剂在治疗急性哮喘发作中的有效性。哮喘患者也可以在家使用呼气流量峰值仪评估长期治疗效果。PEF 的变化一般与 FEV_1 变化一致,然而PEF 可重复性不如 FEV_1[1]。健康中等身材的青年男性的PEF 大约是 550~700L/min。商用 PEF 带有一张估计患者正常预计值的 PEF 表,该表依据他们的性别、年龄、身高制定。

阻塞性和限制性气道疾病

一般来说肺部疾病分为两类:一类是限制性通气功能障碍,另一类是阻塞性通气功能障碍。简而言之,限制性疾病限制吸气过程中的气流,阻塞性疾病限制呼气过程中的气流。由于弹性丧失(例如纤维化,肺炎)或胸部的身体畸形(例如后侧凸畸形)导致肺扩张受限,TLC 下降,从而导致限制性疾病。与限制性气道疾病限制肺膨胀不同,阻塞气道疾病(如支气管炎、哮喘)狭窄的气道,造成空气湍流,增加气流阻力。阻塞性疾病最大呼气始于较正常肺容积大的情况下,其呼气流速降低。

可逆性气道阻塞

肺功能测定通常用于确定气道疾病的可逆性。尽管许多人将气道的可逆性常常与气道痉挛相关,有效的治疗能够逆转前述的哮喘的病因及病理过程,从而改善气流阻塞。支气管舒张试验用来检测气道的可逆性,具体见图 18-4。FEV_1 被认为是用于确定气道疾病可逆性和支气管扩张剂

功效的金标准。支气管舒张试验阳性定义为:使用短效支气管扩张剂后,FEV_1 较用药前增加 12% 或以上[1]。一般认为 FEV_1 提高 20% 能显著减轻大多数患者的呼吸道症状。对于 FEV_1 基线值较低的患者(如<1L),如果其改善绝对值增加 250ml 以上,有时被认为是更好的治疗获益的评价指标,优于评估改变的百分比。不论哪种情况,当使用肺功能和药物作为未来治疗的预测指标时,患者的主观感受都应该被考虑。

血气分析

整体肺功能(通气功能和换气功能)的最佳指标是ABGs[即动脉氧分压(arterial partial pressure of oxygen,PaO_2)、动脉二氧化碳分压(arterial partial pressure of carbon dioxide,$PaCO_2$)及 pH]。虽然 ABGs 的结果也受患者循环功能的影响,但其仍是全面评估肺部疾病患者急性和慢性改变必不可少的指标之一,具体见第 26 章。另外评估组织氧合较好的指标是血氧饱和度(SaO_2),其具体计算公式为:

$$O_2 \text{ 饱和度} = \text{实际与血红蛋白结合的氧气量／全部可与}$$
$$\text{血红蛋白结合的 } O_2 \text{ 的数量} \times 100$$

(公式 18-1)

按照这个公式,氧饱和度是,在一定压力下实际与血红蛋白结合的氧与可以结合在血红蛋白上的氧总量的比值。上述方程中的分母是氧容量。一般情况下,氧分压100mmHg 时,血氧饱和度为 97.5%;在混合静脉血氧分压40mmHg 时,血氧饱和度为 75%[16]。

血氧饱和度可以经皮连续监测,这种类型的监测(脉搏血氧仪)对于确定是否需要对各种慢性呼吸系统疾病患者进行补充氧治疗非常有帮助。当氧分压低于 60mmHg 时,血氧饱和度呈直线下降(如图 18-5)。

治疗目标

$ERP-3$[1]为控制哮喘制订了如下的治疗目标:

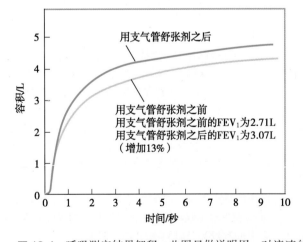

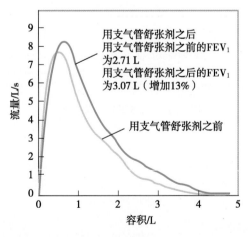

图 18-4 呼吸测定结果解释。此图只做说明用。对流速的解释是它可能随患者年龄的不同而异。FEV_1,第一秒用力呼气量;FVC,用力肺活量;PEFR,呼气流速峰值;RV,残气量;TLC,总肺容量。(来源:National Institutes of Health. *Expert Panel Report* 2. *Guidelines for the Diagnosis and Management of Asthma*. Bethesda,MD: National Heart,Lung,and Blood Institute;1997. NIH publication 97-4051.)

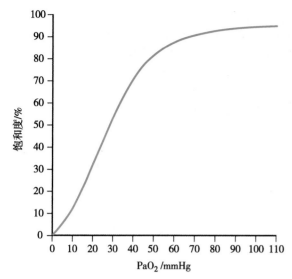

图 18-5　氧合解离曲线显示,血红蛋白的饱和度随动脉血氧张力的增加而增加,到动脉氧分压(Pao2)达到 55~65mmHg 之前,几乎呈线性上升。当 PaO_2 值高于此值时,血红蛋白饱和度的增加成比例减少,尽管 PaO_2 大幅增加,但血红蛋白中增加的氧相对较少。(来源: Guenther CA, Welch MH. *Pulmonary Medicine*. 2nd ed. Philadelphia,PA:JB Lippincott;1982,with permission.)

减少损伤:(a) 预防慢性不适症状(如夜间或凌晨或劳累后发生的咳嗽及气喘);(b) 保持正常或接近正常的肺功能;(c) 保持正常生活活动(包括运动锻炼、其他体力活动及参加正常工作或上学);(d) 极少使用 SABA;≤2 次/每周使用该类药物缓解症状;(e) 达到患者自己及家庭满意的哮喘控制。

降低风险:(a) 预防哮喘复发恶化,尽量减少急诊就诊或住院治疗次数;(b) 防止儿童肺功能逐渐丧失,防止肺发育不良;(c) 提供最佳药物治疗,减少药物不良反应。

哮喘长期控制的管理

为了达到这些治疗目标,EPR-3[1] 还概述了一些一般的治疗原则。哮喘管理有四个主要组成部分:(a) 哮喘的评估及监测;(b) 哮喘护理者的教育;(c) 控制影响哮喘的环境因素和合并症;(d) 药物治疗。哮喘最佳的长期控制需要有持续的管理方法,包括这四个主要组成部分,以防止急性加重以及降低气道炎症。急性加重时早期干预治疗对减少后期气道严重狭窄具有重要意义。实现哮喘治疗的目标还包括每个患者的个体化治疗。另外在患者、患者家属与医生之间建立一种"伙伴关系"也是实现哮喘有效管理的措施。

对大多数哮喘患者来说,按照 EPR-3[1] 指南推荐的通过分阶段管理可以很好地控制哮喘(图 18-6~图 18-8)。作为最先进的长期管理的一个组成部分,齐心合力对患者教育已被证实可以改善预后,包括哮喘患者生活质量的提高。正因为长期良好的管理可以改善患者预后,如果患者需要急诊或住院治疗,一定要给予高度关注,以确定如何预防这种急症治疗。

哮喘急性加重

评估

症状及体征

案例 18-1

问题 1:Q. C. ,女孩,6 岁,体重 20kg,因呼吸困难、咳嗽到急诊就诊,近 2 日病情加重,这些症状出现前 3 日有上呼吸道病毒感染症状(咽喉痛,流涕和咳嗽)。近 2 年多次气管炎发作,3 月前曾因肺炎住院治疗,Q. C. 此次未使用药物治疗。体格检查发现女孩出现焦虑症状,中度呼吸困难、有呼气喘息声,偶尔咳嗽、呼气期延长,胸廓膨隆,胸骨上、锁骨上、肋间收缩。双侧吸气和呼气喘息,左侧呼吸音下降,听诊时可听到。生命体征:呼吸频率(RR) 30 次/min,血压(BP) 110/83mmHg,心率 130 次/min,体温 37. 8℃,奇脉,18mmHg。血氧饱和度(SaO_2):90%。治疗:给予吸氧,维持 SaO_2>90%。沙丁胺醇雾化吸入,2. 5mg/20 分钟,共 3 次。经过上述处理,患者诉某些主观症状缓解,表现的舒服一些。但听诊喘鸣加重。该患者哪些症状及体征符合急性支气管梗阻?沙丁胺醇雾化吸入后喘鸣音更明显是否提示药物治疗无效?

哮喘是一种气道阻塞性肺部疾病,主要是呼气气流受限,临床表现为呼气性呼吸困难、喘鸣音及通气周期中的呼气时间延长[1]。喘鸣是由湍流气流通过狭窄开口产生的鸣笛声,一般呼气相更明显。所以 Q.C 的喘鸣音和气道阻塞是一致的。事实上,Q.C. 的气道阻塞非常严重,甚至听诊时可闻及吸气相喘鸣音和呼吸音减低。认识到喘息的典型症状与湍流的关系十分重要;因此,急性哮喘发作初始治疗有效时,随着气流在整个肺部增加,可能导致喘鸣加重。所以,Q. C. 在听诊时喘鸣加重与沙丁胺醇雾化治疗后的临床改善相一致。

Q. C. 哮喘急性加重的另一个主要症状是咳嗽,其产生的机理可能是由于肥大细胞释放大量气道炎症介质(如白三烯)刺激支气管的"敏感受体"或气道平滑肌收缩所致。

在哮喘发作的过程中,小气道在呼气时会被完全阻塞产生气道陷闭,此时,患者不得不以高于正常的肺容量的方式呼吸[1]。因此,胸腔过度扩张,膈肌下移,因此,患者必须使用辅助呼吸肌来扩张胸壁。Q.C 胸廓过度扩张,胸骨上、锁骨上、肋间的辅助呼吸肌均参与呼吸,这些症状与气道阻塞性疾病的表现一致。小气道阻塞、空气滞留及阻塞远端空气被肺吸收,最后可导致肺不张(肺泡及部分肺段的不完全膨胀或者萎陷)。局部的肺不张在胸部 X 线片上常不易与胸片上的浸润区分开来,而且易被误诊为肺炎。

Q. C. 的病史提示年轻的哮喘患者常有反复发作的支气管炎病史,反过来如果某患者反复发生支气管感染(如支气管炎,肺炎)需除外哮喘的诊断。

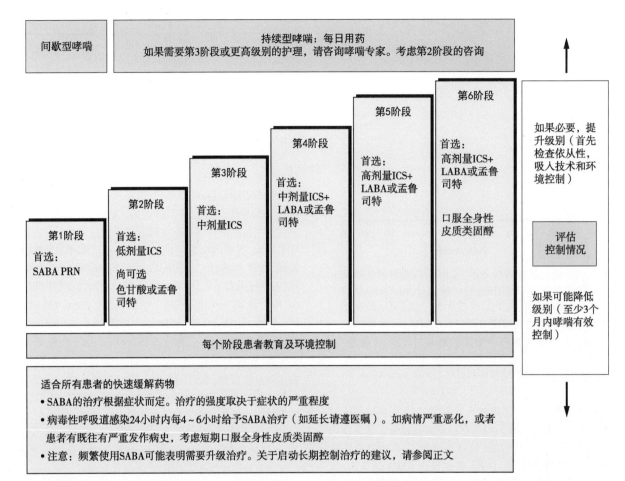

间歇型哮喘

持续型哮喘：每日用药
如果需要第3阶段或更高级别的护理，请咨询哮喘专家。考虑第2阶段的咨询

第1阶段
首选：
SABA PRN

第2阶段
首选：
低剂量ICS

尚可选
色甘酸或孟鲁
司特

第3阶段
首选：
中剂量ICS

第4阶段
首选：
中剂量ICS+
LABA或孟鲁
司特

第5阶段
首选：
高剂量ICS+
LABA或孟鲁
司特

第6阶段
首选：
高剂量ICS+
LABA或孟鲁
司特

口服全身性
皮质类固醇

如果必要，提
升级别（首先
检查依从性，
吸入技术和环
境控制）

评估
控制情况

如果可能降低
级别（至少3个
月内哮喘有效
控制）

每个阶段患者教育及环境控制

适合所有患者的快速缓解药物
- SABA的治疗根据症状而定。治疗的强度取决于症状的严重程度
- 病毒性呼吸道感染24小时内每4~6小时给予SABA治疗（如延长请遵医嘱）。如病情严重恶化，或者患者有既往有严重发作病史，考虑短期口服全身性皮质类固醇
- 注意：频繁使用SABA可能表明需要升级治疗。关于启动长期控制治疗的建议，请参阅正文

当首选或替代疗法中列出多个治疗方案时，以字母顺序排序。ICS，吸入性皮质类固醇；LABA，长效吸入性 β_2 受体激动剂；SABA，短效吸入性 β_2 受体激动剂

注释：
- 阶梯式的方法是为了帮助而不是取代临床决策，临床决策需要满足患者需要
- 如果选择的替代治疗方案效果不佳，此时应停止使用替代治疗方案而使用最佳方案，而不是升级治疗
- 如果4~6周后治疗获益不明显，同时患者及其家属治疗吸入技巧及依从性较好，此时应考虑调整治疗方案或诊断
- 对0~4岁儿童的研究有限，第2阶段首选治疗方案的证据级别为A，而其他的推荐建议均来源于专家观点及对年龄较大儿童研究的推断

图 18-6　0~4 岁儿童哮喘管理的阶梯方案。（来源：National Institutes of Health. *Expert Panel Report* 3；*Guidelines for the Diagnosis and Management of Asthma.* Bethesda, MD；National Heart, Lung, and Blood Institute；2007. NIH publication 07-4051.）

低氧血症和窒息感可造成 Q.C 呼吸、心率增快及焦虑症状。低氧血症产生的主要原因是肺泡通气与肺毛细血管血流不平衡失衡，又称为通气灌注失调[16]。每个肺泡均与一定的肺动脉毛细血管网相匹配以供气体交换。当肺叶局部区域通气降低，该区域肺泡缺氧，反射性引起局部肺动脉收缩。由于需要保持足够的血液充氧，因此血液分流至通气较好的区域。然而肺动脉不能完全收缩，当少量的血液流向

通气不良的肺泡时，导致通气/血流比值失衡。弥漫性支气管阻塞（即急性哮喘）增强了这种失衡状态。此外，部分急性支气管痉挛释放的介质（如组胺）通过收缩支气管平滑肌而同时松弛血管平滑肌，进一步加重了通气/血流比值失衡。

Q.C. 还有一个明显的体征奇脉。奇脉指的是吸气时收缩压降低超过 10mmHg。一般而言，奇脉与支气管阻塞的严重程度相关；但它并不总是伴随出现的[1]。

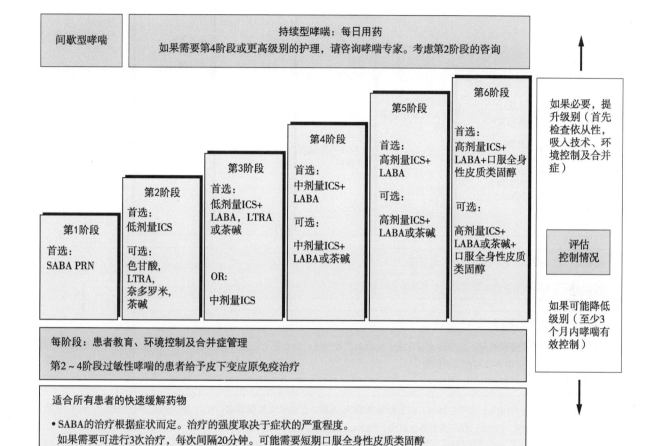

| 间歇型哮喘 | 持续型哮喘：每日用药
如果需要第4阶段或更高级别的护理，请咨询哮喘专家。考虑第2阶段的咨询 |

第1阶段
首选：
SABA PRN

第2阶段
首选：
低剂量ICS

可选：
色甘酸，
LTRA，
奈多罗米，
茶碱

第3阶段
首选：
低剂量ICS+
LABA，LTRA
或茶碱

OR：

中剂量ICS

第4阶段
首选：
中剂量ICS+
LABA

可选：
高剂量ICS+
LABA或茶碱+
中剂量ICS+
LABA或茶碱

第5阶段
首选：
高剂量ICS+
LABA

可选：
高剂量ICS+
LABA或茶碱

第6阶段
首选：
高剂量ICS+
LABA+口服全身
性皮质类固醇

可选：
高剂量ICS+
LABA或茶碱+
口服全身性皮质
类固醇

如果必要，提
升级别（首先
检查依从性，
吸入技术、环
境控制及合并
症）

评估
控制情况

如果可能降低
级别（至少3
个月内哮喘有
效控制）

每阶段：患者教育、环境控制及合并症管理
第2～4阶段过敏性哮喘的患者给予皮下变应原免疫治疗

适合所有患者的快速缓解药物

• SABA的治疗根据症状而定。治疗的强度取决于症状的严重程度。
  如果需要可进行3次治疗，每次间隔20分钟。可能需要短期口服全身性皮质类固醇
• 注意：SABA使用次数增加或每周>2日使用SABA控制症状（并非预防EIB），一般是表明控制不足，
  需要升级治疗

当首选或替代疗法中列出多个治疗方案时，以字母顺序排序。ICS，吸入性皮质类固醇；LABA，长效 β_2 吸入性受体激动剂；LTRA，白三烯受体拮抗剂；SABA，短效吸入性 β_2 受体激动剂

注释：
• 阶梯式的方法是为了帮助而不是取代临床决策，临床决策需要满足患者需要
• 如果选择的替代治疗方案效果不佳，此时应停止使用替代治疗方案而使用最佳方案，而不是升级治疗
• 因为茶碱需要监测血清浓度，因此茶碱不是一种理想的替代品

图 18-7　5～11 岁儿童哮喘管理的阶梯方案。（来源：National Institutes of Health. Expert Panel Report 3：Guidelines for the Diagnosis and Management of Asthma. Bethesda，MD：National Heart，Lung，and Blood Institute；2007. NIH publication 07-4051.）

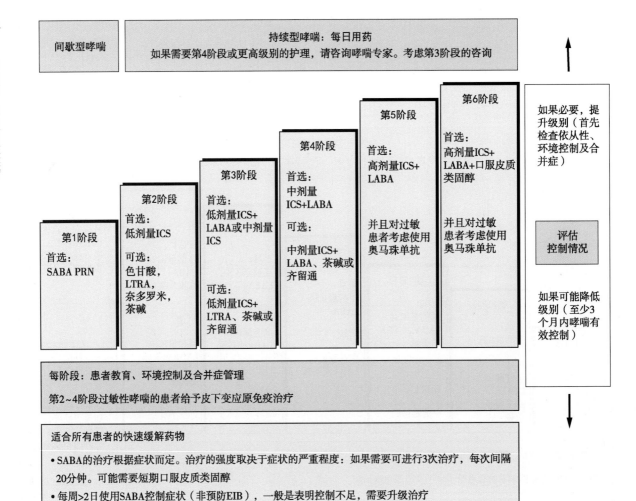

图 18-8　12 岁及以上青少年和成人哮喘管理的阶梯方案。（来源：National Institutes of Health. Expert Panel Report 3：Guidelines for the Diagnosis and Management of Asthma. Bethesda，MD：National Heart，Lung，and Blood Institute；2007. NIH publication 07-4051.）

当首选或替代疗法中列出多个治疗方案时，以字母顺序排序。EIB，运动性支气管痉挛；ICS，吸入性皮质类固醇；LABA，长效吸入性 β_2 受体激动剂；LTRA，白三烯受体拮抗剂；SABA，短效吸入性 β_2 受体激动剂

注释：

- 阶梯式的方法是为了帮助而不是取代临床决策，临床决策需要满足患者需要
- 如果选择的替代治疗方案效果不佳，此时应停止使用替代治疗方案而使用最佳方案，而不是升级治疗
- 齐留通不是一种理想的替代，因为作为辅助治疗的研究有限，而且需要监测肝功能。茶碱需要监测血药浓度
- 在第6阶段，尽管高剂量ICS+LABA+LTRA或茶碱或齐留通还没有临床试验，但在口服皮质类固醇之前还是应该试用该方法

阻塞的程度

案例 18-1，问题 2：哪些辅助检查有助于评估 Q. C. 气道阻塞的严重程度？

不推荐胸部 X 线片作为常规检查，但对于怀疑有并发症（如肺炎）的患者，则应进行胸片检查[1]。胸片可表现为肺过度膨胀及局部肺不张；但是更多的时候胸部 X 线检查是阴性的，对评估急性哮喘发作没有多大价值。Q. C. 肺部听诊局部呼吸音下降，尤其是经过初始治疗后局部呼吸音仍下降，提示此时需要行胸部 X 线片检查。这种局部呼吸音下降常提示并发肺炎、异物吸入、气胸或大量黏液阻塞气道。

肺功能检查（如 FEV_1，PEF）常能客观评估气道阻塞的严重程度。呼气流量峰值仪有助于急诊医生评估气道阻塞严重程度及支气管扩张剂治疗反应。但婴幼儿不能配合上述检查。EPR-3 指出只有 65% 的 5~16 岁的儿童在急性哮喘发作时能完成 FEV_1 或 PEF 的检查。因为 Q. C. 起初处于焦虑状态，所以，PEF 检测应该在使用支气管扩张剂后安静时进行。肺功能检查的一个缺点是在于用力呼气可诱发咳嗽。血气分析是评估极严重气道阻塞程度的金标准[1]。EPR-3[1] 建议当怀疑患者存在低通气、严重呼吸窘迫或经初始治疗后 FEV_1 或 PEF 仍低于预计值的 25% 时，应行血气分析检测评估 $PaCO_2$。血气分析检测建议用于初始治疗失败或需要住院治疗的患者，这次 Q. C. 无上述表现。Q. C. 需要在治疗开始后

1小时进行重复脉搏血氧测定,以确保足够的动脉氧饱和度。

住院治疗指征

> 案例 18-1,问题 3:Q. C. 可能需要住院治疗。哪种临床检查可以预测是否需要入院治疗或 Q. C. 如果从急诊返回家,是否会复发?Q. C. 的症状和体征是否预示着她会复发,如果不住院还可能返回急诊?

最佳初始治疗预测指标是 FEV$_1$ 或 PEF。初始治疗后如果 FEV$_1$ 或 PEF 仍低于预计值的 40%,那意味着患者可能需要住院治疗[1]。虽然 Q. C. 不能行肺功能检测,但可以行 PEF 检测,所以计划治疗 1 小时后用呼气流量峰值仪检测 PEF。单凭体征和症状评分不能作为哮喘治疗的预后指标,但体征和症状的评分常常与脉搏血氧测定仪、FEV$_1$ 或 PEF 一起作为哮喘治疗的预后指标[1]。

短效 β$_2$ 吸入性受体激动剂治疗

短效 β$_2$ 吸入性受体激动剂与其他支气管扩张剂相比较

> 案例 18-1,问题 4:为什么相对于其他支气管扩张剂如氨茶碱或异丙托溴铵,SABA 是治疗的首选?

短效吸入性 β$_2$ 受体激动剂(SABA)因其作用强和起效快而被认为是治疗急性哮喘的首选药物[1]。SABA 可以有效逆转哮喘早期阶段气道阻塞。相对于吸入沙丁胺醇,氨茶碱(aminophylline)(一种茶碱的盐)效果较差,而且具有更大的严重不良反应的风险[1]。同样,抗胆碱药物异丙托溴铵(ipratropium)气管扩张的幅度小于吸入 SABA 的幅度[1]。但是随机双盲试验研究显示病重的儿童在急诊就诊时,同时给予沙丁胺醇及异丙托溴铵可以减少住院次数[18,19]。其中一项试验[18]显示,FEV$_1$ 基线值低于预测值 30% 的儿童因吸入异丙托品而降低了入院率;而另一项试验[19]显示,基线 PEF 低于 50% 的儿童住院率降低。因此,虽然吸入足量的 SABA 联合吸入异丙托溴铵可以提高重症哮喘患者的肺功能,减少住院次数,但是因为 Q. C. 的病情还没那么严重,所以她的医生选择了单独使用 SABA 作为初始治疗。

给药途径的优选

> 案例 18-1,问题 5:短效支气管扩张剂的首选用药途径是什么?

有充分的文献证明,雾化吸入 SABA 与胃肠外给药及口服给药具有相同或更好的支气管扩张作用,而且全身不良反应更少[1]。急性支气管痉挛时,许多临床医生认为雾化吸入时没有足够的气溶胶进入支气管树,所以胃肠外给药比雾化吸入效果更好。然而,在临床试验中,在哮喘急性加重时,无论儿童和成人,雾化吸入 SABA 与皮下注射肾上腺素的标准治疗具有同样的支气管扩张效果[1,20]。因此,雾化吸入

SABA 是急诊及住院治疗哮喘患者的首选给药途径[1]。β$_2$-肾上腺素受体激动剂不应口服治疗重症哮喘,因为口服给药起效慢、效果差、吸收不稳定,所以不建议口服给药[1]。

> 案例 18-1,问题 6:Q. C. 雾化吸入沙丁胺醇。SABA 的定量气雾剂给药是否会更受欢迎?雾化给药的剂量是否与定量吸入器(metered-dose inhaler,MDI)给药的剂量相同?

气溶胶(Aerosols)是指悬浮在空气中的颗粒(如药物-脂质混合物)混合物。MDI 由气雾剂罐和驱动装置(阀门)组成。罐中的药物是一种混悬液或与推进剂混合在一起的溶液。阀门控制药物的输出以及精确地喷出预定量的药物。第二个气溶胶装置-空气喷射雾化器-是射流产生雾化药物的机械装置。药物溶解在少量溶液中(一般为 3ml 生理盐水)并储放在一个体积较小的容器(喷雾罐)中,喷雾罐和产生气体的装置如小压缩泵、氧气罐及墙壁供气装置相连。空气从一个相对较大的管道流过喷雾罐上针孔大小的开口。这会在空气进入的地方产生负压,喷雾罐底的药液被吸起,通过很小的毛细管与快速的气流相遇,药物溶液喷射在一个小挡板上而形成气雾。超声雾化器是通过声波产生气溶胶的一种喷雾器[1]。

研究表明雾化与定量喷雾剂在稳定期哮喘患者给予同等药物剂量时疗效并无差异[1,21]。吸入 SABA 定量喷雾给药与雾化给药治疗急性哮喘的试验比较,当定量喷雾给药由经验丰富的人员仔细监督,并使用储物器装置时,雾化吸入给药也没有明显的优势[22-24]。然而,在一些病情较轻的儿童中,使用定量喷雾器给予有效的 SABA 是有困难的(即使在监督下),原因在于很多患者及临床医生均认为雾化途径更有效,从心理上讲,通过雾化器给至少第一剂 SABA 是重要的。此后,使用治疗等效的 MDI 加间隔器更具成本效益[22]。

MDI 加储雾罐与雾化 β$_2$ 受体激动剂药物剂量比例在文献中各不相同。对轻度急性哮喘的患儿,沙丁胺醇 MDI+储雾罐 2 喷与沙丁胺醇 6~10 喷或雾化沙丁胺醇 0.15mg/kg 的治疗是等效的[23]。在一个针对儿童哮喘严重急性加重的双盲试验中,研究者应用的剂量比例是 1:5[沙丁胺醇定量喷雾途径 1mg(10 掀):雾化途径 5mg][24]。用压缩氧气雾化沙丁胺醇比用空气好,所以开始治疗时 Q. C. 首选前者。

药物剂量

> 案例 18-1,问题 7:在初次给予沙丁胺醇后每隔 20 分钟后,在接下来的 40 分钟内,再给两剂 2.5mg 的沙丁胺醇雾化吸入,每次间隔 20 分钟。经过 3 次治疗后,Q. C 的呼吸音变得越来越清晰。她不再焦虑,说话成句。PEF 达预计值的 70%,不吸氧情况下 SaO$_2$ 是 97%,准备出院回家。请问沙丁胺醇的剂量和给药间隔是否适合 Q. C.?

Schuh 等[25]证明,较高剂量的沙丁胺醇方案(每 20 分钟 0.15mg/kg 比 0.05mg/kg)产生显著的改善,不会有更大的不良反应发生率。Schuh 等[26]随后报道了儿童中每小时应用沙丁胺醇 0.3mg/kg(高达 10mg)比 0.15mg/kg(高达

5mg)剂量的效果更好。较大剂量以及 0.15mg/kg 剂量均可耐受。因此,Q.C. 的 2.5mg(0.13mg/kg)沙丁胺醇方案在第一次雾化沙丁胺醇剂量后每 20 分钟一次,共 3 次,方案是正确但剂量可以更大一些。图 18-9 为急诊医生和哮喘管理者提供了哮喘急性加重治疗指南[1]。除 EPR-3 外,最近还发表了关于哮喘急诊治疗的综述[27]。

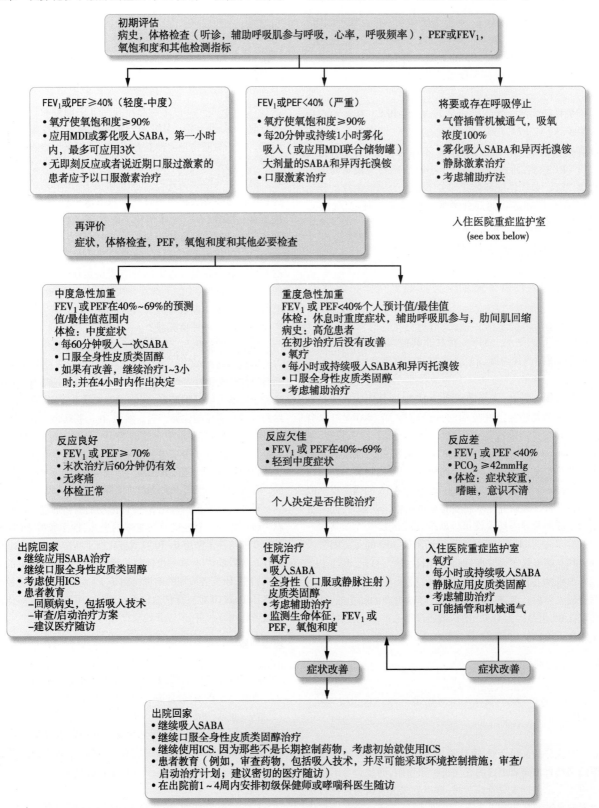

图 18-9　哮喘急性加重时管理:急诊及住院治疗。FEV₁,第一秒呼气量;ICS,吸入性皮质类固醇;MDI,定量吸入器;PCO₂,动脉血二氧化碳分压;PEF,呼气流量峰值;SABA,短效吸入性 β₂ 受体激动剂;SO₂,血氧饱和度。来源:National Institutes of Health. *Expect Panel Report 3:Guidelines for the diagnosis and Management of Asthma.* Bethesda, MD:National Heart,lung and Blood Institute;2007,NIH publication 07-4051

短效吸入性 β₂ 受体激动剂的比较

案例 18-1,问题 8: 在 Q.C 的初始治疗中是不是还有别的更有效的 SABA?

SABA(例如沙丁胺醇)优于非特异性激动剂(例如异丙肾上腺素)。长效 β₂-肾上腺素受体激动剂(例如沙美特罗)不作为哮喘急诊治疗的选择。左旋沙丁胺醇(R-沙丁胺醇)是一种单异构体、效价高的药物,但对大多数患者来说,并没有比混旋的沙丁胺醇有更显著的临床优势(即改善结果)以证明其较高的性价比[1]。

急诊治疗时全身性皮质类固醇在儿童中的使用

案例 18-1,问题 9: Q.C. 在急诊治疗时需要使用全身性皮质类固醇吗?

答案是肯定的。因为哮喘是气道炎症性疾病,所以应考虑与 Q.C. 目前恶化相关的炎症程度。EPR-3[1]（见图 18-9)指出如果吸入 β₂-肾上腺素受体激动剂后没有立即显效,应使用口服全身性皮质类固醇(参见案例 18-2,问题 4 和 5,将对该问题进一步讨论)。此外,如果 Q.C. 能在家使用呼气流量峰值仪自我监测,早期发现这种恶化的趋势就可能避免了此次急诊就诊。当 PEF 处于红色区域(<50% 的个人最佳),并且对 SABA 反应不佳时,尽早口服皮质类固醇干预可以减少急诊就诊次数[1](图 18-10,参见最后的结果部分的章节)。Q.C. 和她的父母应明白如果呼吸困难明显而且对药物反应效果不佳时,应急诊就诊或拨打急救电话。而且在从急诊回家之前,Q.C. 和她的父母应该接受关于哮喘、急性加重及长期管理的教育。在未来的门诊随访中跟进更详细的教育很重要。根据 EPR-3[1] 的治疗原则,作为出院计划的一部分,Q.C. 应该接受短期的全身性皮质类固醇治疗以减少再次加重的风险。一般每日口服泼尼松龙(prednisolone)溶液 1~2mg/kg,每日 1 次或分 2 次服用,连用 5~7 日。虽然这种方案非常有效,但为了提高依从性,一些研究发现口服或肌注地塞米松较短(1~2 日)的疗程,与口服泼尼松或泼尼松龙疗法相比,结果类似[28-30]。

评估严重程度
- 有致命风险的患者在初次治疗后需要立即就医
  症状和体征提示更加严重的恶化,如显著的呼吸困难,语不成句,辅助呼吸肌参与呼吸或嗜睡。应在咨询医生时同时开始治疗
- 不太严重的体征和症状可以通过评估治疗反应和下面列出的进一步阶段来初步治疗,进一步的阶段如下所列。
- 检测PEF: 50%~79% 个人预计值/最佳值提示需要快速可靠的治疗。根据对治疗的反应,也可以与临床医生联系。PEF值<50%提示需要立即就医

初始治疗
- 吸入SABA:通过定量吸入器（MDI）或喷雾器治疗,每次20分钟,喷射 2~6次,最多进行两次治疗
- 注意:药物递送是高度可变的。严重程度不太恶化的儿童和个人可能需要比以上建议更少的次数

反应良好
无喘息或呼吸困难(评估幼儿的呼吸急促)
PEF预测值的80%或个人最佳
- 联系医生以获得进一步的指导和进一步管理
- 可能会每3~4小时继续吸入 SABA,持续24~48小时
- 考虑口服全身性皮质类固醇的短期疗程

反应欠佳
持续喘息和呼吸困难(呼吸急促)
PEF 50%~79%预测或个人最佳
- 加入口服全身性皮质类固醇
- 继续吸入SABA
- 紧急(今日)联系临床医生以获得进一步的指导

反应差
明显喘息和呼吸困难
PEF <50%预测或个人最佳
- 加入口服全身性皮质类固醇
- 立即重复吸入SABA
- 如果痛苦严重且对初始治疗无反应:
  - 打电话给你的医生
  - 去急诊就诊
  - 拨打急救电话

- 去急诊

图 18-10 哮喘急性加重时管理:家庭治疗。ED,急诊科;MDI,定量雾化吸入器;PEF,呼气流量峰值;SABA,短效吸入性 β₂ 受体激动剂。（来源:National Institutes of Health. *Expert Panel Report 3:Guidelines for the Diagnosis and Management of Asthma*. Bethesda, MD:National Heart, Lung, and Blood Institute;2007. NIH publication 07-4051.）

问题 1：H. T. ，男性，45 岁，体重 91kg,有长期重度持续型哮喘病史,现因重度呼吸困难和喘鸣就诊于急诊室。他一口气只能说两三个字,他一直吸入丙酸倍氯米松气雾剂(beclomethasone hydrofluoroalkane)(HFA:每揿 80μg)每日 2 次及必要时(PRN)给予沙丁胺醇定量喷雾剂每日 4 次作为长期控制治疗。1 周前,H. T. 因丙酸倍氯米松气雾剂用完了,住院前一日自行将沙丁胺醇定量喷雾剂的量加至每 3 小时一次。H. T. 无吸烟史,FEV$_1$ 是其年龄和体重预测值的 25%,SaO$_2$ 是 82%。生命体征如下：

心率：130 次/min

呼吸：30 次/min

可触及奇脉,相差 18mmHg

血压：130/90mmHg

呼吸空气条件下动脉血气分析如下：

pH：7.40

PaO$_2$：40mmHg

PaCO$_2$：40mmHg

血清电解质浓度如下：

钠(Na)：140mmol/L

钾(K)：3.9mmol/L

氯(Cl)：105mmol/L

由于气道阻塞严重,对 H. T. 进行心电监护,心电图显示:窦性心动过速,偶发室性早搏。先给予沙丁胺醇 5.0mg+异丙托溴铵(ipratropium)0.5mg 雾化吸入后效果略有改善,后行鼻导管吸氧 4L/min,20 分钟后再次给予 5mg 沙丁胺醇+异丙托溴铵 0.5mg 雾化吸入,之后 H. T. 的心率增至 140 次/min,诉心悸及肌颤,PEF 仅为个人最佳值的 25%,复查血气分析数值如下：

pH：7.39

PaO$_2$：60mmHg

PaCO$_2$：42mmHg

Na：138mmol/L

K：3.5mmol/L

H. T. 出现的不良反应是否与应用全身性 β$_2$ 受体激动剂有关？

H. T. 的心悸产生的原因是血管扩张导致的脉压增大。沙丁胺醇及其他的肾上腺素 β 受体激动剂对心脏有兴奋作用,常常导致心动过速,但很少诱发心律失常。由于这些药物主要作用于 β$_2$ 受体,因此与吸入疗法相比,全身使用 β$_2$ 肾上腺素受体激动剂时更易出现心脏不良反应,剂量越大,心脏不良反应越明显。同时也需除外其他原因引起的心脏反应,如低氧,低氧是心律失常的潜在危险因素。因此,H. T. 的心悸症状考虑是 β$_2$ 肾上腺素受体激动剂引起的不良反应或气道阻塞加重(反映在 PaCO$_2$ 升高),也可能两种原因同时存在。

H. T. 血清钾浓度从 3.9mmol/L 降至 3.5mmol/L,可归

因于 Na$^+$-K$^+$ 泵的 β2-肾上腺素激活和随后的细胞内钾转运[31,32]。雾化吸入常规剂量的沙丁胺醇对血清 K$^+$ 的影响非常小,但是高剂量吸入沙丁胺醇可能会更明显[33]。肾上腺素受体激动剂还有升血糖及促进胰岛素分泌的作用,这可能与 K$^+$ 细胞内流相关[34]。H. T. 的肌颤症状与 β$_2$ 肾上腺素受体激动剂刺激骨骼肌相关,此外,口服或胃肠外给药时最为突出,但是有部分患者对受体激动剂特别敏感,即使在吸入 SABA 时也可以诱发肌颤。

β 肾上腺素受体激动剂的低敏感性

为什么 H. T. 初始治疗失败？与 β$_2$ 受体激动剂的耐受相关吗？

虽然 β$_2$ 受体激动剂的不良反应(如肌颤、失眠)常有报道,但是临床上 β$_2$ 受体激动剂对气道反应的耐受性并不多见[33,34]。即使是长期使用,机体对 β$_2$ 受体激动剂反应强度(即肺功能的最大增加百分比)无变化,但每剂给药后反应持续时间缩短。这种情况多见于每日使用大量 β$_2$ 受体激动剂的患者,间断使用的患者中不多见。这种现象可能的原因包括受体下调、疾病进展或真正的药物耐受,其具体机制尚不清楚。因此,H. T. 初始治疗失败可归因于他气道阻塞的严重程度。H. T. 有严重慢性哮喘病史,病情逐渐进展以及由于炎症反应导致吸入 β$_2$ 受体激动剂效果欠佳。预计支气管扩张剂也不会立即逆转 H. T. 的气道阻塞,所以将其初始治疗效果欠佳归因于 β$_2$ 肾上腺素受体低敏感性是困难的。此外,β$_2$ 肾上腺素能受体基因多态性也难以解释 H. T. 初始治疗失败[34]。虽然多态性被证明与某些稳定期患者相关[1],但需要进一步研究以确定临床相关性。

反复测定 PEF 和 ABGs 提示 H. T. 的支气管阻塞仍很严重,下一步应该怎样治疗？

H. T. 的初始治疗包括 SABA 和异丙托溴铵的雾化吸入,他应该在第二次用药后 20 分钟内服用第三次沙丁胺醇 5.0mg 和异丙托品 0.5mg。因其恶化程度严重,他应该接受每小时 15mg 沙丁胺醇连续雾化,密切监测其心脏状态和 PEF 变化。

短效吸入性 β 受体激动剂联合皮质类固醇

H. T. 适合全身性皮质类固醇治疗吗？什么时候治疗能起效？

皮质类固醇具有强大的抗炎活性,H. T. 肯定是需要皮质类固醇激素治疗的[1,35]。像 H. T. 这样的哮喘急性加重患者,皮质类固醇激素能减轻气道的炎症[36-39],增强 β$_2$ 受体激动剂的反应[1,36]。皮质类固醇不能松弛气道平滑肌(不是支气管扩张剂),但是其能增强 β$_2$ 受体激动剂的反应及抑制炎症反应(如细胞因子的产生、嗜中性粒细胞及嗜酸性粒细胞的趋化和迁移以及炎症介质的释放等)[1]。

皮质类固醇的抗炎作用给药后可延迟 4~6 小时。然而，激素给药 1 小时内可诱导重度，慢性，稳定期哮喘患者对内源性儿茶酚胺和外源性 β_2 受体激动剂的应答恢复[36]，但是检测指标（如 FEV_1）的提高常常需要在给药 12 小时后[38]。所以 EPR-3[1] 提倡急性重症哮喘患者尽早开始应用皮质类固醇。如果在急诊急性哮喘的初始治疗中早期给予皮质类固醇[38]，可加速哮喘急性加重的恢复并减少住院需求[35,40-43]。

根据 H. T. 最初的叙述，应立即在急诊室就开始全身性皮质类固醇治疗（见图 18-9）。最好的是 H. T. 在家时，病情恶化升级之前就开始口服皮质类固醇治疗（见图 18-10）。

案例 18-2，问题 5：H. T. 在急诊治疗时应接受多大剂量的皮质类固醇？如果住院治疗，剂量及给药途径会和在急诊科时一样吗？

治疗急性哮喘时，皮质类固醇的给药剂量很大程度上是经验性的。研究表明大剂量皮质类固醇（如成人每 6 小时静脉注射甲泼尼龙 125mg）与中等剂量激素（每 6 小时甲泼尼龙 40mg）相比较没有优势[1,44,45]。此外，口服治疗与静脉给药同样有效[1,44,45]。哮喘急性加重时，在急诊或住院治疗的全身性皮质类固醇推荐用量在 ERP-3 中已列出[1]。对于即将发生呼吸衰竭的患者，可考虑使用较高剂量的皮质类固醇。对于伴有心脏病或体液潴留或使用大剂量皮质类固醇的患者，若患者不能口服，静脉给药的首选药物是甲泼尼龙而不是氢化可的松，因为甲泼尼龙盐皮质激素活性较低。

对于需要静脉使用皮质类固醇治疗的患者，当其喘息情况得到改善后（通常在 48~72 小时后），激素成人剂量可迅速减至 60~80mg/d［儿童 1~2mg/（kg·d）］。例如，出院后，EPR-3[1] 建议给予泼尼松 40~80mg，每日 1~2 次，持续 3~10 日。虽然一些临床医生可能会规定逐渐减量的方案，但在这种情况下不需要减量。另一方面，如果患者在住院前长期口服皮质类固醇治疗，则将剂量减至预先服用剂量需特别谨慎。如患者从急诊出院，长达 7 日的泼尼松治疗一般就足够了。

案例 18-2，问题 6：H. T. 在急诊科静脉给予甲泼尼龙 60mg（Solu-Medrol）并做了 3 次（每 20 分钟一次）沙丁胺醇 5.0mg+异丙托溴铵 0.5mg 的雾化吸入后，自觉喘息症状稍有减轻，但哮鸣音仍较明显，辅助呼吸肌辅助呼吸。此时，他的 PEF 仅仅增至预计值的 35%，复查血气分析示 $PaCO_2$ 40mmHg。这时该怎么治疗？

虽然 H. T. 在急诊接受了强化治疗，但是气道阻塞仍很严重，因此他应该进入重症监护病房治疗以便密切观察病情。

呼吸衰竭

症状与体征

案例 18-2，问题 7：评估 H. T. 治疗是否充足的最佳方法是什么？即将发生呼吸衰竭的征兆是什么？

当患者持续长时间高肺容积地扩张胸壁时，可能会引起呼吸肌疲劳，导致呼吸力下降。呼吸衰竭的先兆征象包括：心率增快、呼吸音减低、焦虑（低氧所致）或 CO_2 潴留导致的嗜睡。这些临床症状及体征不具有特异性，而且存在较大的个体差异。因此，他们不应该用来检测即将发生的呼吸衰竭。

评估治疗效果的最佳指标是血气分析。PaO_2 因为受吸氧及通气/血流比例失衡的影响，其数值对评估疗效的作用较小；相反，$PaCO_2$ 是急性哮喘通气不足反应的最佳指标。但是，$PaCO_2$ 没有一个确定的数值表明呼吸衰竭将发生，因为不同的患者，不同的情况下，$PaCO_2$ 的意义不同。在给予强效支气管扩张剂 1~2 小时后 $PaCO_2$ 为 55mmHg 或冲击疗法治疗期间 $PaCO_2$ 仍每小时上升 5~10mmHg，这是病情恶化的先兆。实际上，H. T. 经过治疗的 $PaCO_2$ 没有上升，这是一个好兆头。

β_2 受体激动剂及其他有效的治疗方法

案例 18-2，问题 8：H. T. 在急诊科接受了 3 次沙丁胺醇 5.0mg+异丙托溴铵 0.5mg 雾化吸入，每次间隔 20 分钟，甲泼尼龙 60mg 静脉注射，此时还需要静脉使用 β 受体激动剂吗？还需要其他治疗吗？

过去提倡在 ICU 静脉使用 β 受体激动剂治疗哮喘，但是目前的护理标准不再推荐使用[1]。H. T. 对吸入沙丁胺醇效果不佳也证明，此时静脉使用 β 受体激动剂是不合适的。已经使用的标准治疗方法还不充分，静脉注射硫酸镁可能对像 H. T. 这样的重病患者有好处[1,46]。最近研究表明，雾化吸入等渗硫酸镁是吸入沙丁胺醇治疗重症哮喘急性加重可能有价值的辅助治疗[47]。此外，氦氧混合气（一种氦气和氧气的混合气体）对重症哮喘患者也可能带来好处[1,48]。

茶碱

案例 18-2，问题 9：正在考虑给 H. T. 给予静脉使用茶碱。茶碱对即将发生的呼吸衰竭有益吗？

研究表明急诊治疗急性哮喘加重时，如果能规范有效使用雾化吸入 β_2 受体激动剂，那么加用茶碱不能使患者获益[1,49]，EPR-3 指南不建议加用茶碱[1]。几项随机双盲安慰剂对照试验已经证明，在前期急诊治疗时对 SABA 反应不佳的住院的成年[50]或儿童哮喘患者[51-54]中，如果已给予强效 β_2 受体激动剂及全身性皮质类固醇，那么患者不能从茶碱治疗中获益。EPR-3 指出茶碱不作为住院哮喘患者的常规治疗，如图 18-9 所示。虽然有一个试验研究[55]提示茶碱在住院成人哮喘患者中有轻微的益处，但是其中的一位研究者同时又指出如果患者接受足量的 SABA 及激素治疗，那么茶碱不是常规推荐[56]。我们需要进一步研究确定在可能发生呼吸衰竭的住院成人哮喘患者中茶碱的使用是否真的有益，但是在住院的哮喘患者中常规使用的茶碱不再是合理的。

茶碱对即将发生呼吸衰竭的 ICU 儿童患者有潜在益处的证据有限[57]。然而，最近的研究并没有显示出任何益处，建议延长 ICU 住院时间以改善症状[58]。EPR-3 不推荐茶碱作为住院患者的治疗药物[1]。H. T. 的主治医生决定不使用茶碱。在这种情况下,临床医生如果决定使用茶碱,应参考药动学资料以保证药物的安全性、有效的剂量,并进行血药浓度监测[59]。

治疗效果

案例 18-2,问题 10:H. T. 的病情在过去 72 小时内缓慢改善。现在沙丁胺醇每 4 小时雾化一次,泼尼松 80mg/d,分 2 次口服。PEF 在最后一次沙丁胺醇雾化吸入前后分别为预计值的 65% 和 80%。那么 H. T. 的恢复时间是不是过长?

答案是否定的。像 H. T. 这样在一段时间内持续恶化的患者,恢复时间肯定会延长。持续恶化的时间越长,说明肺部的炎症反应越严重。这部分患者需要在肺功能检测提示有最大限度改善前,延长并强化支气管扩张剂和抗炎治疗。因此,H. T. 在如此严重的哮喘急性加重之后,需要持续给予全身性皮质类固醇治疗约 10 日[1]。

短期皮质类固醇治疗的不良反应

案例 18-2,问题 11:H. T. 使用皮质类固醇已有 6 日。长期使用皮质类固醇有较多不良反应(如肾上腺皮质轴的抑制、骨质疏松及白内障),那么,短期使用皮质类固醇有什么不良反应?

短期使用皮质类固醇的不良反应较小[35,40-43],面部潮红、食欲增长、胃肠道刺激、头痛及从单纯的幸福感至明显的精神症状的情绪变化是皮质类固醇短期治疗最常见的不良反应。短期用皮质类固醇还会加重皮肤的痤疮并且由于水钠潴留也可能导致体重增加。另外,可能还会出现高血糖、白细胞增多及低钾血症。所有的不良反应都是暂时的,停药后这些不良反应会消失。如果使用低剂量的皮质类固醇,这些短期的不良反应并不常见。但是皮质类固醇必须达到足够预防病情恶化的剂量。短期使用皮质类固醇的获益远远大于其不良反应。

过度使用短效吸入性 β 受体激动剂

案例 18-2,问题 12:在哮喘发作的早期,H. T. 有过度使用 SABA 的用药史,使用该药不当。过度使用 SABA 有什么风险?

几十年来,人们一直在争论过度使用 SABA 是不是可能导致哮喘死亡的危险因素[60]。因为大多数由哮喘引起的死亡发生在医院之外,患者不能够得到医疗救助,哮喘患者死亡的主要原因很可能是患者低估了哮喘发作的严重程度以及寻求医疗帮助的延迟。过度使用这种速效缓解药物提示哮喘控制不佳,可导致致命性哮喘[1,60]。

所需剂量沙丁胺醇的使用频率是评估吸入性抗炎药物是否足量以及哮喘是否有效控制的预测指标。例如,EPR-3[1]建议,如果一个患者每日需要吸入 SABA 的次数大于 2 次或 3 次,那么临床医生需重新评估患者的病情控制

情况,增加吸入抗炎药物的剂量或加用其他控制药物。

患者应接受口头和书面指导在急性加重期间如何正确使用吸入器,并懂得何时就医(图 18-10)。患者在就医前能够根据需要连续使用短效 β 受体激动剂吸入器。H. T. 由于其最近一次发作的严重程度,应该被认为属于高风险,并且应该在首次出现明显恶化的迹象时自我给予口服皮质类固醇[1]。另外,H. T. 应该备有呼气流量峰值仪自我评估哮喘急性加重时病情的严重程度。最后,关于 β₂ 受体激动剂的争论并不涉及紧急救治时的大剂量使用。正如之前讨论的,在急诊科及住院时,大剂量 β_2 受体激动剂的使用是非常重要的,而且患者耐受性通常较好。

慢性哮喘

严重程度分级

案例 18-3

问题 1:B. C.,3 岁男孩,体重 16kg,喘息病史 1 年半,每周有 3 日喘息发作,每月有 4 次夜间憋醒。平时治疗药物包括沙丁胺醇糖浆(2mg/5ml)每日 3 次,每次一茶匙口服;和沙丁胺醇定量气雾剂吸入,每日 4 次 PRN 来控制哮喘。B. C. 在妈妈的帮助下使用气雾剂。他妈妈把吸入器放到 B. C. 的嘴里,当他深吸气结束时,他妈妈按动喷雾开关。B. C. 的妈妈告诉医生每次 B. C. 喝完沙丁胺醇糖浆后均出现抖动症状。决定改进 B. C. 长期药物治疗的第一步是什么?

要记住 NIH 指南(EPR-3)[1]所定义的治疗目标,第一步是对 B. C. 的哮喘进行严重程度分级(见表 18-1,针对 4 岁以下儿童)。因为 B. C. 每周 3 次喘息发作及每月 4 次夜间憋醒,他应该为"中度持续型"。请注意,即使存在严重级别的特征之一者,患者也属于这一类。

选择适当的初始长期治疗策略

案例 18-3,问题 2:B. C. 的合理初始方案是什么?

因为 B. C. 哮喘的分级被定为"中度持续型"。临床医生应以此为基础为患者制定一个合理的长期治疗方案。根据 ERP-3 指南[1]针对年幼儿童的建议(图 18-6),B. C. 的治疗应该为:中低剂量 ICS+按需使用的 SABA[1]。在考虑这个决定时,EPR-3 在治疗阶段下面有注释(图 18-6)。例如,注释中说,第 2 步(低剂量 ICS)是年幼儿童组的首选,有最高级别的证据(A 级),进一步说明了其他的建议是基于专家的意见和年长儿童患者试验的推断[1]。EPR-3 建议对以前未曾接受过 ICS 治疗的非常年幼的儿童进行低剂量 ICS 初步试验性治疗。B. C. 可以接受低剂量 ICS 治疗,通过喷雾器(布地奈德)或者定量气雾剂加储雾罐给药。因为大多数 3 岁及以下幼儿的吸气呼气流量峰值(PIF)不够大,所以他们不能使用干粉吸入剂。因为 B. C. 成熟一些,他也许能够使用干粉吸入剂(如 Diskus)。由于 ERP-3

没有推荐使用口服肾上腺受体激动剂,而且沙丁胺醇糖浆耐受性不佳,停用上述药物。如果 B.C. 能正确有效吸入沙丁胺醇,就没有必要口服沙丁胺醇糖浆,否则只会增加不良反应。此外,必须加强对 B.C. 的妈妈关于哮喘、哮喘治疗及药物正确使用等的教育(如正确使用吸入装置,在案例18-13,问题 1 和 2 中涉及)。

案例 18-3,问题 3:考虑到 B.C. 的年龄,B.C. 不能正确使用定量气雾剂(MDI),那么他该选择什么样的吸入装置?

小于 5 岁的幼儿一般很难正确使用标准的 MDI,所以应该通过其他的方式给予幼儿患者 ICS 和 SABA。例如,按需吸入的沙丁胺醇及长期控制用 ICS 可以通过吸入用的辅助装置(储雾罐或阀门控制室)实现,辅助装置与 MID 连接。一种吸入性皮质类固醇制剂(布地奈德)适用于年幼的儿童[61]。对于幼儿及不能正确使用吸入器的患者,吸入辅助装置可以显著提高 MDI 给药的药物疗效[1,62-64]。雾化室是一个使用广泛的阀门控制室(药物在室内停留几秒钟,直到患者缓慢吸入时吸气阀打开)。研究显示 2~3 岁的幼儿在父母示范指导下能够使用 MDI+储雾罐[62,63]。配有面罩的储雾罐适合于年龄更小的婴幼儿。对于在家的稳定期重症哮喘患者[65]甚至在急诊治疗的急性加重的儿童哮喘患者[1,22-24,64],雾化药物的辅助装置给药与雾化吸入给药疗效一样。雾化室是包含流量指示哨的设备,如果患者快速吸气,该流量指示哨会发出声音。这种哨子在教育患者适当的缓慢吸入技术方面特别有效。B.C. 作为一个 3 岁的儿童,不需要配有面罩的储雾罐,但医生应通过观察患者或照顾者的用药技术来确保装置的正确使用。

另一种方法是,通过使用呼吸激活型干粉吸入器[如布地奈德(Pulmicort Flexhaler)或与氟替卡松(与沙美特罗的联合制剂 Advair Diskus)],将 ICS 应用于选定的儿童。在幼儿中,由于准纳器比 Flexhaler 需要的吸气流量小,因此更具有优势,即使是 4 岁幼儿也能有效使用[66]。另外一种是糠酸莫米松粉雾剂(Asmanex)的旋转式干粉吸入器(Twisthaler),但它只被批准用于 4 岁及 4 岁以上的儿童。

许多儿科医生可能会选择一种雾化器给 3 岁儿童吸入 SABA。当然这种途径是非常普遍而又容易被接受的,但是每次给药都比较费时(大约 15 分钟),而且雾化吸入器需经常清洗和维护。因为 B.C. 最近刚满 3 岁,起始治疗应该可以雾化吸入布地奈德(Pulmicort Respules)0.25mg,每日 2 次。如上所述,EPR-3 指南[1]指出对于既往未曾使用过 ICS 的婴幼儿进行低剂量 ICS 的初始试验治疗。按照计划,只要他和他的看护人能正确的掌握这些装置的使用方法,B.C. 12 个月后可以换用干粉吸入剂或 MDI+储雾罐吸入药物。B.C. 的医生应该在 4 周内评估低剂量布地奈德吸入的效果。根据评估效果,再决定升级或降级治疗,用最低剂量 ICS 达到哮喘的最佳控制。

案例 18-3,问题 4:B.C. 的父母从网上看到皮质类固醇的严重不良反应后,对儿子长期使用皮质类固醇非常谨慎,医生该给他们什么建议?

皮质类固醇吸入给药后进入全身循环的量非常少,部分原因是有首过效应,经过肝脏时大部分被灭活。然而,激素的不良反应有明显的剂量依赖性,在临床上,由于全身暴露而引起的严重不良事件也会发生,尤其常见于高剂量范围。对儿科患者的长期研究已经检验了 ICS 对减慢生长、骨密度和肾上腺抑制的影响[1,67]。

虽然 ICS 对生长发育造成轻中度的、暂时的延缓作用,但是成年后身高与正常人无明显差异[1,67]。绝大多数研究中均未发现 ICS 对骨密度的影响及骨折风险的增加[1]。虽然在 ICS 的研究中,用药后血清和尿液皮质醇水平降低并不罕见,但仅由 ICS 引起的肾上腺功能不全是罕见的,也仅仅限于应用大剂量 ICS 后[1,67]。综上所述,这些不良反应通常在临床上没有显著意义,良好控制哮喘的益处远远超过风险。

ICS 治疗最常见的局部不良反应是口咽念珠菌病(鹅口疮),但这个问题在任何输送装置中都很少见。使用 MDIs 加储雾罐可以进一步减小局部感染。建议使用任何 ICS 后均用水漱口。另一可能的局部不良反应是声嘶(发声困难),加用储雾罐也不能有效降低这种不良反应[68]。使用干粉吸入装置(如 Flexhaler)发生声嘶的不良反应可能较低,但是还需进一步研究证实[68]。

季节性哮喘

案例 18-4

问题 1:C.V.,女性,33 岁,每年春天都会因哮喘和季节性变应性鼻炎("枯草热")到诊所就诊,而一年中其他季节都没有。自诉哮喘症状轻微且呈间歇发作。自诉哮喘症状中度间断发作。除春季外,她的白天症状每周少于 1 次,并且没有夜间症状。然而,每年春季,这些症状都会恶化,并且她每日需要吸入沙丁胺醇(她唯一的哮喘药物),每日 3 次或每日 4 次。此外,在春季,她还服用了一种非处方抗组胺药缓解症状。C.V. 的哮喘管理策略?如何改进?

在一年中的大部分时间里,C.V. 患有间歇型哮喘,但在春季,它会转变为中度持续型哮喘并伴有鼻炎症状恶化。这符合季节性哮喘及变应性鼻炎的特点。虽然 C.V. 在大多数时候是按需使用沙丁胺醇,但是在春天她需要抗炎治疗[1]。这种降低呼吸道炎症的抗炎治疗,应该在花草传授花粉前开始并持续整个春天(如 3 个月)。根据 NIH 指南,C.V. 合适的治疗方案是低剂量 ICS 联合长效吸入性 β_2 受体激动剂(LABA)。单独的中等剂量 ICS 也可以选择。变应性鼻炎和变应性哮喘的原因和病理生理学相似,控制不良的鼻炎也是哮喘的主要诱因。此外,如果抗组胺药不能有效控制鼻炎,那么 C.V. 有必要使用鼻内皮质类固醇。鼻部使用激素不仅可以减轻鼻部的症状,还可以加强哮喘的控制[1]。鼻部症状的控制有助于哮喘症状的控制[1](详见第 20 章)。虽然老一代抗组胺药(镇静类)的药品说明书建议其应避免用于哮喘患者,但是实际上它们还是比较安全的[1],不过,非镇静作用的抗组胺药是首选。

问题 1：S. T. ，女孩，12 岁，重度持续型哮喘，吸入莫米松（Asmanex）220μg，每日 1 次（她承认只有当她觉得自己需要时才使用），同时按需使用沙丁胺醇定量气雾剂吸入，每日 5~6 次，哮喘并没有得到很好的控制。当症状恶化时，她在家使用雾化吸入器。S. T. 大多数夜晚都会喘息，在过去的 2 年里曾 4 次住院，使用短期大剂量泼尼松治疗日益频繁。在过去的 1 年里，S. T. 因为喘息经常缺课，基本不上体育课，不参加课外体育活动。现在她快到青春期，她的父母很担心泼尼松的使用不断增加。S. T. 刚刚完成两周泼尼松 20mg/d 的治疗，并且具有一张典型的因长期口服皮质类固醇的满月脸。体检时，可闻及弥漫的呼气相哮鸣音。肺功能检测显示有明显的可逆性，吸完 SABA 15 分钟后，S. T. 的 FEV_1 从预计值的 60% 提高至 75%。需要采取哪些措施来改善 S. T. 的治疗？

现在 S. T. 处于不必要的频繁使用全身性皮质类固醇的阶段，因此我们必须尽全力优化其他的治疗，以尽可能降低全身使用皮质类固醇的毒性。虽然 S. T. 在接受吸入皮质类固醇治疗，但她承认依从性很差。因此，对于她这种重度持续型哮喘，首要的治疗应当给予更大剂量的 ICS。按照 EPR-3 指南[1]，还应当给予 LABA。尽管短程冲击使用泼尼松（每日 40mg，连用 3 日）偶尔会有非常明显的效果，但频繁短程的治疗常常说明需要优化其他治疗。部分患者需要一到两个星期的疗程。S. T. 现在需要更长疗程的频繁激素冲击治疗，激素的不良反应在 S. T. 身上已经有表现了。很明显，S. T. 和她的父母还需要不断地努力，以掌握哮喘相关知识（参见哮喘教育和预后章节）。

ICS 是经过化学修饰得到的皮质类固醇，它能最大程度地发挥局部有效性，同时最大限度降低全身性毒性。ERP-3[1] 比较了 ICS 药物的剂量。这些剂量的差异（低、中、高）反映了 ICS 与受体亲和力及局部药效的差异。这些药物在口服生物利用度（如吸入后吞咽的药物的吸收）上存在差异，以及通过肺部吸收后全身利用度也有差异。就这两种情况而言，经肺的吸收最有可能导致下丘脑-垂体-肾上腺（HPA）抑制或其他全身效应。幸好，吸收的总量并不足以产生有临床意义的不良反应，除非用量高于推荐剂量。由于各种 ICS 等效剂量上并不一致，药物的疗效和不良反应的主要差异并不非常确定[1]。对于患有重度持续型哮喘的患者来说，合理的选择是使用一种高效的药物，每日吸入次数少，可能会提高治疗依从性。此外，使用的给药装置会影响药物肺沉积，但如果正确使用，每个可用给药装置都能保证其有效性[1,69,70]。本章稍后将讨论各种干粉吸入器的差别。将储雾罐与 MDI 连接也能增加药物在肺部的沉积。在非常高的剂量时（相当于 1 600μg/d 的二丙酸倍氯米松），所有的 ICS 都会产生某种程度的 HPA 轴抑制[1]。这种抑制的临床意义尚不明确。

尽管目前低到中剂量 ICS 的安全性是公认的，但大剂量使用时潜在的不良反应还需进一步观察[1]。很显然，对于那些需要大剂量才能有效控制哮喘病情的患者而言，这种治疗的利远大于弊[1]。有报道认为长期、大剂量使用 ICS 可能和白内障[71,72] 及青光眼[73] 有关。EPR-3 总结了一些研究，这些研究减轻了人们对 ICS 治疗会抑制儿童生长的担忧（即生长速度的降低很小而且不是渐进的，看起来非常小）[1,65,74]。

在 S. T. 的治疗中，大多数临床医生在一开始会选择短程（一周）大剂量全身使用皮质类固醇来最大限度地改善肺功能。当然这种做法符合 EPR-3[1] 指南所强调的快速控制原则。短程全身治疗的合理性在于经济、有效、低风险。当短程口服皮质类固醇快速控制症状时，对多数患者来说开始吸入低[1,75]到中等剂量皮质类固醇是合理的。ICS 对持续型哮喘患者非常有效的证据是明确的。在这一类别中，持续使用 ICS 的患者住院率及死亡率较低，有一项研究发现，与继续使用 ICS 的患者相比，中断 ICS 后死亡风险更高[76]。ICS 治疗应与短期全身性皮质类固醇治疗同时开始。因为此时一些患者刚刚经历过急性加重，会对病情更加关注，并且，他们知道需要改变来改善他们的健康，所以这时进行患者教育会更有效。与成年患者类似，在儿童哮喘患者中发现，增加 ICS 剂量，加用孟鲁司特或加用 LABA 等强化治疗是有益的，其中加用 LABA 最有可能获益[1,77-79]。由于 S. T. 的哮喘属于重度持续型，因此开始给予 S. T. 中到大剂量的 ICS 联合 LABA 是合理的（图 18-8 和表 18-3）。考虑到 S. T. 在过去的两年中有 4 次住院的经历，S. T. 的初始治疗应当更积极。在与 S. T. 和其父母的接触中，应该确定她对给药方法的偏好（即与她讨论对呼吸启动装置或 MDI 和储雾罐的选择，包括哪种储雾罐）。医生最好能认识到一个 12 岁女孩的独立性，应先与她单独谈话，然后再与她父母谈话。当 S. T. 病情稳定 3 个月之后，应该尝试每隔 3 个月就缓慢减少 ICS 的剂量，直到达到最低有效剂量。每日 ICS 总剂量的使用首选每日 2 次，或者轻度至中度持续型哮喘患者可每日 1 次[1]，由于依从性是 ICS 和其他疗法成功或失败的主要决定因素，所以简化方案和持续的患者教育及沟通是至关重要的[1]。

联合应用吸入性皮质类固醇和长效吸入性 $β_2$ 受体激动剂

LABAs 在预防"增加"ICS 剂量方面非常成功，同时显著增强了哮喘整体控制水平[77-79]。这一点体现在 EPR-3 指南[1] 中。对 S. T. 合理的选择应该是氟替卡松 250μg 和沙美特罗 50μg 干粉吸入剂（Advair 250/50），1 吸，每日 2 次；或布地奈德/福莫特罗（Symbicort）吸入剂（160/4.5μg；2 吸，每日 2 次）或莫米松/福莫特罗（Dulera）吸入剂（100/5μg；

2 吸,每日 2 次)或者糠酸氟替卡松/维兰特罗(Breo Ellipta)吸入剂(200/25μg,1 吸,每日 1 次)。2 周后再重新评估病情,在哮喘良好控制后逐渐降低氟替卡松的剂量。

长效吸入性 β₂ 受体激动剂的不良反应

> 案例 18-5,问题 4:最近 S. T. 的父母在全国性报纸上读到一篇文章,文章谈到了使用 LABAs 的担忧,因为它增加了死亡的风险。S. T. 的父母给医生电话并发信息咨询该问题,医生应告知 S. T. 的父母怎么看待这个问题。S. T. 和她的父母还应该了解 LABAs 其他哪些不良反应?

几项十多年的随机试验证明 LABAs 不良反应很小(例如心动过速,震颤)[1,69,70,77-79]。基于 SMART 研究[80]的有限数据,接受 LABAs 治疗的患者哮喘相关死亡和哮喘恶化的风险轻度升高,可能原因为患者仅接受 LABAs 治疗而没有同时应用 ICS。而轻度升高的原因可能是他们接受了 LABAs 治疗而没有同时接受 ICS 治疗。实际上,EPR-3 指南[1]不建议单独使用 LABAs 作为持续型哮喘患者的长期控制方案。SMART 研究[80]发现黑人有更大的死亡风险,但是需进一步证实。LABA 应只能与吸入皮质激素联合应用才能用于哮喘患者。国家和国际哮喘指南都明确指出,ICS/LABAs 联合治疗是安全有效的。EPR-3 指南[1]认为中剂量 ICS 和低剂量 ICS 联合 LABA 对中度持续型哮喘患者是等效的。2010 年,美国食品药品管理局(FDA)就哮喘患者使用 LABAs 提出了建议,包括始终使用复方药品(ICS/LABA)代替两种单药产品,以确保 LABAs 永远不单独用于哮喘患者[82]。作为对 FDA 的回应,EPR-3 指南组委会对 FDA 的某些方面提出了质疑[83,84]。因为 S. T. 为重度持续型哮喘,ICS/LABAs 联合治疗是首选[1]。

降级治疗

> 案例 18-5,问题 5:在开始新的治疗(氟替卡松 500μg/沙美特罗 50μg,每日 2 次)1 个月后,S. T. 的哮喘控制显著改善。她不再需要急诊就诊或住院治疗了,可以睡一整晚,而且又可以开始锻炼了。S. T. 的 PEF 最佳值为 320L/min,现在她的 PEF 的值处于绿色区域(260~320L/min),按需使用沙丁胺醇的频率低于每周 1 次。2 个月后依然控制良好。尽管 S. T. 明确需要长期吸入皮质类固醇治疗,但是经过 3 个月良好的反应后,医生现在准备从高剂量氟替卡松逐渐减量。最谨慎的减量方法是怎样的呢?

EPR-3 指南[1]建议如果病情稳定,每 3 个月降低药物剂量的 25% 至 50%,逐步降低直到最低有效维持剂量。对 S. T. 来说,将药物逐步减至氟替卡松 100μg/沙美特罗 50μg(舒利迭 100/50)每日 2 次是合适的。如果 S. T. 的初始治疗仅接受了 ICS(如布地奈德、倍氯米松或福莫特罗),应按照常规缓慢降低剂量。然而,S. T. 使用的是氟替卡松 100μg BID,尤其是联合了沙美特罗,这对于 S. T. 来说似乎是大剂量。当 S. T. 的剂量减至氟替卡松每日 200μg,她仅

需多一点儿按需使用沙丁胺醇(在大多数日子还是没什么症状)。对 S. T. 需要考虑的另一个问题是最近的国际循证指南[全球哮喘防治创议(Global Initiative for Asthma, GINA)][81],该指南建议对于有严重病情恶化风险的患者,建议另一种治疗方法,即接受低剂量 ICS 联合福莫特罗治疗的患者,不仅使用每日两次的常规剂量,而且也要使用相同的药物作为按需使用剂量来快速缓解症状,来替代按需使用的沙丁胺醇[81]。尽管这种方法在美国并不常用,但是这是按照 GINA 的一种选择。

> 案例 18-5,问题 6:在降级治疗的过程中,如果 S. T. 再次出现症状,那么哪些措施有助于减少 S. T. ICS 的用量?

在后续评估病情时,医生应该认真考虑患者哮喘控制不佳的可能原因,包括吸入性变应原、室内或室外刺激物、药物和烟草烟雾。已经证明二手烟暴露可以减少 ICS 对儿童的益处,需要升级治疗,并且吸烟的哮喘患者对 ICS 治疗的反应减弱[85,86]。

白三烯调节剂

案例 18-6

> 问题 1:P. W.,男性,52 岁,轻度持续型哮喘。其哮喘症状开始于 2 岁,无吸烟史。这些年 P. W. 使用了许多药物,他告诉医生他希望使用最简单的药物治疗方案。如果有可能,他愿意口服药物治疗。P. W. 控制治疗的最佳选择是什么?

包括儿童和青少年在内的任何年龄组轻度持续型哮喘患者,每日睡前一次口服孟鲁司特(montelukast)或扎鲁司特(zafirlukast),每日 2 次,肯定有明显获益。扎鲁司特是另一种白三烯调节剂(leukotriene modifier),它的药物相互作用多,并且不良反应比其他同类药物大。ICS 是轻度持续型哮喘的首选治疗方法,ICS 与白三烯受体激动剂的比较研究一致证明了 ICS 对于大多数哮喘预后指标的优越性[1],但对于愿意每日口服而不愿意吸入治疗的患者(成人或儿童),白三烯调节剂是一个合适的选择。对 P. W. 来说,最简单、最安全的口服治疗是孟鲁司特 10mg,睡前服药(必要时吸入沙丁胺醇)。推荐孟鲁司特睡前口服是因为药物在深夜和凌晨的活性达到最高峰,而此时哮喘症状往往出现最频繁。但是,孟鲁司特可以在一天中任何时间服用,只要时间基本固定且患者方便即可。这种治疗可能产生非常好的哮喘控制疗效。如果 P. W. 几周后再次就诊时哮喘控制不佳,可只在晚上使用低剂量 ICS,这样治疗方案简单又能增强疗效。

茶碱

剂量

案例 18-7

> 问题 1:K. J.,女孩,14 岁,40kg,有反复发作性咳嗽和喘

鸣病史。上述症状在剧烈跑步和上呼吸道感染后加重。她没有因此住过院,但因此缺过几天课。她每日都有症状,每日使用两次以上沙丁胺醇吸入剂。K. J. 有哮喘家族史。现在诊断她为中度持续型哮喘。应当怎样管理 K. J. 的病情呢?

K. J. 是中度持续型哮喘,提示她需要抗炎治疗。中等剂量的 ICS 或低剂量 ICS 联合 LABA 是 14 岁中度持续型哮喘患儿的首选治疗方法[1]。但是,不是每个医疗机构医生都严格遵循最新的循证指南,K. J. 的医生选择了将茶碱与低剂量布地奈德 Flexhaler 联合治疗。

案例 18-7,问题 2:什么剂量的茶碱对 K. J. 是合适的呢?

小剂量布地奈德联合每日两次茶碱,使茶碱的血药浓度达到中位值 8.7μg/ml,这比单独大剂量使用布地奈德治疗有更好的疗效[87]。明智的做法是在开始治疗时经验性给予小剂量茶碱,目标是茶碱血药浓度在 5~10μg/ml。非急性哮喘患者所需茶碱剂量尚不清楚,大于 1 岁患者的推荐剂量参见表 18-5,而婴儿剂量参见表 18-6。因此,K. J. 的初始剂量应为每日 300mg,分次给药(如每次 150mg,每 12 小时 1 次)。如果能耐受的话,剂量可以每三日以 25% 的速度递增,向平均剂量调整,最终达到茶碱血药浓度峰值在 5~10μg/ml 之间。最终剂量按血药浓度监测结果进行调整,茶碱的血药浓度应该保持稳定(例如当没有漏服药和多服药时,应当至少稳定 48 小时以上)。

表 18-5

长期应用茶碱剂量指南

1~15 岁,体重<45kg 的儿童,开始剂量:12~14mg/(kg·d),最大剂量 300mg/d[a,b]

成人和体重>45kg 的 1~15 岁儿童,开始剂量:300mg/d

如果有必要且能耐受,3 日后调整剂量至:

- 1~15 岁,体重<45kg 的儿童 16mg(/kg·d)至最大剂量 400mg/d
- 成人和体重>45kg 的儿童 400mg/d

如有必要且能耐受,3 日后增加剂量至:

- 1~15 岁,体重<45kg 的儿童 20mg/(kg·d)至最大剂量 600mg/d
- 成人和体重>45kg 的儿童 600mg/d

[a] 剂量采用标准或实际体重给药,以较小的为准。如果有肝脏疾病、心衰,或其他的证实可以影响茶碱清除率的因素存在,则这些剂量不能应用,必须通过检测血药浓度来指导用药,从而保证满意的安全性及疗效

[b] 因产品不同剂量也不同;如果可能应首选缓释片

来源:Hendeles L et al. Revised FDA labeling guideline for theophylline oral dosage forms. *Pharmacotherapy*. 1995;15:409.

表 18-6

FDA 指南中婴儿茶碱剂量

未成熟新生儿[a]

出生后<24d:每 12h 1.0mg/kg

出生后≥24d:每 12h 1.5mg/kg

足月婴儿及 52 周内婴儿

每日总剂量(mg)=[(0.2×周龄)+5.0]×体重(kg)

- 26 周以内者,每日剂量分为 3 等量,间隔 8h 给药
- 26 周以上者,每日剂量分为 4 等量,间隔 6h 服用

[a] 将茶碱的终剂量调整至稳态血药浓度的峰值:新生儿 5~10μg/ml;稍大的婴儿 10~15μg/ml

来源:Hendeles L et al. Revised FDA labeling guideline for theophylline oral dosage forms. *Pharmacotherapy*. 1995;15:409.

毒性

案例 18-7,问题 3:K. J. 主诉头痛、难以入睡。为什么要评估茶碱的血药浓度?

茶碱的不良反应与血药浓度过高有关,或者不良反应是暂时的,与血清中茶碱含量无关。但遗憾的是并不总是可以确定它是哪一种。茶碱的不良反应包括头痛、恶心、呕吐、易怒或多动、失眠和腹泻。随着茶碱血药浓度增加,可能会发生心律失常、癫痫发作,甚至猝死[88]。在心律失常和癫痫发作前常没有什么预兆能够提示出现这些严重的不良反应。重要的是不要忽视任何符合茶碱毒性的症状。K. J. 出现失眠和头痛可能与其茶碱浓度过高无关(即没有超过常规治疗剂量),但应考虑降低治疗剂量。因为某些患者茶碱血药浓度在目标治疗范围之内时也会出现毒性反应。关于茶碱的毒性管理指南已修订[88]。

药物相互作用

案例 18-8

问题 1:T. R. ,55 岁,女性,哮喘患者,应用茶碱缓释剂 300mg 每日 2 次、按需使用沙丁胺醇 2 喷 QID、莫米松(Asmanex)220μg 1 吸,睡前给药,哮喘控制良好。3 个月前测得的茶碱的血药峰浓度值是 14μg/ml。6 个月以前,使用相同剂量茶碱时,血药浓度是 15μg/ml。T. R. 目前存在上呼吸道感染,应用克拉霉素 500mg 每日 2 次。克拉霉素使用合理吗?

许多药物抑制细胞色素 P-450 同工酶(CYP),从而能够抑制茶碱的代谢。由于茶碱通过 CYP1A2,3A3 和 2E1 进行代谢,因此,这些同工酶的抑制剂可以产生显著的临床相互作用[56,88]。充分的文献证明,西咪替丁、克拉霉素和其他一些(不是所有)喹诺酮类抗菌药物(例如环丙沙星)能抑制茶碱代谢[1,56]。因为很多药物可以抑制茶碱代谢,故所有使用茶碱的患者都必须仔细选择所用药物,以避免潜在的药物相互作用。与所有药物相互作用一样,在使用之前应当评估药

物的相互作用机制、疗程、处理方法以及临床意义。例如，西米替丁(cimetidine)24 小时之内能够降低茶碱的清除率，要避免这种相互作用，可以选择其他 H₂ 阻滞剂或质子泵抑制剂(表 18-7)。传统的细胞色素酶 P-450 诱导剂如利福平(rifampin)也能够影响茶碱的清除，所以在使用这些药物时应监测患者茶碱血药浓度是否下降。对 T. R. 来说，克拉霉素(clarithromycin)与茶碱的药物相互作用很容易避免，可以更换为不影响茶碱代谢的阿奇霉素(azithromycin)。

表 18-7

影响茶碱血药浓度的因素[a]

因素	降低茶碱浓度	增加茶碱浓度	推荐做法
食物	↓ 或延迟某些缓释茶碱的吸收	↑ 吸收率(含脂肪食物)	选择不受食物影响的茶碱制剂
饮食结构	↑ 代谢(高蛋白)	↓ 代谢(高碳水化合物)	告知患者在服用茶碱时饮食结构不要有大的变化
全身,发热病毒性疾病(如流感)		↓ 代谢	按照血药浓度降低剂量,如果无法测定血药浓度,可降低茶碱剂量 50%
缺氧症,肺心病和失代偿性充血性心力衰竭,肝硬化		↓ 代谢	按照血药浓度降低剂量
年龄	↑ 代谢(1~9 岁)	↓ 代谢(<6 个月,老年人)	按照血药浓度调整剂量
苯巴比妥、苯妥英钠、卡马西平	↑ 代谢		按照血药浓度增加剂量
西咪替丁		↓ 代谢	使用其他的 H₂ 拮抗剂(如法莫替丁或雷尼替丁)
大环内酯类抗生素:TAO,红霉素,克拉霉素		↓ 代谢	使用其他替代抗生素或调整剂量
喹诺酮类抗生素:环丙沙星,依诺沙星,培氟沙星		↓ 代谢	使用其他替代抗生素或调整剂量
利福平	↑ 代谢		按照血药浓度增加剂量
噻氯匹定		↓ 代谢	按照血药浓度降低加剂量
吸烟	↑ 代谢		劝阻患者戒烟;按照血药浓度增加剂量

[a] 此表内容并非全部,其他影响因素参见包装说明书

TAO,醋竹桃霉素.

来源：National Institutes of Health. *Expert Panel Report 3*：*Guidelines for the Diagnosis and Management of Asthma*. Bethesda，MD：National Heart，Lung，and Blood Institute；2007. NIH publication 07-4051.

抗胆碱药物

案例 18-9

问题 1：R. K. ，24 岁，男性，非裔美国医学研究生，中度持续型哮喘，10 年来使用 ICS(倍氯米松 HFA 80μg，每日 2 次)和沙丁胺醇 PRN 治疗，控制良好。最近，他发现哮喘症状加重，每周需吸入沙丁胺醇 3~4 次，这让他出现静止性震颤并感到焦虑。他的一位同事建议他除了使用 ICS 外，应加用抗胆碱药物。这个观点正确吗？

到目前为止，除在急诊[1,89]和其他极少数情况[90]，抗胆碱能药物在哮喘中的应用有限。然而，在最近一项关于噻托溴铵(每日给药一次的长效抗胆碱药物)的研究中，研究者发现单独使用 ICS 控制不佳的持续型哮喘患者，ICS 联合噻托溴铵的治疗效果并不劣于 ICS 联合沙丁胺醇的效果，并优于 ICS 增加一倍量的效果[91]。接受噻托溴铵治疗的患者晨起和夜间 PEF 值显著高于接受了 ICS 双倍剂量的患者。随后的一项随机对照试验发现，在哮喘控制不佳的成年患者中，在接受 ICS/LABA 治疗的基础上增加噻托溴铵，疗效优于安慰剂组[92]。

虽然 EPR-3 指南中噻托溴铵没被指定作为治疗持续型哮喘患者的一种选择,但是从 R. K. 的治疗过程中,也许可以考虑这些新数据,尤其是随着沙丁胺醇使用的增加出现焦虑及肌颤。LABAs 也会有的类似反应。2015 年,噻托溴铵喷雾剂被批准用于哮喘患者的维持治疗,适用于年龄>12 岁,接受了 ICS/LABA 联合治疗,但症状依然存在的患者。

抗免疫球蛋白 E 治疗

案例 18-10

问题 1:M. M.,30 岁女性,重度持续型哮喘。虽然根据 EPR-3 中详细介绍的管理原则进行了最佳评估、药物治疗、环境控制和患者教育,但是她最近仍有 2 次因哮喘发作而住院治疗。过敏症专科医生建议加用抗 IgE 治疗。M. M. 合适接受抗 IgE 治疗吗?如果接受,具体该怎么给药?M. M 体重为 55kg,血清 IgE 水平为 90 国际单位/ml。

奥马珠单抗(omalizumab)(Xolair)是一种人源化单克隆抗 IgE 抗体,与血清中游离的 IgE 结合。随后抑制 IgE 与肥大细胞上的高亲和力受体的结合,过敏性炎症级联反应的起始被阻断[1,93-96]。奥马珠单抗能减少重症哮喘患者口服及吸入激素的所需剂量,并减少急性加重的次数[93-96]。每 2~4 周给予 150~375mg 奥马珠单抗皮下注射。具体的用药剂量及频率取决于患者血清 IgE 的浓度(国际单位/ml)及患者的体重。对于 M. M. 来说,她的治疗方案为每 4 周皮下注射 150mg 奥马珠单抗。

奥马珠单抗常见不良反应包括:注射部位不适、上呼吸道感染、鼻窦炎及头痛。少见但严重不良反应是过敏反应(上市后自发报告发生率为 0.2%)。任何剂量注射均可以发生过敏,即使既往该剂量耐受性良好,注射 24 小时内或 24 小时后仍可再发生过敏反应。使用奥马珠单抗后继发恶性肿瘤的风险增高(在接受奥马珠单抗治疗的患者中,有 0.5% 发生,而对照组只有 0.2%)。

因为奥马珠单抗价格昂贵而且必须皮下注射,所以只用于标准治疗仍控制不佳的重症哮喘患者。尽管成本较高,抗 IgE 治疗对那些重症患者(如那些频繁急诊就诊的患者和住院患者)来说可能具有良好的成本效益,因为据估计,只有在不到 5% 的哮喘患者(严重疾病)中,奥马珠单抗的治疗费用占哮喘治疗总费用的 50% 以上[97]。

案例 18-10,问题 2:因为护士要给 M. M. 准备奥马珠单抗,那么,在药品使用及监测中应特别关注什么?

奥马珠单抗溶解后,室温条件下 4 小时内给药,冷藏不超过 8 小时。由于溶液粘度较大,每次注射可能需要持续 5~10 秒,每个注射部位给药量不超过 150mg。虽然罕有过敏发生(0.2%)[98],但患者在注射完奥马珠单抗后仍需留在诊疗室观察至少 30min,并告知患者过敏时会出现的症状及体征。如果在离开诊疗室后,一旦出现了过敏的迹象,需第一时间急诊就诊。虽然严重过敏反应相当少见,但是药品生产商在 2010 年仍用黑框警告特别提示过敏不良反应[98]。

运动诱发性哮喘

案例 18-11

问题 1:T. W.,女性,33 岁,就诊时自诉运动后有严重的咳嗽和胸闷病史。她最近为减肥参加了一个健身俱乐部。但是在室外慢跑中她跟不上同龄的人和与她体重接近的人。她回忆起在幼儿时期就有轻微的呼吸问题,但是从来没有进行哮喘治疗。她平板运动激发哮喘试验阳性,诊断为运动诱发性哮喘(exercise-induced asthma,EIA)。应该对 T. W. 如何治疗?

在持续的运动中,至少 90% 的哮喘患者会经历开始时呼吸功能提高,然后迅速显著下降的过程(图 18-11)。这些现象可能是亚临床哮喘的唯一症状[1,99]。患者可以通过在运动前后测量 FEV_1 或 PEF 诊断(6~8 分钟踏板或自行车运动试验)。FEV_1 较基础值下降 15% 以上为试验阳性。

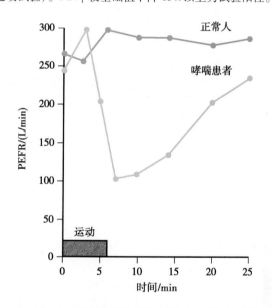

图 18-11　哮喘患者及正常人运动后呼气流速峰值变化。PEFR,呼气流速峰值

过度呼吸干冷的空气会增加 EIA 敏感性并引发支气管痉挛[99]。EIA 主要的刺激因素是呼吸热流失、水流失或者二者兼有[99]。当吸入温热、潮湿的空气时,很多 EIA 患者可以完全防止 EIA 发作。EIA 患者冬天需要戴口罩,即使 EIA 伴严重哮喘的患者,也应鼓励他们参加游泳或者进行室内运动,这不会引发 EIA。剧烈运动之前的热身运动对一些患者有益。适当的预防用药,可以避免大部分运动诱发性哮喘的发作。所以应该鼓励所有稳定期的哮喘患者参加运动。呼吸道水分和热量流失后支气管收缩的机制还不是很清楚[99]。

虽然一些药物可以抑制 EIA 发作,但一般情况下吸入短效吸入性 β_2 受体激动剂是最好的预防药物[1,99]。对于一般长度的运动时间(如小于 3 小时),在运动前 5~15 分钟预先使用沙丁胺醇通常能取得良好的保护性作用。

对于长时间的运动，长效吸入性 β₂ 受体激动剂吸入剂（如福莫特罗和沙美特罗）可以提供数小时的保护[1,100]。福莫特罗和沙美特罗的吸入装置和发挥作用的时间均不同。这两种药物任何一种都可用于预防 EIA，对患者来说在运动前选择吸入给药的合适时间非常重要。福莫特罗应至少要提前 15 分钟吸入，沙美特罗则应至少提前 30 分钟吸入。显然，对于正在接受每 12 小时 1 次长效 β₂ 受体激动剂和吸入性皮质类固醇来长期控制哮喘发作的患者来说，已经达到了预防运动型哮喘的作用，所以只在运动后出现症状时才需要给予沙丁胺醇。与维持治疗不同，如果运动前只给予单剂量 LABAs，气道保护作用只能维持 5 小时。白三烯受体拮抗剂（如孟鲁斯特，每日 1 次长期治疗）也已证实可以预防 EIA[101]。总的来说，长期抗炎治疗对持续型哮喘免于多数哮喘刺激物激发（包括运动激发）是非常重要的[1]。对于那些只患有 EIA 的大多数患者，只需在运动前15 分钟使用短效吸入性 β₂ 受体激动剂吸入剂即可。

由于慢跑时过度呼吸相对较冷、干燥的空气，因此慢跑是 EIA 潜在的诱因。对 T.W. 来说有许多可能有效的干预措施。因为温暖潮湿的空气较少引发 EIA，所以应鼓励她去游泳。但如果她希望继续参加慢跑，可在运动前 15 分钟吸入两吸速效的 β₂-受体激动剂气雾剂（如沙丁胺醇），这足可以提供 2~3 小时的保护。如果室外温度很低或者寒冷，T.W. 应该在室内慢跑。如果使用 1 次无效并感觉紧张，可建议 T.W. 再吸入 2 个剂量。

案例 18-12

问题 1：W.L.，男性，17 岁，主诉呼吸困难，咳嗽，影响了他在打篮球时与队友的配合。他描述说这种情况在户外运动或体育馆寒冷时更糟，而且，最近 1 个月似乎比之前更严重（在运动中发生的更早）。W.L. 幼儿时得过几次支气管炎，但在最近的 6 年中没有任何问题。W.L. 的症状符合 EIA。应该如何治疗他的 EIA？

W.L. 作为未成年人情况有些特殊。青春期的少年和儿童，同伴的压力会对他们产生很大影响。最好的预防措施就是让 W.L. 尽量保持在最好的状态。现在看来，无法与队友配合的难堪给他造成很大的伤害，这对他养成成年后的锻炼习惯有影响。因为幼年时的经历使得他们认为他们不能运动，所以许多成年人因患哮喘而放弃运动锻炼。缺乏运动锻炼对生理和心理健康都有不利的影响。W.L. 应采用吸入性 β₂ 受体激动剂进行预防性治疗。问题是他应该接受短效还是长效的药物治疗。医生应根据他运动持续的时间针对性用药，如果 W.L. 锻炼时间超过 3 小时，在运动前 15~30min 使用福莫特罗或沙美特罗是合理的选择。总之，医生应当明确运动是否是他哮喘的唯一一诱发因素。对 W.L. 进一步的问诊，可能会清楚了除了 EIA 之外，是否存在持续型哮喘或轻度间歇型哮喘。如果情况如此，W.L.. 就应开始长效吸入性皮质类固醇的治疗或者服用孟鲁司特治疗以降低整个呼吸道的高反应性。

患者教育

案例 18-13

问题 1：A.B.，女性，26 岁。她给医生打电话，说沙丁胺醇 MDI 用完了，要求开药。她有布地奈德干粉吸入剂的处方，但是她承认未使用该药，因为她认为布地奈德干粉吸入剂不如沙丁胺醇 MDI 效果好。A.B. 从小患有哮喘，她主诉大多数日子会有症状，但并不需要去急诊或住院治疗，医生判断 A.B. 最担心的是日间呼吸气短现象，并且担心情况会恶化。此时医生应如何处理呢？

如果没有给患者足够的教育，即使应用最佳的长期药物治疗方案仍可能导致治疗失败或治疗效果不理想。因为要使用吸入装置和呼气流量峰值仪，所以哮喘患者需要特殊的指导。另外，要使患者及其父母明白长期控制症状的治疗和环境控制的重要性也是一个很大的挑战。当然，哮喘教育重要的第一步是关心和倾听，而不是在一开始就告诉患者专业知识，和患者建立一个"伙伴式"的关系至关重要，开始可以通过这样的问题来进行："哮喘给你带来最大的困扰是什么？"真正地倾听患者的叙述，继而解决患者的问题，这对于成功的教育和长期的管理非常重要。EPR-3 指南列举了几个哮喘患者教育的案例（表 18-8）[1]。

医生可向患者反复加强按时、规律地抗感染治疗（以及联合 ICS/LABA）必要性的教育，为患者提供宝贵的帮助。很多患者没有长期充分的预防性治疗是因为没有专业人员花时间对他们进行足够的指导，告诉他们哮喘是可以预防的。很多患者最重要的长期控制药物使用不足，却过度的依赖速效缓解症状的药物（如短效吸入性 β₂ 受体激动剂）。专业人员必须能够发现这些问题，并且通过干预改善对患者的监护。

由于大部分患者在应用 MDIs 时有困难，教会患者如何正确应用 MDIs（MDIs 单独使用或加储雾罐一起）和干粉吸入剂，这一点非常重要[1,102,103]。一项研究表明，89% 的患者并不能正确按阶段使用 MDI[104]。成功的教育需要观察患者初次使用这些装置的情况，并通过诊所、医院和社区药房反复地随访。仅仅告诉患者正确的使用方法并不够，医务人员应当为那些不能正确使用的患者（现场或播放录像带）演示如何正确操作。有关正确使用多种哮喘吸入器的视频，请访问网站 http://www.nationaljewish.org/healthinfo/multimedia/asthma-inhalers.aspx；关于如何使用喷雾器的视频，可以访问网站 http://www.nationaljewish.org/healthinfo/medication/lung-disease/nebulizers/instruction.aspx。

尽管正确使用 MDI 的方法不止一种，表 18-9 总结了两种公认的正确的使用方法[1,102]。许多哮喘专家倾向于使用储雾罐以保证最佳疗效。因为储雾罐可以提高 ICS 的疗效并大大降低了出现口咽部念珠菌病的风险[105,106]，所以几乎所有通过 MDI 接受 ICS 的患者都应该使用储雾罐，包括有很好的 MDI 使用技术的患者。如果能正确应用 β₂ 受体激动剂 MDI，储雾罐并不增加其疗效[107]。尽管任何一种储雾罐都有益，但市场上销售的快速吸入时带有流速指示哨的那一种可能更好一些（如 Aerochamber）。

表 18-8

关键教育信息:抓住每一次机会教育和强化

哮喘基本事实:

- 非哮喘患者和哮喘患者呼吸道的差异,炎症的作用
- 哮喘发生时呼吸道的变化

药物治疗的作用——明白以下药物的差异:

- 长期控制的药物:常通过减少炎症防止症状发生。必须每日使用。不要期望这些药物能快速缓解症状。
- 快速缓解的药物:短效 β_2 受体激动剂松弛呼吸道肌肉,迅速缓解症状。不要期望这些药物能够长期控制哮喘。如果每日使用快速缓解药物则提示需要开始使用或增加长期控制药物的剂量

患者的技能:

- 正确服用药物:吸入器技术(向患者示范,并要求患者示范)。装置的使用,如指定的辅助器、储雾罐和喷雾器
- 识别并避免与加重患者哮喘的环境接触(如过敏原、刺激物和烟草烟雾)
- 自我监控:
  评估哮喘控制程度
  监控症状,如果有规定,监控呼气峰流量
  -认识哮喘恶化的早期症状和体征
- 使用书面的哮喘管理计划来确认何时和怎样去:
  -每日采取行动控制哮喘
  -根据哮喘恶化的信号调整剂量
  -寻找合适的医疗救助

来源:National Institutes of Health. *Expert Panel Report 3: Guidelines for the Diagnosis and Management of Asthma.* Bethesda, MD: National Heart, Lung, and Blood Institute;2007. NIH publication 07-4051.

表 18-9

定量吸入器(MDI)正确的使用步骤[a]

1. 摇动吸入器并打开瓶盖
2. 通过缩唇慢慢地呼气[b]
3. 如应用"闭口"法,垂直握住吸入器将其口端放入嘴中。注意不要用牙齿或舌头挡住吸入器口
4. 如应用"开口"法,张大嘴,在离嘴唇 2.5~5cm 的地方垂直握住吸入器,确保对准嘴部
5. 当开始慢慢深吸气时按压吸入器
6. 继续以口慢慢深吸气,尽量保持吸气时间超过 5s
7. 屏气 10s(用手指慢慢数到十)。如果觉得屏气 10s 很不舒服,至少超过 4s
8. 慢慢呼气[c]
9. 应用下一喷前至少间隔 30~60s

[a] 如应用储雾罐,参见使用手册。同样需要保持慢速、深吸气原则。需要足够的屏气。应用储雾罐时,将喷雾出口放置于舌头上以确保舌头没有堵住气雾口。

[b]呼气尽可能慢,呼气持续数秒。一些专家建议可只呼出潮气量。但关键是速度要慢。

[c]如果患者合并鼻炎,应用鼻呼吸,吸入的皮质类固醇或异丙溴铵可能对鼻腔有好处(一些药物可沉积于鼻腔)

研究显示,医务人员本身也和有些患者一样不能正确地使用 MDI[108]。显然,在教患者之前,临床医生应该用装有安慰剂的吸入器练习一下如何使用,以获得使用经验。在哮喘教育的专业人员中,药师对教会患者正确使用 MDI 是非常有帮助的[109]。但遗憾的是,一项研究显示,社区药师并不能够提供这样的指导[110]。

除了指导患者正确地使用 MDI 和储雾罐以外,医生还应当教育患者正确地使用呼气触发的干粉吸入器(如 Twisthaler,Diskus,Aerolizer,HandiHaler,Flexhaler 等)及雾化吸入装置[1]。例如当使用 Flexhaler 时,患者应清楚地知道需要快速(最好 60L/min)地深吸气(不像 MDI 那样慢慢地吸气)[111]。像这样快速地深吸气,在一些少年儿童能够产生一定的吸气呼气流量峰值(PIF),而多数小于 8 岁的儿童其 PIF 则很难达到 60L/min 以上[111]。而干粉吸入器则不需要像 Flexhaler 装置那么高的 PIF,它只需要大于 30L/min 即可[112]。另外,如果有可能,使用 MDI 的患者需要屏住呼吸 10 秒。

哮喘患者自我管理计划

家庭中使用呼气流量峰值仪客观监测肺功能对医务人员及患者本人都有帮助。关于到底是根据 FEP 还是根据症状来确定治疗方案,EPR-3 指南进行了讨论[1]。哮喘急性加重及对的哮喘控制不佳"感知能力差"的患者使用呼气流量峰值仪可能有一定价值。告知患者正确使用这些装置至关重要[1],包括如何区分绿色区域、黄色区域和红色区域。确立最佳的治疗方案应该是晨起的 PEF 一直保持绿色区域,对大部分患者来说,每日清晨简单的验证一次这些数据即可。利用类似交通信号灯的绿、黄、红灯那样指导患者或临床医生调整治疗方案。绿色区域意味着 PEF 在个人最佳值的 80%~100%,说明治疗方案对哮喘控制良好。欲达到最佳治疗方案使患者达到最佳状态,需要经过一系列治疗方案调整,这时指示色区域的颜色是根据呼气流量峰值仪说明书来设置的。黄色区域意味着 PEF 在个人最佳值的 50%~79%。如果患者使用 2 吸 β_2 受体激动剂后,PEF 仍在黄色区域,那么患者需要咨询医生或其他专业人员来调整预防用药。红色区域意味着 PEF 低于个人最佳值的 50%。患者应该知道在吸入 β_2 受体激动剂后 PEF 不能达到黄色区域或绿色区域,那么需要立即就医。图 18-12 举例说明了 PEF 的指导作用,图 18-13 举例解释具体的治疗计划。

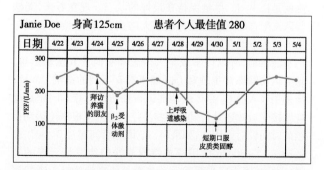

图 18-12 哮喘随时间的变化:患者自我监测及相应要求。PEF,呼气流量峰值。来源:National Institutes of Health. *Practical Guide for the Diagnosis and Management of Asthma.* Bethesda, MD: National Heart, Lung, and Blood Institute;1997. NIH publication 97-4053.

哮喘管理计划

患者：_____ 医生：_____ 日期：_____
医生电话：_____ 医院/急诊科电话：_____

控制良好

绿 黄 红
- 白天或晚上无感冒，气喘，胸闷或气短
- 可以进行日常活动

如果使用呼气流量值仪
呼气流量峰值：超过 _____ （大于等于大于我的最高峰流量的80%）
我的最高呼气流量峰值是：_____

每日使用以下长期控制药物（包括一种抗炎药）

药物	使用剂量	使用时间

识别、避免和控制加重哮喘的事情，如下表：

如有医嘱，运动前使用：_____ □2 或 □4 喷息 运动前5~60分钟

哮喘加重

绿 黄 红
- 咳嗽、气喘、胸闷或气短或
- 夜晚因哮喘苏醒或
- 可以进行一些日常活动，但不是全部

-或-

呼气流量峰值：_____ 到 _____
（我的最高呼气流量峰值的50%~79%）

增加快速缓解药物和继续服用能达到绿色区域药物

First
_____（短效 β₂ 受体激动剂） □2 或 □4 喷息，每20分钟到1小时
□2 或 □4 喷息，一次
□喷雾器

以上治疗1小时后症状（和呼气流量值）恢复到绿色区域：
□继续监控确保处于绿色区域

-或-

以上治疗1小时后症状（和呼气流量值）未恢复到绿色区域

Second
□服用 _____（短效 β₂ 受体激动剂） □2 或 □4 喷息 或 □喷雾器
□增加：_____ （口服皮质固醇） _____ mg/d 共 _____ (3~10) 日
□联系医生 □before/ □within _____ hours 服用口服类固醇后

医疗警报！

绿 黄 红
- 严重气短或者
- 快速缓解药物无效或者
- 无法进行日常活动或者
- 症状无变化或加重
处于黄色区域后24小时

-或-

呼气流量峰值：少于 _____
（我的最高呼气流量值的50%）

服用此药：
□ _____ □4 或 □6 喷息 或 □喷雾器
□ _____（口服皮质固醇） _____ mg

立即联系医生。前往医院或叫救护车，如果：
■使用4~6喷快速缓解药物，并且
■15分钟后仍处于红色区域，并且
■没有联系上医生 现在！
_____（电话）
■去医院或叫救护车

危险标识
■由于呼吸短促，走路和说话都有困难
■严重气短或者
■嘴唇或指甲发紫

图18-13 哮喘患者自我管理计划样本。来源：National Institutes of Health. *Expert Panel Report 3. Guidelines for the Diagnosis and Management of Asthma*. NIH Publication No. 08-4051.0；2007.

正确使用呼气流量峰值仪过程包括站立、深吸气、嘴唇紧紧包含住呼气流量峰值仪咬嘴、尽可能快速（爆发）呼气，然后再重复两次。

重复做三次，把最好的一次记录下来。在使用呼气流量峰值仪时，告诉患者尽力去做好远远不够，还应指导患者将口含器置于口腔内舌尖上，以避免因舌头和口腔肌肉组织加速而导致口腔内空气加速影响到结果。大体上，像"吐痰"一样呼气会导致 PEF 值假性升高[113]。数据表明女性比男性需要更多指导才能确保正确使用呼气流量峰值仪，确保准确评估 PEF[14]。

A. B. 需要关于长效吸入性抗炎药物治疗益处的教育。医生应该热情地向 A. B. 解释清楚她所使用的布地奈德是非常有效的药物，是哮喘治疗的基石。必须强调 ICS 有起效慢、安全性高的特点，以及强调每日规律用药的重要性。教会 A. B. 预防用药和快速缓解用药的区别非常必要。让她观看气道炎症的彩色图片、模型或录像对她会有帮助。一些药品生产厂商可能会提供这些教育资料。同样，应当给 A. B. 呼气流量峰值仪，医生在为她设置好绿色、红色、黄色区域后，通过观察她的使用以确保她能够正确地使用呼气流量峰值仪，并由她的哮喘管理者自行制定书面管理计划[1]。医生应当针对 A. B. 的情况告诉她."哮喘是可以预防的"，按照 NIH 患者手册标题上的说法是"你的哮喘是能够控制的希望很大"。作为全面教育的一部分，这种来自于其所有照护者的积极的信息，以及认真倾听她所关注问题的态度，能够对哮喘控制不佳的 A. B. 产生很大的影响。

案例 18-13，问题 2：A. B. 告诉医生，以前她被告知把沙丁胺醇 MDI 放在张开的嘴巴前面喷射，而不是含在口里喷射。她觉得很困惑，因为包装说明上说应含在嘴里使用。临床医生应当怎样对 A. B. 解释呢？

A. B. 是正确的，这个问题也同样困惑着许多患者和医务人员。少量研究认为"开口"技术更好，但其他一些关于 SABA 的研究却表明，"闭口"技术不亚于甚至优于将 MDI 放在张开的嘴巴前面喷射[1,115]。另外，对吸入 β_2-受体激动剂而言，正确的"闭口"技术与吸入 β_2-受体激动剂时加用储雾罐[107]或雾化器[115]效果相同。"开口"技术应当注意的一个问题是使用 MDI 时如果方向不正确，其产生的气雾可能误喷到脸上或眼睛里。因为目前使用的 MDIs 还没有对"开口技术"进行研究研究，还是推荐应用"闭口技术"，因为 FDA 对不含氯氟烃的 MDIs 批准使用这种方法。最后一点，使用 HFA MDIs 应特别注意驱动器的清洗[116]。专业医护人员应向患者强调定期清洗 MDI 驱动器清洗的重要性。

案例 18-13，问题 3：对那些同时使用支气管扩张剂及抗炎药物吸入剂的患者来说，吸入剂的正确使用顺序是什么？

对于需要使用多个吸入器的患者而言，经常问到的问题是吸入剂使用的顺序。首先，没有充足的证据能够证明哪种治疗的结果会更好。例如 SABA 和抗炎药物先用哪个效果会更好并不明确。常规的做法是要求先用 SABA，继而再

用抗炎药物（如快速的支气管舒张作用，理论上能加强抗炎药物的渗透）。然而，如前所述，SABA 通常是按需使用（和运动前使用），不应该长期使用。因此，如果按照治疗计划给予抗炎药时患者没有症状，现有文献表明，只需按治疗计划单独使用抗炎药物即可。因此通常情况下，没有必要告诉患者用药顺序。由于诊治患者的时间非常有限，教患者正确地使用吸入装置、每种药物的治疗目的（控制炎症还是快速缓解症状）以及严格遵医嘱治疗远比花费宝贵的时间讲解使用吸入剂的顺序更重要。

夜间哮喘

案例 18-14

问题 1：R. R.，男性，41 岁。因咳嗽、气短，一周至少两晚不能安睡而就诊。自述经常早晨醒来后出现胸闷。患者幼时即有哮喘病史，现在通过储雾罐吸入丙酸倍氯米松 HFA 160μg，每日 2 次，沙丁胺醇（90μg/吸）每 6 小时 2 喷，以及运动前和必要时吸入。晨间 PEF 一直位于黄色区间，通常为约 400L/min（个人最佳值为 600L/min）；而夜间则为 550~600L/min。目前应推荐哪种治疗方式？

许多哮喘患者抱怨有夜间不能安睡或晨间憋醒的症状。早晨咳嗽不管是否存在支气管痉挛，都可能是夜间哮喘的征兆。尽管夜间哮喘可以考虑只是呼吸道是炎症的另一种表现，但在哮喘患者中这种现象既普遍又棘手，故应予以特别关注。哮喘患者 PEF 的 24 小时节律变化很大。非哮喘患者下午 4 点（最大呼气流速）和上午 4 点（最小呼气流速）之间 PEF 的变异平均在 8% 左右，而哮喘患者平均变异可能高达 50%[117]。PEF 的日变化有几种机制可以解释，以下是一些夜间哮喘发作的可能因素：炎性介质的加速释放[117]；副交感神经系统活性增加；循环中肾上腺素水平降低；血清皮质醇水平下降（午夜左右达到最低）。此外，患者胃食管反流也是哮喘发作的触发因素，这在夜间更容易发生，但是，对这一问题的治疗通常只能在哮喘治疗方面取得微小的改善[118]。

对夜间哮喘的初始治疗和持续型哮喘的长期治疗基本相同，包括给予充分的抗炎药物[1,117]。ICS 通常能有效的消除或减少夜间哮喘的症状和 PEF 的下降。如果低到中等剂量（每日正确吸入）不能消除症状，应推荐联合使用 LABAs（沙美特罗，福莫特罗）。另外，哮喘基本的治疗原则是控制好伴发的鼻炎以及周围环境，有夜间哮喘症状的患者更应该关注卧室（如，屋内尘螨和宠物）环境。

由于哮喘是一种炎症性疾病，夜间症状主要由呼吸道炎症引起，所以对 R. R. 的药物治疗的首要问题是，确保他能严格遵照医嘱继续使用倍氯米松，并确保掌握正确吸入技术。如果该药已调整到最佳剂量，由于他已经使用中剂量的 ICS，可以加用 LABA 治疗。

作为夜间哮喘自我优化管理的一部分，应该要求 R. R. 避免或减少哮喘诱发因素的暴露（如，如果他对猫过敏，卧室内有猫吗？）。对 R. R. 的随访中，应核实清晨和晚上 PEF 是否在正常范围，夜间和早晨醒后症状是否消失。

药源性哮喘

案例 18-15

问题 1：M. B. ,女,32 岁,哮喘患者,她咨询医生:她对阿司匹林过敏(引发严重哮喘),选用哪种非处方药物治疗疼痛比较好?

临床医生应就哮喘患者对阿司匹林敏感这一事实向患者提供咨询,对阿司匹林过敏的哮喘患者通常在第一次使用其他非甾体抗炎药(NSAIDs)如布洛芬时也会引发哮喘症状,医务人员可推荐使用对乙酰氨基酚。如果 M. B. 说对乙酰氨基酚不能很好地缓解疼痛,也可选择双水杨酯(salsalate),或咨询有阿司匹林使用经验并掌握 NSAID 脱敏治疗的过敏症专科医生[119]。临床医生也应该建议咨询过敏症专科医生关于环氧酶-2(COX-2)抑制剂对阿司匹林过敏性哮喘患者是安全的证据[120]。该案例也证明医务人员必须关注患者非处方药物的使用。虽然有些患者药物引起的哮喘症状相对较轻,但也有药物引起致命哮喘的大量报道。报道最多的引起哮喘的药物包括 NSAIDs 和 β 受体阻滞剂。其他药物及药物防腐剂也可以引发哮喘症状,但该内容不属于本章讨论的范围,读者要想更深了解,可以参考其他资料[121,122]。

据报道,哮喘患者对阿司匹林过敏的比例在 4% ~ 28%。阿司匹林过敏的临床表现包括:流鼻涕、轻度喘息或严重的甚至会出现危及生命的呼吸急促。一旦过敏反应发生,会有 2~5 日的不应期[123]。如果一个哮喘患者对阿司匹林过敏,很可能对大多数其他 NSAIDs 也过敏。阿司匹林和其他 NSAIDs 的作用机制相同,都是通过花生四烯酸途径,抑制环氧酶-2,导致白三烯合成加速和过量生成[124]。因为白三烯是 NSAIDs 诱发哮喘的重要物质,一般认为,5-脂氧合酶抑制剂(齐留通,Zileuton)一般(但不总是)都能有效阻止这一反应过程[123]。同样地,白三烯受体拮抗剂如扎鲁司特和孟鲁司特通常(但不总是)也能有效防止阿司匹林哮喘的发生[125]。由于大多数的哮喘患者对阿司匹林和其他 NSAIDs 并不过敏,所以 NIH 指南推荐仅对已知阿司匹林和其他 NSAIDs 过敏的患者禁用这些药物[1]。另外,应该建议重症持续型哮喘或鼻息肉患者关注这些药物的使用风险。在已知患者过敏的情况下,应推荐使用对乙酰氨基酚和双水杨酯治疗头痛和其他轻度疼痛[1]。对过敏但又需要服用阿司匹林(如心肌梗死后)或其他 NSAIDs(如关节炎)的患者,可以采用脱敏疗法,每日使用可以防止更进一步的反应发生。

提到药物引起的哮喘,另一类需要重点关注的药物是 β 受体阻滞剂。这类药物用于哮喘患者时应该十分谨慎。即使 $β_1$ 受体阻滞剂,在剂量增加时也会失去选择性,所以和非选择性 β 受体阻滞剂一样,大多数患者应该避免使用。此外,也有几篇文献报道,噻吗洛尔滴眼剂可诱发致命哮喘,应绝对禁用于有哮喘病史的患者[126]。文献报道,其他 β 受体阻滞剂滴眼液(如倍他洛尔)诱发哮喘的可能性较小,但这类药物都可能有一定的风险[127]。

哮喘患者使用 β 受体阻滞剂的两个值得注意的例外情

况是心肌梗死后和有心衰的患者[128,129]。因为 β 受体阻滞剂能够延长心肌梗死患者生命,改善心衰患者的症状,因此应权衡其获益风险比。如果患者有严重的持续型哮喘,则风险大于获益[128,129]。如果心肌梗死后的患者有轻度间歇型哮喘或轻度持续型哮喘(甚至可能中度持续型哮喘)通过优化管理控制良好[128,129],给予低剂量阿替洛尔 50mg/d 也是合理的,获益大于风险[129]。当患者接受该剂量阿替洛尔治疗时,哮喘患者吸入 $β_2$ 受体激动剂仍然能发挥作用。尽管低剂量的 β 受体阻滞剂延长心梗后患者的生命证据不足,但有些研究认为低剂量有效。针对心衰患者,美托洛尔控释/缓释剂型作为心脏选择性 β 受体阻滞剂在美国批准上市,而卡维地洛具有非选择性阻断 β 受体,同时阻断 α 受体的特点,会使哮喘症状加重甚至引发致命哮喘[130]。

如果哮喘患者接受 β 受体阻滞剂治疗,首次应用后没有出现症状,随后出现哮喘加重时给予常规剂量的 β 受体激动剂治疗,可能效果不佳。β 受体阻滞剂引起的支气管痉挛可选择异丙托溴铵治疗[129]。过敏性鼻炎的成年患者和有哮喘家族史的患者使用 β 受体阻滞剂时也有潜在风险,这些患者应用 β 受体阻滞剂治疗高血压,可能会诱发出现哮喘症状,尤其合并其他诱发因素如吸入干燥的冷空气时更容易发生。

预后

案例 18-16

问题 1：C. C. ,女性,36 岁,因哮喘入院。这是她在过去的两年里第二次住院,并且在这 2 年她看过 3 次急诊。同时她反映 1 周会有 4 天在夜间憋醒,并且因不能运动导致体重增加。不能运动给她带来的另一个烦恼是她 5 岁的女儿要她一起外出玩耍。C. C. 吸入氟替卡松治疗(不使用储雾罐),每日 2 次,每次 1 喷(44μg),已持续数年,并频繁按需使用沙丁胺醇。C. C. 很注意控制她家庭环境情况。医生应如何改善她的疾病预后,提高她的生活质量呢?

考虑到 C. C. 2 年来预后不良,需要对她的长期管理进行重新评估。首先,在哮喘相关教育和管理方面,医生应当与患者建立伙伴关系。显然,她需要调整抗炎药物的剂量。她的治疗剂量太低,以致哮喘未能有效控制。基于她最近的病史,首先 C. C. 应选择中剂量 ICS 和 LABA 治疗(如布地奈德-福莫特罗复方制剂、莫米松-福莫特罗复方制剂或氟替卡松-沙美特罗复方制剂)。应当向 C. C. 强调每日坚持治疗的重要性,包括需要严格遵医嘱治疗和正确的吸入技术。她需要一个书面的哮喘治疗方案,同时需要准备泼尼松以备急用(例如当她的 PEF 到达红色区域时并且对沙丁胺醇治疗无反应时使用)。还应当告知 C. C. ,要减少沙丁胺醇的使用量。

大量的研究结果已经证明,应用循证指南[1]的原则指导治疗能够明显地改善预后,这些研究中的一部分在 EPR-3[1] 中都有记载。美国的几个研究结果表明,熟知 EPR-3 并与患者及医生有密切协作的药师能改善预后,改善患者预后,即减少了这些患者急诊就诊次数及住院次数[131-135]。这些成功的研究包括在大学附属医院和大型私立医院工作的药师,他们都有很高的工作热情，也都是哮喘方面的专家。

最近基于一项随机对照研究也显示，在加拿大社区药房经过专门培训的药师的干预，对哮喘患者的治疗有非常积极的作用[136]。另一项的随机对照研究结果则显示，美国连锁药店药师没有对哮喘的治疗起到有益的作用[137]。遗憾的是，这种培训的水准和激励措施并不是很令人满意的，作者指出，药店药师并不都对此项目热心，作者还指出这种干预对药店药师来说是一种负担。有必要进行更深入的研究，来评价当药师受到良好培训，给予适当的激励并对该项目有热情的情况下，药师对哮喘管理的作用。美国以外的许多研究表明，社区药师在哮喘治疗方面是有帮助的[138]。

在评估全面管理对临床预后的效果时，除急诊就诊和住院治疗次数减少外，还应当评估患者生活质量[一个调查问卷（哮喘控制测试）见 EPR-3[1]]。为达到最佳的预后，管理的四个主要组成部分都需要认真对待（客观评估、环境控制、药物治疗和伙伴式患者教育）。例如，市中心贫民区的患者可能会面临一些特殊问题，包括社会心理因素、控制药物使用不当和被动吸烟等[139-142]。作为改善预后进行全面管理的一部分，研究再次强调了 ICS 吸入的良好技术及呼气流量峰值仪使用培训的重要性[143-144]。

案例 18-16，问题 2：C. C. 2 个月后高兴地回到诊所，因为她能夜间平稳地休息而不再因呼吸困难醒来。此外，她又开始运动了，她女儿和她都很高兴。C. C. 也没再因哮喘而到急诊就诊。此时，医生应怎样做呢？

能改善预后的最佳哮喘治疗是一个不断地教育及对全部治疗进行再评价的过程。在 C. C. 每次到诊所来时，都应观察她如何使用峰速仪以及如何使用吸入装置，这一点非常重要，应列入常规。让 C. C. 描述她对使用吸入皮质类固醇加长效吸入性 β_2 受体激动剂的作用、沙丁胺醇的作用及紧急时使用泼尼松治疗的理解和感受，这一点也很重要。还有重要的一点是，尽管现在 C. C. 的情况很乐观，还应询问目前她对哮喘的关注点。在随后的一两个月，应尝试逐渐将吸入皮质类固醇的量递减至中等。最后，C. C. 应继续与她的医生合作。

案例 18-16，问题 3：C. C. 两年后来到诊所，向医生反馈，她已完全摆脱因哮喘入急诊与住院治疗，同时生活质量也有提高。她这连续 24 个月前制订的控制措施一直在坚持，包括：控制周围环境，个性化的控制治疗，按需使用沙丁胺醇，晨起 PEF 的监测，以及与医生保持联系。遗憾的是，C. C. 在去年 10 月忘记注射流感疫苗，今年 3 月初得了流感。虽然这次流感只是轻微加重了她的哮喘症状，在她快痊愈时，又在杂货店意外地被动吸烟。此外，早春树木及青草的花粉又引发她的过敏性鼻炎。当 C. C. 回到家里就出现气喘，PEF 到了黄色区域。应用沙丁胺醇 3 喷后，症状缓解。C. C. 询问假如这一系列事件使她的 PEF 到达红色区域，她该如何应对？

C. C. 需要再接受基于症状和 PEF 值的应对哮喘的教育。重新修改治疗方案中沙丁胺醇的剂量，如病情需要，口

服皮质类固醇也是很重要的。强调每年 10 月接种流感疫苗的必要性很重要，此外，≥19 岁的哮喘患者应该接种肺炎球菌疫苗，≥65 岁的患者应该接受肺炎球菌结合疫苗（更多细节参见第 64 章）。并加固持续性预防治疗的重要性，这些治疗已经取得很大成功，对 C. C. 是合适的。应使 C. C. 放心，尽管出现这个小挫折，她的哮喘已经得到控制。医生应与她一道，进一步优化治疗计划，如控制鼻炎，用最低剂量药物和最简单治疗方案的基础上维持最佳的疗效。最近有一项研究进一步强调了简化治疗方案和抗炎药物最低有效剂量的目标[145,146]。

补充/替代治疗

案例 18-16，问题 4：几个月以后，C. C. 再到诊所。她的哮喘和过敏性鼻炎依然控制良好。C. C. 向她的护士询问关于草药治疗哮喘的情况以及其他非传统的治疗方法。

哮喘的补充或替代治疗方法包括红茶、咖啡、植物麻黄、大麻、常青藤叶提取物、针灸、冥想和瑜伽[1,147,148]。尽管这些替代治疗也广泛应用于慢性疾病，但医生应当对 C. C. 说明，这些方法治疗哮喘都还没有充分的科学依据[1]。一项研究发现，使用草药治疗与 ICS 治疗的依从性下降有关，以及与居住在城市中心的哮喘患者预后不良有关[149]。

不应推荐这些补充替代治疗取代 EPR-3 以及建立在随机对照研究基础上的治疗。而支气管热成形术治疗（complementary alternative therapy）虽然不是补充替代疗法，是一种非药物疗法，但已经证明在治疗严重的难治哮喘方面是有效[150]。

（李宏林 译，李海涛 校，蔡志刚、杨秀岭 审）

参考文献

1. National Institutes of Health. Expert Panel Report 3: Guidelines for the Diagnosis and Management of Asthma. Bethesda, MD: National Heart, Lung, and Blood Institute; 2007. NIH publication 07–4051.
2. American Lung Association. www.lung.org/lung disease/asthma. Accessed May 18, 2015.
3. Xu JQ et al. Deaths: final data for 2007. Natl Vital Stat Rep. 2010;58(19):1–19.
4. Mannino DM et al. Surveillance for asthma—United States, 1980–1999. MMWR Surveill Summ. 2002;51:1.
5. Butland BK, Strachan DP. Asthma onset and relapse in adult life: the British 1958 birth cohort study. Ann Allergy Asthma Immunol. 2007;98:337.
6. Busse WW Lemanske RF, Jr. Asthma. N Engl J Med. 2001;344:350.
7. Holgate ST, Polosa R. The mechanisms, diagnosis, and management of severe asthma in adults. Lancet. 2006;368:780.
8. Wenzel S et al. Dupilumab in persistent asthma with elevated eosinophil levels. N Engl J Med. 2013;368:2455.
9. Ortega HG et al. Mepolizumab treatment in patients with severe eosinophilic asthma. N Eng J Med. 2014;371:1198.
10. Noonan M et al. Dose-ranging study of lebrikizamab in asthmatic patients not receiving inhaled steroids. J Allergy Clin Immunol. 2013;132:567.
11. Yarova PL et al. Calcium-sensing receptor antagonists abrogate airway hyperresponsiveness and inflammation in allergic asthma. Sci Transl Med. 2015;7:284ra60.
12. Krug N et al. Allergen-induced asthmatic responses modified by a GATA3-specific DNAzyme. N Engl J Med. 2015;372:1987
13. Kharitonov SA, Barnes PJ. Effects of corticosteroids on noninvasive biomarkers of inflammation in asthma and chronic obstructive pulmonary disease. Proc Am Thorac Soc. 2004;1:191.
14. Redmond AM et al. Premenstrual asthma: emphasis on drug therapy options.

J Asthma. 2004;41:687.

15. Fahy JV, Dickey BF. Airway mucus function and dysfunction. *N Engl J Med*. 2010;363:2233.

16. West JB. *Respiratory Physiology: The Essentials*. 8th ed. Baltimore, MD: Lippincott Williams & Wilkins; 2008.

17. [No authors listed]. Standardization of spirometry, 1994 update. American Thoracic Society. *Am J Respir Crit Care Med*. 1995;152:1107.

18. Schuh S et al. Efficacy of frequent nebulized ipratropium bromide added to frequent high-dose albuterol therapy in severe childhood asthma. *J Pediatr*. 1995;126:639.

19. Qureshi F et al. Effect of nebulized ipratropium on the hospitalization rates of children with asthma. *N Engl J Med*. 1998;339:1030.

20. Becker AB et al. Inhaled salbutamol (albuterol) vs injected epinephrine in the treatment of acute asthma in children. *J Pediatr*. 1983;102:465.

21. Dolovich MB et al. Device selection and outcomes of aerosol therapy: evidence-based guidelines: American College of Chest Physicians/American College of Asthma, Allergy, and Immunology. *Chest*. 2005;121:335.

22. Leversha AM et al. Costs and effectiveness of spacer versus nebulizer in young children with moderate and severe acute asthma. *J Pediatr*. 2000;136:497.

23. Schuh S et al. Comparison of albuterol delivered by a metered dose inhaler with spacer versus a nebulizer in children with mild acute asthma. *J Pediatr*. 1999;135:22.

24. Kerem E et al. Efficacy of albuterol administered by nebulizer versus spacer device in children with acute asthma. *J Pediatr*. 1993;123:313.

25. Schuh S et al. High-versus low-dose frequently administered nebulized albuterol in children with severe acute asthma. *Pediatrics*. 1989;83:513.

26. Schuh S et al. Nebulized albuterol in acute childhood asthma: comparison of two doses. *Pediatrics*. 1990;86:509.

27. Lazarus SC. Clinical practice. Emergency treatment of asthma. *N Engl J Med*. 2010;363:755.

28. Gries DM et al. A single dose of intramuscularly administered dexamethasone acetate is as effective as oral prednisone to treat asthma exacerbations in young children. *J Pediatr*. 2000;136:298.

29. Qureshi F et al. Comparative efficacy of oral dexamethasone versus oral prednisone in acute pediatric asthma. *J Pediatr*. 2001;139:20.

30. Altamimi S et al. Single-dose oral dexamethasone in the emergency management of children with exacerbations of mild to moderate asthma. *Pediatr Emerg Care*. 2006;22:786.

31. Rohr AS et al. Efficacy of parenteral albuterol in the treatment of asthma: comparison of its metabolic side effects with subcutaneous epinephrine. *Chest*. 1986;89:348.

32. Brown MJ et al. Hypokalemia from beta2-receptor stimulation by circulating epinephrine. *N Engl J Med*. 1983;309:1414.

33. Lipworth BJ et al. Tachyphylaxis to systemic but not to airway responses during prolonged therapy with high dose inhaled salbutamol in asthmatics. *Am Rev Respir Dis*. 1989;140:586.

34. Hall IP. Beta2-adrenoceptor agonists. In: Barnes P et al, eds. *Asthma and COPD. Basic Mechanisms and Clinical Management*. London, UK: Academic Press; 2002:521.

35. Chapman KR et al. Effect of a short course of prednisone in the prevention of early relapse after the emergency room treatment of acute asthma. *N Engl J Med*. 1991;324:788.

36. Ellul-Micallef R, Fenech FF. Effect of intravenous prednisolone in asthmatics with diminished adrenergic responsiveness. *Lancet*. 1975;2:1269.

37. Shapiro GG et al. Double-blind evaluation of methylprednisolone versus placebo for acute asthma episodes. *Pediatrics*. 1983;71:510.

38. Fanta CH et al. Glucocorticoids in acute asthma. A critical controlled trial. *Am J Med*. 1983;74:845.

39. Littenberg B, Gluck EH. A controlled trial of methylprednisolone in the emergency treatment of acute asthma. *N Engl J Med*. 1986;314:150.

40. Fiel SB et al. Efficacy of short-term corticosteroid therapy in outpatient treatment of acute bronchial asthma. *Am J Med*. 1983;75:259.

41. Harris JB et al. Early intervention with short courses of prednisone to prevent progression of asthma in ambulatory patients incompletely responsive to bronchodilators. *J Pediatr*. 1987;110:627.

42. Lahn M et al. Randomized clinical trial of intramuscular vs. oral methylprednisolone in the treatment of asthma exacerbations following discharge from an emergency department. *Chest*. 2004;126:362.

43. Brunette MG et al. Childhood asthma: prevention of attacks with short-term corticosteroid treatment of upper respiratory tract infection. *Pediatrics*. 1988;81:624.

44. Connett GJ et al. Prednisolone and salbutamol in the hospital treatment of acute asthma. *Arch Dis Child*. 1994;70:170.

45. Harrison BD et al. Need for intravenous hydrocortisone in addition to oral prednisolone in patients admitted to hospital with severe asthma without ventilatory failure. *Lancet*. 1986;1:181.

46. Rowe BH et al. Intravenous magnesium sulfate treatment for acute asthma in the emergency department: a systematic review of the literature. *Ann Emerg Med*. 2000;36:181.

47. Hughes R et al. Use of isotonic nebulised magnesium sulphate as an adjuvant to salbutamol in treatment of severe asthma in adults: randomised placebo-controlled trial. *Lancet*. 2003;361:2114.

48. Kress JP et al. The utility of albuterol nebulized with heliox during acute asthma exacerbations. *Am J Respir Crit Care Med*. 2002;165:1317.

49. Siegel D et al. Aminophylline increases the toxicity but not the efficacy of an inhaled beta-adrenergic agonist in the treatment of acute exacerbation of asthma. *Am Rev Respir Dis*. 1985;132:283.

50. Self TH et al. Inhaled albuterol and oral prednisone therapy in hospitalized adult asthmatics: does aminophylline add any benefit? *Chest*. 1990;98:1317.

51. Strauss RE et al. Aminophylline therapy does not improve outcome and increases adverse effects in children hospitalized with acute asthmatic exacerbations. *Pediatrics*. 1994;93:205.

52. DiGuiulio GA et al. Hospital treatment of asthma: lack of benefit from theophylline given in addition to nebulized albuterol and intravenously administered corticosteroid. *J Pediatr*. 1993;122:464.

53. Carter E et al. Efficacy of intravenously administered theophylline in children hospitalized with severe asthma. *J Pediatr*. 1993;122:470.

54. Nuhoğlu Y et al. Efficacy of aminophylline in the treatment of acute asthma exacerbation in children. *Ann Allergy Asthma Immunol*. 1998;80:395.

55. Huang D et al. Does aminophylline benefit adults admitted to the hospital for an acute exacerbation of asthma? *Ann Intern Med*. 1993;119:1155.

56. Weinberger M, Hendeles L. Theophylline in asthma. *N Engl J Med*. 1996;334:1380.

57. Ream RS et al. Efficacy of IV theophylline in children with severe status asthmaticus. *Chest*. 2001;119:1480.

58. Dalabih AR et al. Aminophylline infusion for status asthmaticus in the pediatric critical care unit setting is independently associated with increased length of stay and time for symptom improvement. *Pulm Pharmacol Ther*. 2014;27:57.

59. Winter ME. *Basic Clinical Pharmacokinetics*. 4th ed. Baltimore, MD: Lippincott Williams & Wilkins; 2004.

60. Spitzer WO et al. The use of beta agonists and the risk of death and near death from asthma. *N Engl J Med*. 1992;326:501.

61. Mellon M et al. Comparable efficacy of administration with face mask or mouthpiece of nebulized budesonide inhalation suspension for infants and young children with persistent asthma. *Am J Crit Care Med*. 2000;162(2, pt 1):593.

62. Croft RD. 2-year-old asthmatics can learn to operate a tube spacer by copying their mothers. *Arch Dis Child*. 1989;64:742.

63. Sly MR et al. Delivery of albuterol aerosol by AeroChamber to young children. *Ann Allergy*. 1988;60:403.

64. Castro-Rodriguez JA, Rodrigo GJ. Beta-agonists through metered dose inhaler with valved holding chamber versus nebulizer for acute exacerbation of wheezing or asthma in children under 5 years of age: a systematic review with meta-analysis. *J Pediatr*. 2004;145:172.

65. Kelly HW et al. Effect of inhaled glucocorticoids in childhood on adult height. *N Engl J Med*. 2012;367:904.

66. Van den Berg NJ et al. Salmeterol/fluticasone propionate (50/100 microg) in combination in a Diskus inhaler (Seretide) is effective and safe in children with asthma. *Pediatr Pulmonol*. 2000;30:97.

67. Pedersen S. Clinical safety of inhaled corticosteroids for asthma in children: an update of long-term trials. *Drug Saf*. 2006;29:599.

68. Crompton GK et al. Comparison of Pulmicort pMDI plus Nebuhaler and Pulmicort Turbuhaler in asthmatic patients with dysphonia. *Respir Med*. 2000;94:448.

69. Pauwels RA et al. Effect of inhaled formoterol and budesonide on exacerbations of asthma. Formoterol and Corticosteroids Establishing Therapy (FACET) International Study Group [published correction appears in N Engl J Med. 1998;338:139]. *N Engl J Med*. 1997;337:1405.

70. Shapiro G et al. Combined salmeterol 50 microg and fluticasone propionate 250 microg in the Diskus device for the treatment of asthma. *Am J Respir Crit Care Med*. 2000;161(2, pt 1):527.

71. Weatherall M et al. Dose-response relationship of inhaled corticosteroids and cataracts: a systematic review and meta-analysis. *Respirology*. 2009;14:983.

72. Cumming RG et al. Use of inhaled corticosteroids and the risk of cataracts. *N Engl J Med*. 1997;337:8.

73. Garbe E et al. Inhaled and nasal glucocorticoids and the risks of ocular hypertension or open-angle glaucoma. *JAMA*. 1997;277:722.

74. Agertoft L, Pedersen S. Effect of long-term treatment with inhaled budesonide on adult height in children with asthma. *N Engl J Med*. 2000;343:1064.

75. van der Molen T et al. Starting with a higher dose of inhaled corticosteroids

in primary care asthma treatment. *Am J Respir Crit Care Med*. 1998;158:121.

76. Suissa S et al. Low-dose inhaled corticosteroids and the prevention of death from asthma. *N Engl J Med*. 2000;343:332.

77. Greening AP et al. Added salmeterol versus higher dose corticosteroid in asthma patients with symptoms on existing inhaled corticosteroid. Allen & Hanburys Limited UK Study Group. *Lancet*. 1994;344:219.

78. Lemanske RF et al. Step-up therapy for children with uncontrolled asthma receiving inhaled corticosteroids. *N Engl J Med*. 2010;362:975.

79. Bateman ED et al. Can guideline defined asthma control be achieved? The Gaining Optimal Asthma Control Study. *Am J Respir Crit Care Med*. 2004;170:836.

80. Nelson HS et al. The Salmeterol Multicenter Asthma Research Trial: a comparison of usual pharmacotherapy for asthma or usual pharmacotherapy plus salmeterol [published correction appears in Chest. 2006;129:1393]. *Chest*. 2006;129:15.

81. Global Initiative for Asthma. Global Strategy for Asthma Management and Prevention. 2014. www.ginasthma.org. Accessed May 19, 2015.

82. Chowdhury BA et al. The FDA and safe use of long-acting beta-agonists in the treatment of asthma. *N Engl J Med*. 2010;362:1169.

83. Lemanske RF, Jr, Busse WW. The US Food and Drug Administration and long-acting beta2-agonists: the importance of striking the right balance between risks and benefits of therapy? *J Allergy Clin Immunol*. 2010;126:449.

84. Weiss ST. FDA LABA warning: is there anything new here? *Clin Pharmacol Ther*. 2010;87:638.

85. Halterman JS et al. Randomized controlled trial to improve care of urban children with asthma: Results of the school-based asthma therapy program. *Arch Pediatr Adolesc Med*. 2011;165:262.

86. Tomlinson JE et al. Efficacy of low and high dose inhaled corticosteroid in smokers versus non-smokers with mild asthma. *Thorax*. 2005;60:282.

87. Evans DJ et al. A comparison of low-dose inhaled budesonide plus theophylline and high-dose inhaled budesonide for moderate asthma. *N Engl J Med*. 1997;337:1412.

88. Hendeles L et al. Revised FDA labeling guideline for theophylline oral dosage forms. *Pharmacotherapy*. 1995;15:409.

89. Lanes SF et al. The effect of adding ipratropium bromide to salbutamol in the treatment of acute asthma: a pooled analysis of three trials. *Chest*. 1998;114:365.

90. Neild JE, Cameron IR. Bronchoconstriction in response to suggestion: its prevention by an inhaled anticholinergic agent. *Br Med J (Clin Res Ed)*. 1985;290:674.

91. Peters SP et al. Tiotropium bromide step-up therapy for adults with uncontrolled asthma. *N Engl J Med*. 2010;363:1715.

92. Kerstjens HA et al. Tiotropium in asthma poorly controlled with standard combination therapy. *N Engl J Med*. 2012;367:1198.

93. Strunk RC, Bloomberg GR. Omalizumab for asthma. *N Engl J Med*. 2006;354:2689.

94. Busse WW et al. Randomized trial of omalizumab (anti-IgE) for asthma in inner-city children. *N Engl J Med*. 2011;364:1005.

95. Lemanske RF, Jr et al. Omalizumab improves asthma-related quality of life in children with allergic asthma. *Pediatrics*. 2002;110:e55.

96. Busse W et al. Omalizumab, anti-IgE recombinant humanized monoclonal antibody, for the treatment of severe allergic asthma. *J Allergy Clin Immunol*. 2001;108:184.

97. Solèr M et al. The anti-IgE antibody omalizumab reduces exacerbations and steroid requirement in allergic asthmatics [published correction appears in Eur Respir J. 2001;18:739]. *Eur Respir J*. 2001;18:254.

98. Barnes PJ. Anti-IgE antibody therapy for asthma. *N Engl J Med*. 1999;341:2006. Xolair [package insert]. San Francisco, CA: Genentech, Inc; July 2010.

99. Tan RA, Spector SL. Exercise-induced asthma: diagnosis and management. *Ann Allergy Asthma Immunol*. 2002;89:226.

100. Nelson JA et al. Effect of long term salmeterol treatment on exercise induced asthma. *N Engl J Med*. 1998;339:141.

101. Leff JA et al. Montelukast, a leukotriene-receptor antagonist, for the treatment of mild and exercise-induced bronchoconstriction. *N Engl J Med*. 1998;339:147.

102. Newman SP et al. How should a pressurized beta-adrenergic bronchodilator be inhaled? *Eur J Respir Dis*. 1981;62:3.

103. Self TH et al. Inhalation therapy: help patients avoid these mistakes. *J Fam Pract*. 2011;60:714.

104. Hartert TV et al. Inadequate outpatient medical therapy for patients with asthma admitted to two urban hospital. *Am J Med*. 1996;100:386.

105. Toogood JH et al. Use of spacers to facilitate inhaled corticosteroid treatment of asthma. *Am Rev Respir Dis*. 1984;129:723.

106. Salzman GA, Pyszczynski DR. Oropharyngeal candidiasis in patients treated with beclomethasone dipropionate deliveredby metered-dose inhaler alone and with AeroChamber. *J Allergy Clin Immunol*. 1988;81:424.

107. Rachelefsky GS et al. Use of a tube spacer to improve the efficacy of a metered-dose inhaler in asthmatic children. *Am J Dis Child*. 1986;140:1191.

108. Self TH et al. Inadequate skill of healthcare professionals in using asthma inhalation devices. *J Asthma*. 2007;44:593.

109. Self TH et al. The value of demonstration and role of the pharmacist in teaching the correct use of pressurized bronchodilators. *Can Med Assoc J*. 1983;128:129.

110. Mickle TR et al. Evaluation of pharmacists' practice in patient education when dispensing a metered-dose inhaler. *DICP*. 1990;24:927.

111. Toogood JH et al. Comparison of the antiasthmatic, oropharyngeal, and systemic glucocorticoid effects of budesonide administered through a pressurized aerosol plus spacer or the Turbuhaler dry powder inhaler. *J Allergy Clin Immunol*. 1997;99:186.

112. Nielsen KG et al. Clinical effect of Diskus dry-powder inhaler at low and high inspiratory flow-rates in asthmatic children. *Eur Respir J*. 1998;11:350.

113. Strayhorn et al. Elevation of peak expiratory flow by a "spitting" maneuver: measured with five peak flowmeters. *Chest*. 1998;113:1134.

114. Self TH et al. Gender differences in the use of peak flow meters and their effect on peak expiratory flow. *Pharmacotherapy*. 2005;25:526.

115. Mestitz H et al. Comparison of outpatient nebulized vs. metered dose inhaler terbutaline in chronic airflow obstruction. *Chest*. 1989;96:1237.

116. Hendeles L et al. Withdrawal of albuterol inhalers containing chlorofluorocarbon propellants. *N Engl J Med*. 1999;356:1344.

117. Silkoff PE, Martin RJ. Pathophysiology of nocturnal asthma. *Ann Allergy Asthma Immunol*. 1998;81(5, pt 1):378.

118. Greenberg H, Cohen RI. Nocturnal asthma. *Curr Opin Pulm Med*. 2012;18:57.

119. Macy E et al. Aspirin challenge and desensitization for aspirin-exacerbated respiratory disease: a practice paper. *Ann Allergy Asthma Immunol*. 2007;98:172.

120. Morales DR et al Safety risks for patients with aspirin-exacerbated respiratory disease after acute exposure to selective nonsteroidal anti-inflammatory drugs and COX-2 inhibitors: meta-analysis of controlled trials. *J Allergy Clin Immunol*. 2014;134:40.

121. Hunt LW, Rosenow EC. Drug-induced asthma. In: Weiss EB, Stein M, eds. *Bronchial Asthma: Mechanisms and Therapeutics*. 3rd ed. Boston, MA: Little, Brown; 1993:621.

122. Babu KS, Marshall BG. Drug-induced airway disease. *Clin Chest Med*. 2004;25:113.

123. Israel E et al. The pivotal role of 5-lipoxygenase products in the reaction of aspirin-sensitive asthmatics to aspirin. *Am Rev Respir Dis*. 1993;148(6, pt 1):1447.

124. Szczeziklik A, Stevenson DD. Aspirin-induced asthma: advances in pathogenesis, diagnosis, and management. *J Allergy Clin Immunol*. 2003;111:913.

125. Holgate ST et al. Leukotriene antagonists and synthesis inhibitors: new directions in asthma therapy. *J Allergy Clin Immunol*. 1996;98:1.

126. Odeh M. Timolol eyedrop-induced fatal bronchospasm in an asthmatic patient. *J Fam Pract*. 1991;32:97.

127. Dunn TL et al. The effect of topical ophthalmic instillation of timolol and betaxolol on lung function in asthmatic subjects. *Am Rev Respir Dis*. 1986;133:264.

128. Salpeter SR et al. Cardioselective beta-blockers in patients with reactive airway disease: a meta-analysis. *Ann Intern Med*. 2002;137:715.

129. Self TH et al. Cardioselective beta-blockers in patients with asthma and concomitant heart failure or history of myocardial infarction: when do benefits outweigh risks? *J Asthma*. 2003;40:839.

130. Self TH et al. Carvedilol therapy after cocaine-induced myocardial infarction in patients with asthma. *Am J Med Sci*. 2011;342:56.

131. Cheng B et al. Evaluation of the long term outcome of adult patients managed by the pharmacist-run asthma program in a health maintenance organization [abstract]. *J Allergy Clin Immunol*. 1999;103:51.

132. Pauley TR et al. Pharmacist-managed, physician-directed asthma management program reduces emergency department visits. *Ann Pharmacother*. 1995;29:5.

133. Kelso TM et al. Educational and long-term therapeutic intervention in the ED: effect on outcomes in adult indigent minority asthmatics. *Am J Emerg Med*. 1995;13:632.

134. Kelso TM et al. Comprehensive long-term management program for asthma: effect on outcomes in adult African-Americans. *Am J Med Sci*. 1996;311:272.

135. McGill KA et al. Improved asthma outcomes in Head Start children using pharmacist asthma counselors [abstract]. *Am J Respir Crit Care Med*. 1997;155:A202.

136. McLean W et al. The BC Community Pharmacy Asthma Study: a study of clinical, economic and holistic outcomes influenced by an asthma care protocol provided by specially trained community pharmacists in British Columbia. *Can Respir J*. 2003;10:195.

137. Weinberger M et al. Effectiveness of pharmacist care for patients with reactive airways disease: a randomized controlled trial. *JAMA*. 2002;288:1594.

138. Fathima M et al. The role of community pharmacists in screening and subsequent management of chronic respiratory diseases" A systematic review. *Pharm Pract (Granada)*. 2013;11:228.

139. Weil CM et al. The relationship between psychosocial factors and asthma morbidity in inner-city children with asthma. *Pediatrics*. 1999;104:1274.

140. Finkelstein JA et al. Underuse of controller medications among Medicaid-insured children with asthma. *Arch Pediatr Adolesc Med.* 2002;156:562.

141. Evans D et al. The impact of passive smoking on emergency room visits of urban children with asthma. *Am Rev Respir Dis.* 1987;135:567.

142. Self TH et al. Reducing emergency department visits and hospitalizations in African American and Hispanic patients with asthma: a 15-year review. *J Asthma.* 2005;42:807.

143. Giraud V, Roche N. Misuse of corticosteroid metered-dose inhaler is associated with decreased asthma stability. *Eur Respir J.* 2002;19:246.

144. Finch CK et al. Gender differences in peak flow meter use. *Nurse Pract.* 2007;32:46.

145. American Lung Association Asthma Clinical Research Centers et al. Randomized comparison of strategies for reducing treatment in mild persistent asthma [published correction appears in N Engl J Med. 2007;357:728].

146. Papi A et al. Rescue use of beclomethasone and albuterol in a single inhaler for mild asthma. *N Engl J Med.* 2007;356:2040.

147. Blanc PD et al. Use of herbal products, coffee or black tea, and over-the-counter medications as self-treatments among adults with asthma. *J Allergy Clin Immunol.* 1997;100(6, pt 1):789.

148. Huntley A, Ernst E. Herbal medicines for asthma: a systematic review. *Thorax.* 2000;55:925.

149. Roy A et al. Use of herbal remedies and adherence to inhaled corticosteroids among inner-city asthmatic patients. *Ann Allergy Asthma Immunol.* 2010;104:132.

150. Wechsler ME et al. Bronchial thermoplasty: long-term safety and effectiveness in patients with severe persistent asthma. *J Allergy Clin Immunol.* 2013;132:1295.

N Engl J Med. 2007;356:2027.

19

第 19 章　慢性阻塞性肺疾病

Timothy R. Hudd and Kathy Zaiken

核心原则		章节案例
①	慢性阻塞性肺疾病(chronic obstructive pulmonary disease,COPD)是一种以慢性气流受限和一系列肺部病理改变为特征的疾病,一些显著地肺外效应和严重的合并症或许影响个别患者疾病的严重程度,吸烟为 COPD 最主要的危险因素,大多数 COPD 患者目前正在吸烟或既往有吸烟史。	案例 19-1(问题 1)
②	烟草烟雾等有害物质的吸入激活肺内免疫细胞和实质细胞,进而促使全身炎症细胞在肺内聚集。COPD 的发病机制尚未完全明确,可能为肺内、外免疫系统被激活,从而导致的慢性炎症过程。	案例 19-2(问题 2)
③	随着 COPD 的进展会引发其他系统的疾病,包括恶病质、心脏病、骨骼肌功能异常、骨质疏松、抑郁症、贫血。肺康复被推荐用于改善这些全身表现。	案例 19-2(问题 5)
④	COPD 的诊断是基于危险因素的存在(通常包括吸烟),临床症状和基于肺功能测试的气流阻塞。一般来说,COPD 在 60 岁以后开始有咳嗽,喘息或呼吸困难等症状。按照 COPD 分期标准进行分期,并指导治疗。	案例 19-1(问题 1 和 2)
⑤	唯一有效减少 COPD 死亡率的干预措施就是戒烟,严重低氧血症患者给予氧疗,有选择的为一些重度肺气肿患者进行肺减容术治疗。药物治疗也是重要的治疗方法,其目标是为了缓解症状及改善生活质量。	案例 19-1(问题 3)
⑥	支气管扩张剂是缓解 COPD 症状的重要药物,其包括短效和长效 β_2 受体激动剂,短效及长效的抗胆碱能受体以及茶碱类药物。	案例 19-2(问题 1、3 和 4) 案例 19-3(问题 2 和 3)
⑦	每日吸入糖皮质激素与长效 β_2 受体激动剂或联合长效支气管扩张剂,对于晚期 COPD 患者是有效的,由于全身应用糖皮质激素副作用的风险,只推荐短期使用。	案例 19-2(问题 3)
⑧	抗菌药物可应用于 COPD 急性加重期,急性加重的过程主要表现为:呼吸困难加重,痰量增多,脓性痰。	案例 19-3(问题 1)
⑨	长期氧疗主要用于低氧血症患者,低氧血症是指血氧饱和度≤88% 或 PaO_2 ≤55mmHg,或者(血氧饱和度<90% 或 PaO_2 ≤59mmHg,并有红细胞增多症或伴有周围性水肿的肺动脉高压)。	案例 19-4(问题 1)
⑩	缩小肺容量治疗,是手术将每个肺各切除近 30%,能明显提高 COPD 患者生活质量,改善肺耐量,降低死亡率。	案例 19-4(问题 2)

定义

慢性阻塞性肺疾病(chronic obstructive pulmonary disease,COPD)是一种常见的以不完全可逆的气流受限为特征的呼吸道疾病,表现为呼吸困难,慢性咳嗽,咳痰,是可预防和治愈的[1,2]。气流受限呈进行性发展,与气道和肺脏对有毒颗粒或气体的慢性炎性反应增强有关[1]。肺气肿和慢性支气管炎是两个常用的术语,它们能反应 COPD 的疾病谱,并常作为 COPD 的病理学亚型。由于它们的病理学亚型很可能与 COPD 患者的气流受限有关,所以很多关于COPD 最新的定义都是从这些术语过渡来的。

慢性阻塞性肺疾病全球倡议(Global initiative for Chronic Obstructive Lung Disease,GOLD)由美国国立卫生研究院(National Institutes of Health,NIH)和世界卫生组织

（World Health Organization，WHO）于2001年联合发表[1]，该指南包括COPD的病理生理学进展、最新的诊断及治疗策略等多方面问题，并且每年进行更新，有强大的理论依据支撑，具有全球指导意义。

哮喘（asthma）是另一种阻塞性呼吸道疾病，与COPD相似，但是气流受限和症状如哮喘，咳嗽，呼吸困难，胸闷等是偶然且可逆的。一些患者可能具有这两种疾病的特征，15%~20%的患者同时患有哮喘和COPD[3]。"哮喘-慢性阻塞性肺疾病重叠综合征"这一术语最近被用来帮助临床医生更好地鉴别和治疗这些患者[3]。

流行病学

COPD患者在美国达到约1 500万人，并且成为全球第四大致死疾病[1,4,5]。2010年，美国相关的医疗保健费用约为499亿美元，包括直接医疗保健支出295亿美元[2]。COPD急性加重是造成该病经济负担的最重要因素，约占所有费用的50%至75%[5]。

COPD在美国也是一个致残的主要原因[6]。2013年行为风险因素监测系统的监测数据发现，与正常人相比，COPD患者更有可能无法工作（24.3% vs 5.3%），难以行走或爬楼梯（38.4% vs 11.3%），由于健康问题而导致的日常活动受限（49.6% vs 16.9%）[4]。未来几十年，COPD发病率和相关费用预计将继续上升，至少部分是由于普通人群的预期寿命的增加，高龄COPD患者更早开始吸烟[1,6-8]。从历史上看，COPD的患病率和相关死亡率在男性大于女

性。然而，现在认为COPD对男性和女性的影响一样[1]。近年来，人们在共同努力提高对COPD女性患病率上升问题上的意识[9]。这种意识提高的原因是多方面的，可能由于是在过去的一个世纪里，女性吸烟模式的变化，并且越来越多的证据表明，，女性可能更容易受到吸烟的负面影响[10]。

危险因素

吸烟为COPD的主要危险因素，多数COPD患者现在或既往均有吸烟史[1]，并且病情越重的患者其吸烟的概率越高，研究显示约99%的重度肺气肿患者均有吸烟史[8]。但仍需指出的是仅有一部分吸烟者发展为有临床症状的COPD，这表明存在其他影响慢性阻塞性肺疾病进展的因素，包括职业粉尘和化学物质[12-15]、室内外空气污染[16-18]、感染（呼吸道病毒[19]、HIV[29]等），这些因素可能会上调肺部对香烟烟雾的炎症反应[19,20]。尽管影响COPD的精确遗传特征尚未明确，但遗传因素仍可能是重要的危险因素[21-23]。α_1-抗胰蛋白酶缺乏症是一个例外，不足2%的肺气肿患者是由于此缺陷所致，而且先天性胰蛋白酶缺乏症患者发展为肺气肿的概率高于正常人[24]。

吸烟导致COPD的风险与肺功能的加速丧失有关，35岁以后，不吸烟者肺功能FEV_1下降约20-30ml/年，而吸烟者则以50-120ml/年的速度下降[25]。图19-1列出了不吸烟者、吸烟者、吸烟易感者每年肺功能下降的情况。

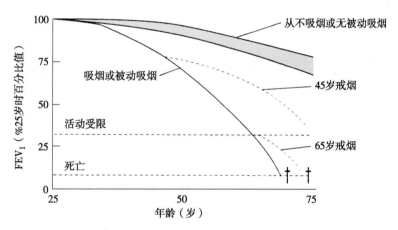

图19-1　吸烟者每年FEV_1下降示意图。戒烟后FEV_1下降同正常人。来源：Fletcher C，Peto R. The natural history of chronic airflow obstruction. *BMJ.* 1977；1：1645.

发病机制

COPD的发病机制尚不完全明确，可能为肺内、外免疫系统被激活，从而导致的慢性炎症过程。一般来说，香烟烟雾等有害物质的吸入激活肺内免疫细胞和实质细胞，进而促使全身炎症细胞在肺内聚集（图19-2）。

免疫细胞的激活和募集主要通过细胞因子和趋化因子的产生和释放诱导（表19-1）。目前研究认为氧化应激也参与疾病的发展，富氧化环境的后果包括炎症因子激活、抗

蛋白酶失活、黏液高分泌和血管渗透性增加[26,27]。

引起COPD特别是肺气肿的另一种机制是蛋白酶-抗蛋白酶失衡，炎症细胞和实质细胞释放蛋白酶，当抗蛋白酶不足以抑制蛋白酶活性时，蛋白酶破坏肺泡之间组织连接，导致肺泡破坏，α_1-抗胰蛋白酶缺乏为已知的原因。

传统观点把吸烟相关的肺损伤作为疾病的主要发病机制，但目前发现更多的机制参与疾病进展。有研究显示COPD的自我调节机制受损也参与其中，例如生长因子分泌不足、细胞凋亡（细胞程序性死亡）机制[28]。

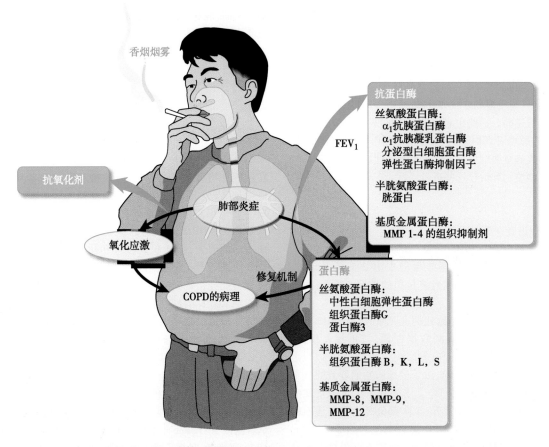

图 19-2　COPD 的发病机制。来源：Global Initiative for Chronic Obstructive Lung Disease（GOLD）. Global Strategy for the Diagnosis, Management and Prevention of COPD. Updated 2010. http://www.goldcopd.org. Accessed July 27,2015

表 19-1

COPD 炎性细胞及介质

细胞	
中性粒细胞	在吸烟者中升高,在 COPD 患者中更高,并与病情成正相关。在组织内可见中性粒细胞,可能与蛋白酶释放与黏液高分泌相关
巨噬细胞	在气道、肺实质、支气管肺泡灌洗液中可见大量肺泡巨噬细胞,其由血液中性粒细胞分化而来分布于肺组织,在 COPD 患者受到香烟刺激时其分泌物可增加炎症介质及蛋白酶并可以发挥防御性吞噬作用
T 淋巴细胞	在气道及肺实质 CD$_4$ 及 CD$_8$ 的数量均有增加,并且 CD$_8$/CD$_4$ 增加。CD$_8$ 和 Th$_1$ 细胞分泌干扰素 γ 并产生趋化因子受体 CXCR$_3$。CD$_8$ 细胞可能会对肺泡细胞产生细胞毒性进而造成细胞损伤
B 淋巴细胞	分布在外周气道及淋巴滤泡内,可能是对慢性增殖及气道感染的反应
嗜酸性粒细胞	在急性加重期痰中的嗜酸性细胞和气管壁中的嗜酸性粒细胞均增加
上皮细胞	被香烟烟雾刺激产生炎症介质
介质	
趋化因子	脂质介质:例如白三烯-B4(LT-B4)趋化中性粒细胞及 T 淋巴细胞 趋化因子:例如白细胞介素-8(IL-8)吸引嗜中性粒细胞和单核细胞。
促炎因子	细胞因子包括肿瘤坏死因子(TNF-α)、IL-1β 和 IL-6 放大炎症过程,一定程度上促进 COPD 全身效应。
生长因子	例如转化生长因子 β 可能促进小气道纤维化

来源：Global Initiative for Chronic Obstructive Lung Disease（GOLD）. Global Strategy for the Diagnosis, Management and Prevention of COPD（Updated 2010）. http://www.goldcopd.org. Accessed July 27,2015.

病理生理学

由 COPD 引起的气流阻塞通常是渐进的,归因于近端气道、外周气道、肺实质和肺血管的病理变化,炎症细胞的浸润、损伤-修复过程的反复发生导致慢性炎症进一步造成组织结构破坏[29]。由于结构改变和组织损伤不同,COPD 的病理改变表现为慢性支气管炎和肺气肿,两者均可导致慢性气流受限,GOLD 指南、美国胸科学会、欧洲胸科学会指南均认为两者没有本质区别[30]。我们可以通过两者定义及病理生理特征来更好地理解疾病发展过程。

简言之,支气管炎即细支气管的炎症,美国胸科学会(ATS)将慢性支气管炎的临床表现定义为"慢性咳嗽,每年 3 个月以上,连续 2 年,并排除了其他原因所致的慢性咳嗽,如哮喘、慢性心功能不全、胃食管反流"[31]。肺气肿定义为:终末细支气管的远端气道过度膨胀,同时合并气道壁的破坏,但无明显的纤维化表现。小气道(细支气管)或肺实质(肺泡和肺泡周围支持结构)的受累程度影响患者的临床症状。

大(中央)气道与小(外周)气道

肺的大气道包括气管和一级支气管,它是气道炎症反应和黏液高分泌的主要位置,由于黏膜下腺体和表面上皮杯状细胞的增多(增生)及增大(肥大)导致气道黏液高分泌状态,进而导致慢性反应性咳嗽[32,33]。尽管气道黏液高分泌状态会导致纤毛功能破坏、降低黏液清除力、分泌物积聚及增加细菌在无菌环境的增殖机会[34],并因清除能力下降导致感染发生,但这很少造成气流受限。

小气道由小的支气管至终末细支气管组成,终末细支气管不具备气体交换功能,FEV_1、FEV_1/FVC 最能体现周围气道气流受限程度[35],这与炎症、纤维化、气道分泌物程度密切相关。外周气道慢性阻塞导致呼气时气体陷闭进而导致肺泡过度膨胀,又进一步引起呼吸肌机械损伤,造成呼吸功能恶化。肺过度膨胀在活动时表现更为明显,造成呼吸困难和活动耐量下降。现在已知,肺过度膨胀可能发生在 COPD 的早期,并且是劳力性呼吸困难的重要原因[36]。

实质的破坏

终末细支气管直接连接肺泡管和肺泡囊,而这里是发生气体交换的主要部位。肺气肿的特征是肺泡壁结构的破坏和末梢空隙的扩张,导致气体交换面积明显减少[34,37],随着病情进展,损伤造成的肺大疱进一步发展,而肺大疱破裂可造成部分肺段萎陷(气胸)。

主要的并发症

在疾病的晚期,慢性低氧血症引起肺血管床血管,尤其是肺小动脉的持续收缩。这可能导致血管的永久性改变、血管内膜增生和平滑肌肥大[38]。对于肺气肿来说,肺毛细血管的丢失也会导致肺血管压力增加。这种血管的变化累积影响会导致进行性肺动脉高压,最终导致右心衰竭[肺源性心脏病(cor pulmonale)]。

随着 COPD 的进展,会产生其他系统的疾病,包括恶病质、骨骼肌功能障碍,骨质疏松症,抑郁症和贫血。这些其他系统疾病产生过程并不完全清楚,但有可能涉及进行性呼吸功能的障碍,肺和全身性炎症,药物的副作用和身体虚弱的动态相互作用。

总之,尽管 COPD 主要是一种大、小气道和相邻肺泡结构的疾病,但它还包括重要的系统性表现。形态和病理生理学改变的临床后果包括进行性劳力性呼吸困难,慢性咳嗽和咳痰,呼吸道感染的风险增加,病情恶化,整体生活质量下降。

与哮喘比较

COPD 和哮喘均为阻塞性呼吸道疾病,两者可以共存,但应加以区分(表 19-2)。炎症是 COPD 和哮喘致病的关键因素,但炎症的特点各不相同(表 19-3)。因此,两者的病

表 19-2

哮喘、COPD 和 ACOS 的临床特征

临床表现	COPD	哮喘	哮喘-COPD 重叠综合征(ACOS)
发病年龄	>40 岁	儿童,但也可能发生在任何年龄	通常≥40 岁,但也可能发生在儿童和青少年
可能症状	呼吸困难,慢性咳嗽,咳痰	呼吸困难,咳嗽,喘息,胸闷	混合症状
症状模式	持久,缓慢进展,每日都有,用力或运动后症状加重	天天在变化,可能突然发作。通常在夜间或早上加重	持久,个体差异,用力后症状加重
危险因素	长期暴露于香烟烟雾,生物燃料或有害颗粒和气体。α_1-抗胰蛋白酶缺乏(<2%)	遗传条件(如过敏,湿疹等)家族哮喘史	长期暴露于香烟烟雾,生物燃料或有害颗粒和气体
支气管扩张后 FEV_1 可逆性[a] FEV_1/FVC	通常几乎无变化 $FEV_1/FVC<70\%$	可逆,可能会正常	气道受阻通常不完全可逆,随时间变化
胸部 X 线片	肺过度充盈	正常	肺过度充盈

[a] 可逆性定义为吸入短效 β2 受体激动剂后 FEV_1 增加>200ml,比基线增长 12%。来源:GOLD(Global Initiative for Chronic Obstructive Lung Disease). Global strategy for the diagnosis, management, and prevention of chronic obstructive pulmonary disease. Updated 2015[online]. Table 2a—Usual Features of Asthma, COPD and ACOS, p. 105. http://www.goldcopd.org. Accessed July 27, 2015.

表 19-3

COPD 与哮喘临床表现的区别

	COPD	哮喘	重症哮喘
细胞	中性粒细胞++ 巨噬细胞+++ $CD8^+T$ 淋巴细胞（Tcl）	嗜酸性粒细胞++ 巨噬细胞+ $CD4^+T$ 淋巴细胞（Th2）	中性粒细胞+ 巨噬细胞 $CD4^+T$ 淋巴细胞（Th2） $CD8^+T$ 淋巴细胞（Tcl）
关键介导物质	IL-8,TNF-α,IL-1β IL-6,NO+	嗜酸细胞活化因子 IL-4,IL-5 NO+++	IL-8 IL-5,IL-3 NO++
氧化激化	+++	+	+++
疾病发生部位	小气道 肺实质 肺泡	大气道	大气道 小气道
结局	鳞状化生 黏膜化生 小气道纤维化 实质破坏	上皮脆化 黏液化生 基底膜 支气管狭窄	
疗效	小剂量气管扩张剂有效 类固醇效果较差	大剂量气管扩张剂有效 类固醇疗效好	小剂量气管扩张剂有效 类固醇效果有待商榷

IL,白细胞介素；NO,一氧化氮；TNF,肿瘤坏死因子

来源：Global Initiative for Chronic Obstructive Lung Disease（GOLD）. *Global Strategy for the Diagnosis, Management and Prevention of COPD* (*Updated* 2010). http://www.goldcopd.org.

理生理表现,临床症状及对药物的反应均不同。哮喘通常不是进行性的,其症状和气流阻塞通常是完全可逆的。哮喘患者对抗炎药物,包括吸入性类固醇（inhaled corticosteroids,ICS）治疗反应良好。此外,除非病情急性恶化的情况下,气体交换异常的情况比较少见。而 COPD 是逐步进展的,通常可能致命。尽管支气管扩张剂对 COPD 有效,但是支气管扩张可逆性的程度通常低于哮喘。此外,抗炎药物（包括 ICS）的应用对疾病的缓解是有益处的,同时也更温和。COPD 患者,特别是伴有肺气肿的,即使在基线时,也存在肺气体交换的严重紊乱。

α_1-抗胰蛋白酶缺乏

肺内的 α_1-抗胰蛋白酶是最具特点的抗蛋白酶。这种血清糖蛋白主要由肝脏分泌,其通过结合并中和蛋白酶起作用。如前所述,香烟烟雾可以激活并吸引炎症细胞进入肺,从而促进蛋白酶如弹性蛋白酶的释放。吸烟也可以灭活内源性蛋白酶抑制剂,包括 α_1-抗胰蛋白酶,进一步抑制蛋白酶活性和增加组织损伤风险。而 α_1-抗胰蛋白酶缺乏症患者组织损伤的风险明显增加。只有不到 2%的慢性阻塞性肺病病例发现 α_1-抗胰蛋白酶缺乏。有临床症状的疾

病通常仅与严重缺乏有关（即,α_1-抗胰蛋白酶水平<45mg/dl;正常>150mg/dl）,还要对其等位基因表型进行综合分析[39]。PiM 等位基因赋予全功能蛋白质的产生。因此,纯合子的 PiMM 个体将产生具有正常血浆浓度的功能蛋白。其他基因类型包括但不限于 PiS(功能不良的酶的正常血清水平)、PiZ(活性形式但分泌不良,导致低循环水平)和 Pinull(基因多态性导致产生截短型的蛋白质和不可检测的功能蛋白的血清水平)。不同的等位基因对可以存在,PiMZ 和 PiSZ 是杂合性疾病,PiSS 是纯合表型,全部具有超过 35%的正常酶活性和相对低的肺气肿进展风险。PiZZ 为一种罕见的纯合性疾病,其特点是加速肺破坏,血清 1-抗胰蛋白酶水平约为正常水平的 15%。这种病例较罕见,早者可于 20 岁发病,但更常见的是发生于 40~50 岁。

替代疗法可用于证实有 α_1-抗胰蛋白酶缺乏症和肺气肿患者。患者通常每周静脉输注 α_1-抗胰蛋白酶,可以维持抗蛋白酶作用现状,减少由于抗蛋白酶的减少带来的疾病进展活动。但这类药物非常昂贵,耐受性差,且具有一定副作用(例如发烧、发冷、过敏反应、类似感冒症状等)。目前,还没有安慰剂对照的随机试验证实替代疗法的疗效,但是在病例对照研究证实,FEV_1 预测

值在35%到60%的α_1-抗胰蛋白酶缺乏的患者可以通过替代疗法得到症状的改善[24]。有以下三种不同的α_1-抗胰蛋白酶可用：Aralast，Prolastin和Zemaira。这三种不同的蛋白酶没有明显的临床差异性。因α_1-抗胰蛋白酶产品均由人类血浆纯化而来，故都可能存在血液的风险（例如，病毒感染和克雅氏症）。总的来说，由于替代疗法缺乏临床治疗有效的证据，且花费较高，目前此疗法仍存在争议[40]。

诊断和患者评估

COPD的诊断依据包括是否存在危险因素（如吸烟）、临床症状及肺功能有无气流受限[1]。通常，COPD患者出现咳嗽、喘息、劳力性呼吸困难症状可在60岁之后[30]。至少10-包-年的吸烟史（10年中平均每日吸烟1包）。因为COPD的严重程度与香烟烟雾暴露的累积量相关，病情越严重，吸烟时间越长。咳嗽、咳痰症状可能比气流受限早很多年出现。但不是每个有上述症状的患者都会发展成COPD。劳力性呼吸困难可能到60-70岁才会出现。

体格检查：早期COPD患者可能没有异常[30]。疾病晚期，患者可出现桶状胸、湿啰音、干啰音、呼气相延长和发绀[32]。症状典型的患者在肺病听诊时可闻及呼吸音低，哮鸣音和小水泡音。随病情进展可能出现发绀、水肿、肋间回缩、缩唇呼吸[32]。

肺功能检查

肺功能检查是COPD评估和监测的金标准，用于诊断COPD[1,30]。在COPD的评估中，肺功能检查应在患者病情平稳的情况下进行作为基础值，并根据美国胸科学会的技术标准进行，即定量雾化吸入（MDI）2~4喷（90μg/喷）沙丁胺醇后进行。在肺功能检查过程中，最大吸气后，尽力呼出能呼出的所有气体量（FVC），记录不同时间间隔下的空气流速和容积（图19-3）。FEV_1是指在用力肺活量中第一秒内呼出的气体量。FEV_1/FVC的降低表示气流受限。尽管FEV_1/FVC的正常值随年龄，性别，患者体重变化而变化，其值小于0.7时提示COPD[1,30]。此外，应用急性支气管炎扩张剂可使COPD患者的肺功能测试方面有所改善。尽管高达50%的中重度肺气肿患者的FEV_1增加，应用急性支气管扩张剂符合ATS标准，但其可逆程度通常低于哮喘患者。除了用于诊断COPD，肺功能检查也是监测病情进展最佳的客观方法。如果临床症状持续改变（如呼吸困难进展），即应行肺功能检查。对$FEV_1/FVC<70\%$的CCOPD患者，使用支气管扩张剂后测定肺活量，将呼吸道受限程度分为四个等级，GOLD 1（轻度）$FEV_1 \geqslant 80\%$预测值，GOLD 2（中度）$FEV_1 \geqslant 50\%~80\%$预测值，GOLD 3（重度）$FEV_1 \geqslant 30\%~50\%$预测值，GOLD 4（非常严重）$FEV_1 < 30\%$预测值。肺功能减退与住院率增加、急性加重和相关的死亡有关[1]。然而，FEV_1单独用于预测个体肺急性加重和死亡风险时，是一个不可靠的临床指标[1]。虽然COPD患者最佳的肺活量测定频率还不清楚，但是一些研究团队推荐对于肺功能迅速下降的患者，需要每年监测一次[1]。

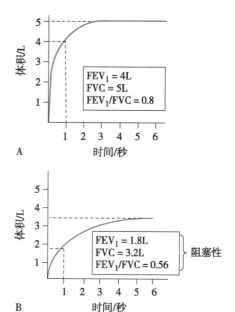

图19-3 A.正常人的肺活量测定记录曲线。B.阻塞性疾病患者的肺活量测定记录曲线。来源：Global Initiative for Chronic Obstructive Lung Disease（GOLD）. Global Strategy for the Diagnosis, Management, and Prevention of COPD（Updated 2015）. http://www.goldcopd.org Accessed July 27, 2015.

其他肺功能检测有时用于评估COPD患者。肺容积的检查，包括肺活量（TLC）和残气容积（RV），及CO弥散量（DLCO）检查也能提供更多肺部生理学的信息。例如，DLCO的降低提示肺泡毛细血管的破坏并且与肺气肿程度相关。肺容积的检查也用于其伴有的限制性肺疾病（如特发性肺间质纤维化）的诊断。COPD患者的肺活量通常正常或增大。TLC的减少可能提示合并限制性改变。此外，肺容积及弥散量也被用于评估外科手术的患者[11]，如肺减容术。通常情况下，肺功能检查对COPD患者进行诊断及随访足矣[1,30]。

在初次评估中，经常用胸部X线（CXR）检查，但在疾病进展到一定程度之前只能显示轻微改变。故胸部X线片主要用于排除引起患者类似症状的其他病因。当COPD严重进展时，患者胸片可表现为横膈扁平或肺动脉增宽提示存在肺动脉高压。

脉搏血氧仪可用于呼吸困难、疾病进展期及右心室高压患者（如外周水肿或颈静脉扩张）血氧含量的评估。COPD患者的血氧饱和度通常有所下降（正常≥97%），当其值为≤88%时应考虑存在呼吸衰竭，需进行氧疗。当$FEV_1\%$小于预计值的50%时，易出现CO_2潴留（正常PCO_2为35~45mmHg），应行血气分析检查。无吸烟史、年龄小于45岁出现肺气肿且有家族发病倾向的COPD患者应测定α_1-抗胰蛋白酶水平。

严重程度分级及临床表现

COPD严重程度的分级有很多方法，其中许多都主要依据气流受限程度。气流受限分级主要依据FEV_1[30,31]。然而，单独使用肺功能判断疾病严重程度是一个较弱的指标。最新的 GOLD 报道依据症状严重程度和急性加重风险来评估 COPD（表 19-4）。同时也考虑了患者的并发症[1]。患者被分为以下四个组：A 组低风险，症状少；B 组低风险，症状多；C 组高风险，症状少；D 组高风险，症状多。

表 19-4

COPD 症状/风险评估模型

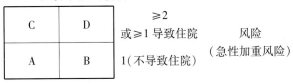

C	D
A	B

　　　　　　　　≥2
　　　　　或≥1 导致住院　　　　风险
　　　　　　　　　　　　　　（急性加重风险）
　　　　　　1（不导致住院）

CAT<10　　CAT≥10
　　　症状

mMRC 0~1　mMRC≥2

　呼吸急促

来源：Global Initiative for Chronic Obstructive Lung Disease (GOLD). Global Strategy for the Diagnosis, Management, and Prevention of COPD(Updated 2015). http://www.goldcopd.org Accessed July 25,2017.

使用 ABCD 评估方法时应遵循两个步骤，第一步是评估患者的症状，可以使用一些调查问卷来评估临床症状和健康状况，如修改后的英国医学研究委员会调查问卷（mMRC），COPD 评估测试（CAT），COPD 控制问卷（CCQ）。mMRC 只用来评价呼吸急促对健康生活质量的影响。然而，COPD 患者经常伴随其他症状，如咳嗽，胸闷，咳痰。因此，人们更加喜欢一个综合的症状评估方法（如 CAT）。然而，当患者 mMRC 评分≥2 或 CAT 评分≥10 时被认为是症状多。因此，有必要选择其中一个方法来评估症状。

第二步是评估患者以后肺急性加重的风险。如果患者在上一年急性加重 2 次或更多次（但都没有住院），或者患者发生了 1 次急性加重导致住院了，这些都被认为是高风险[1]。

虽然 GOLD 治疗管理可以提供重要的预测信息，但关于 COPD 生存率，有更全面的评分系统可以提供更有益的信息。例如，一个依据体质指数，肺功能阻塞程度，呼吸困难水平及运动能力的评分系统（BODE），与单独使用 FEV_1 相比可更好的预测 COPD 生存率[41]（表 19-5）。

表 19-5

用于体质指数比值的变量和数值，气流受限和呼吸困难的程度和运动耐量

变量	数值			
	0	1	2	3
体质指数	≥21	<21		
气道阻塞（FEV_1 预期值）	≥65	50~64	36~49	≤35
是否存在呼吸困难	从不或者劳累工作后	爬小山	水平行走	穿衣服
运动耐量（6 分钟步行实验）	>1 148	820~1 147	492~819	<492

基于体质指数的大致 4 年生存期：

0~2 分:80%

3~4 分:70%

5~6 分:60%

7~10 分:20%

来源：Celli BR et al. The body-mass index, airflow obstruction, dyspnea, and exercise capacity index in chronic obstructive pulmonary disease. *N Engl J Med*. 2004;350:1005.

自然病程

COPD 的自然病程因人而异，通常可达 20-40 年，并受多种因素影响，包括遗传倾向，吸入暴露（香烟烟雾，工作场所及环境污染）及反复感染。除上呼吸道出现病毒或细菌感染外，典型的吸烟者发展为 COPD 在最初吸烟的 20 年中可无症状[30]。吸烟 25~30 年后，可出现活动后轻度呼吸困难，并伴有晨起咳嗽。然而，体格检查和胸片常无明显表现。持续暴露于危险因素（例如香烟烟雾），疾病进展、肺功能下降，劳力性呼吸困难，咳嗽、咳痰加重。最终，因结构变化出现肺泡性低氧，继发肺动脉高压和肺心病。

COPD 常有急性加重或病情恶化，可以是感染性的或非感染性的。中重度发作可能需要住院治疗。急性和慢性呼吸衰竭可继发于急性感染或其他因素，包括过度镇静，心力衰竭或肺栓塞[42,43]。

常规处理原则

COPD 治疗的整体目标包括两个基本原则，第一是

减少症状（如缓解症状，提高运动耐量，改善健康状态），第二是降低风险（如阻止疾病进展，阻碍和治疗急性加重和降低死亡率）[1]。不幸的是，已经证明降低 COPD 死亡率的唯一干预措施是戒烟，静息时严重低氧血症患者的氧疗及选择性晚期肺气肿患者行的肺减容手术[11,44-46]。干预措施的目标是为了缓解症状及最大限度改善生活质量。

由于持续吸烟与易感吸烟者疾病加速发展有关，戒烟对疾病治疗至关重要。第 91 章详细介绍了戒烟的策略。COPD 患者戒烟的益处包括呼吸道症状、急性加重发生率及肺功能下降等方面的改善[25,47]。还应该注意的是，COPD 患者中更常见的是包括冠状动脉疾病在内的心血管并发症，戒烟可能减少这种并发症的发病率及死亡率。

免疫接种能降低 COPD 患者的急性加重和死亡率[48]。COPD 患者使用流感疫苗，在有效性、受益程度、价效比方面结论明确[49]。此外，肺炎球菌性肺炎疫苗被推荐用于所有 COPD 患者和 19～64 岁吸烟或哮喘的患者[50]。

肺康复是一种基于运动的康复计划，目的是最大程度的改善患者的功能状态和生活质量。多个研究已经证实了肺康复的益处，尤其是在提高运动耐量，减轻呼吸困难方面[51]。此外，成本效益分析表明肺康复项目具有很好的成本效益率[52]。肺康复项目是多学科合作项目，通常需 6～12 周，每周 2～3 次，应用大量的干预措施，包括呼吸再训练，社会心理咨询，教育，饮食咨询，及为慢性咳痰患者清理气道。手臂力量和耐力很重要，因为 COPD 患者通常在运动上肢时会出现过度呼吸困难[51]。肺康复计划最重要的组成部分是下肢耐力训练，通常使用跑步机或自行车测力计。因为大肌肉群氧化能力下降[53-55]，很可能与健康恶化和慢性炎症有关[56,57]，COPD 患者运动时转变为低水平的无氧代谢。这导致在给定的活动水平下乳酸生产增加[58]，继而导致 CO_2 的增加。下肢耐力训练可以很明显地提升 COPD 患者线粒体的氧化能力[53,59]。这种生理效益被认为是肺康复借以发挥作用的一种重要机制。其他重要的影响因素，比如减轻压力和焦虑，也许也有重要的作用[51]。

研究发现氧疗可使 $PaO_2 \leqslant 55mmHg$（相当于 88% 的血氧饱和度）患者的死亡率降低，并且氧疗时终末器官功能更好[45,46]。氧疗是否有益于中度低氧血症患者（相当于氧饱和度为 89%～93%），正在进行的随机多中心研究的长期氧疗试验（LOTT）正在观察[60]。

药物治疗

药物治疗的基本目标是预防或控制症状，减少发作频率及减轻恶化程度，提高运动耐量，改善健康状态。然而，目前用于治疗 COPD 的药物不能改变其自然发展过程。因此，对每个患者来讲，药物治疗应个体化，重点在控制症状，改善生活质量[25,61-63]。因为治疗受益有限，每个患者治疗开始之前需制定预期目标。最初的预期目标应该可实现，而且需要医患双方的合作。一般来讲，COPD 是一种进展性疾病，一般指南适用于多数需要应用药物治疗的 COPD 患者。

- 用药量将随疾病的进展而增加。
- 除非药物的副作用阻止进一步的使用，否则患者最终将需要持续的日常维持治疗。
- 药物反应存在个体差异，需连续监测一段时间，以确定其效益-风险比是可接受的。

当药物治疗开始或变更时，通常需要短则几周长则几个月的观察期，以确定其全部益处。单剂量的尝试和治疗的频繁改变不允许进行恰当的评估，并且可能会影响患者的依从性。目前尚未就最佳的结局指标或者需要确定具有临床意义的改善程度达成共识。

尽管已将测量肺功能 FEV_1 的改善情况作为评估治疗效果的标准，很多患者在急性或随后的治疗中并无显著改变，更多临床医生正在考虑其他的治疗效果评估方案，包括评估生活质量改善，呼吸困难及运动耐量[64]。其他方法可能包括 COPD 恶化率及医疗资源的利用。对大多数患者来讲，重要的是考虑应用多种评估方案，包括客观的和主观的来指导治疗决策过程。

支气管扩张剂

支气管扩张剂是控制 COPD 治疗的基石，它包括短效和长效 β_2 受体激动剂，短效和长效抗胆碱能药物和茶碱类药物。尽管这些药物的药理学机制不同，但主要通过减少支气管平滑肌张力来改善气流。COPD 患者使用支气管扩张剂后的呼吸定量测定反应（如 FEV_1 测定）可以因人而异。事实上，很多患者可能自觉症状缓解但呼吸定量测定反应显示并没有变化。这归因于这种治疗促进肺的排空，在人体休息及运动时减轻胸廓的过度膨胀。在 COPD 的治疗上，尽管为了达到快速起效、降低药物全身暴露及药物不良反应的风险，吸入给药比口服给药更受欢迎，但还没有证据证明某一种支气管扩张剂优于另一种支气管扩张剂。通常依据症状的发生频率和严重程度以及急性加重的风险选择个体化给药。GLOD 指南提供了一个系统方法来给予 COPD 患者初始剂量和剂量调整（表 19-6）。治疗也应该根据其他因素如药物的可获得性、费用、患者偏好以及全部临床反应做进一步调整。

短效 β_2 受体激动剂（如沙丁胺醇）联合或者不联合短效抗胆碱能药（如异丙托溴铵）通常是急性加重和急性症状的首选治疗药物。因其与长效制剂相比，起效迅速，作用时间短[1]。短效或长效支气管扩张剂应优先给予症状少、风险低的患者（A 组）。随着疾病的进展，患者所需药物剂量会随着症状加重而增加。此时应给予患者支气管扩张剂进行每日维持治疗[37]。这种情况下，推荐使用同类长效药物替代短效药物，这可以使支气管扩张效果持续更长时间，从而减少每日吸入给药的次数。这一策略也将提高患者的依从性。支气管扩张剂特别是 β_2 受体激动剂，即使过度使用，其不良反应也是可以预测的，并且呈剂量依赖性。其最常见的副作用是延长 β_2 肾上腺素能受体的激动时间，从而导致易感患者（特别是老年人）出现静止窦性心动过速或者心律失常。过量使用也可发生身体震颤和低血钾。

表 19-6

COPD 治疗组选择

A 组	初始治疗	支气管扩张剂（短效或长效）
	评估效果	继续,停止或尝试更换支气管扩张剂级别
B 组	初始治疗	LAMA 或 LABA
	如果症状反复	LAMA+LABA
C 组	初始治疗	LAMA
	如果进一步加重	LAMA+LABA（优先） ICS+LABA（供替换）
D 组	初始治疗	LAMA+LABA（优先） LAMA（供替换） ICS+LABA（供替换）
	如果进一步加重/症状反复	LAMA+ICS+LABA（优先） ICS+LABA（供替换）[a]
	如果进一步加重	考虑罗氟司特[b] 或考虑大环内酯类（以前吸烟者）[b]

ICS,吸入糖皮质激素;LABA,长效 β_2 受体激动剂;LAMA,长效抗胆碱能受体;→PDE 4 抑制剂,磷酸二酯酶 4 抑制剂。

[a] 优先考虑 LAMA 单独治疗或联合长效支气管扩张剂。

[b] 推荐的辅助治疗。

茶碱或短效 β_2 受体激动剂±短效抗胆碱能受体药物单独使用或选择以上联合。

来源:GOLD（ Global Initiative for Chronic Obstructive Lung Disease). Global strategy for the diagnosis, management, and prevention of chronic obstructive pulmonary disease. Updated 2017 [online]. Figure 4. 1, p. 85. http://www.goldcopd.org Accessed July 25,2017.

β_2 激动剂的应用和心血管的并发症之间的关系仍存在一定的争议。众所周知,硫酸沙丁胺醇和吸入型长效 β_2 交感神经受体激动剂可诱导机体交感状态,低血钾和其他代谢紊乱,从而导致心律失常。这引起了人们的推测,使用吸入型 β_2 受体激动剂的 COPD 患者,其致死性心血管事件的增加可能与此有关。然而,这一推测已经被 TORCH 研究(慢性阻塞性肺疾健康中心)否定。在这项研究中,6 000 多名 COPD 患者随机分为沙美特罗（ salmeterol)组、氟替卡松（ fluticasone)、沙美特罗与氟替卡松联合组、安慰剂组[66]。与其他组相比,沙美特罗组的总死亡率、心血管事件死亡率和心血管相关的不良事件发生率并不高。

吸入型抗胆碱能药物的优点是在机体全身的吸收非常少。不论是长效还是短效药物,其最常见的副作用都是明显的口干。有研究表明,常规吸入抗胆碱能药物增加心血管并发症的风险[67,68]。但是,最近一项前瞻性的大样本随机试验发现,规律应用长效抗胆碱能药噻托溴铵（ tiotropium)的 COPD 患者可降低心血管并发症的风险[69]。

有一些文献报道某一种支气管扩张剂在治疗 COPD 方面优于另一种支气管扩张剂[70]。但是实际上,很难预测每个个体对治疗的反应。有些患者应用 β_2 受体激动剂可增加呼吸气流,改善肺功能和减轻呼吸困难症状[71]。而有些患者应用抗胆碱能支气管扩张剂比 β_2 受体激动剂能更好地改善症状[72,73]。还有一些患者,不管使用什么药物,都没有出现客观检查能体现的改善,但是却有主观感觉的症状改善[74,75]。这样,患者治疗方案需要根据下次随访结果进行评估。在调整治疗之前,需要对依从性、技术和对治疗的反应进行全面综合的评估。

茶碱是甲基黄嘌呤药物,通过松弛支气管平滑肌诱导支气管扩张,其药代动力学活性为非选择性抑制磷酸二酯酶、抑制细胞外腺苷酸(支气管收缩剂)同时刺激内源性儿茶酚胺和拮抗前列腺素 PGE_2 和 $PEG_{2\alpha}$ [76]。虽然与吸入性长效支气管扩张剂相比,茶碱的疗效较低且依从性差,但是与安慰剂相比,茶碱对症状改善较好[1]。茶碱通过刺激隔膜收缩和抗炎作用改善其他临床症状[1,77-79]。

目前,对不耐受或者对联合应用一线吸入支气管扩张剂不敏感的患者可考虑使用茶碱类药物。茶碱类药物主要的缺点是治疗窗相对较窄,有可能会导致严重的副作用,而且需要监测血药浓度[1]。

选择性磷酸二酯酶 4（PDE4）抑制剂

2011 年,美国 FDA 批准了选择性 PDE4 酶抑制剂罗氟司特（ roflumilast ）口服给药,用以降低包括伴有慢性支气管炎和有恶化病史者的重度 COPD 患者发生 COPD 急性加重的风险[80]。最新指南推荐罗氟司特用于长效支气管扩张剂不能完全控制且持续发生急性加重的 COPD 患者。并推荐罗氟司特需至少联合一种长效支气管扩张剂[1]。虽然研究证实与安慰剂相比,罗氟司特能提高 40~60ml FEV_1。它并不是一种支气管扩张剂,也不能用于控制急性支气管痉挛[80,81]。与茶碱相比,罗氟司特药物相互作用更少,不需要监测血药浓度。罗氟司特通过 CYP3A4 和 CYP1A2 代谢为其活性代谢产物,对于合用强效酶诱导剂和抑制剂的患者应谨慎使用,并避免用于肝功能损害的患者。文献报道了该药有较大的副作用,包括腹泻,恶心,体重减轻(约 2kg)和精神作用如焦虑和抑郁[1,80,81]。

糖皮质激素

过去,在 COPD 治疗的起始推荐使用短程(2 周)的口服糖皮质激素,以识别出哪些患者可能从长期治疗中获益。但最新证据表明这一方法难以预测哪些患者能从长期 ICS 治疗中获益[63,82]。由于缺乏证据,且存在骨质疏松及其他严重不良反应(如类固醇肌病)的风险,不推荐长期应用全身糖皮质激素。经证实对于处于急性加重期 COPD 的患者,短期应用全身性糖皮质激素治疗有效[83]。

相反,ICS 导致全身吸收显著减少,从而使全身激素治疗相关的许多风险降至最低。在此基础上,许多国内外研究评估了 ICS 长期维持治疗的获益[61-63,84]。严格实施的临床试验研究表明,每日 ICS 治疗并不能延缓 COPD 患者 FEV_1 的长期下降。但是,每日应用激素可降低患者急性加重的频率，改善患者总体的健康状态，尤其是合并其他严重疾病的患者[85-88]。TORCH 研究表明，对于晚期的 COPD 患者，ICS 联合长效 β₂ 受体激动剂比单用其中任何一种或安慰剂效果都更好[66]。尤其是应用联合治疗（一吸，2/d）的患者可减少症状恶化，提高肺功能（呼吸量测定值）同时改善患者的健康状态。尽管在各治疗组中患者的死亡率和疾病进展情况并没有差异，但是一些指南推荐在 $FEV_1<60\%$ 预计值的有症状的 COPD 患者，可以选择 ICS 治疗[1,89]。大部分的实验研究中 ICS 使用的是中到高剂量，常见的不良反应包括鹅口疮、发声困难、皮肤痤疮。ICS 单独使用或联合支气管扩张剂使用可能会增加部分患者发生肺炎的风险。然而，由于不同实验对于肺炎的确定、上报和诊断不同，导致风险评估也不同[90]。另外，在一些患者治疗中发现，撤掉 ICS 会导致急性加重。但是最新的研究发现对于中重度 COPD 患者，在 3 个月的治疗期内逐渐减少 ICS 的剂量，急性加重风险并没有增加[1,91]。少量的研究数据显示，当逐渐减少治疗剂量时，应监测患者的临床症状和肺功能。

三联疗法包括一个长效的 β 受体激动剂、一个长效的抗胆碱能受体药和一个 ICS，这样能进一步改善肺功能，提高生活质量，减少急性加重，但是有待深入研究[92,93]。

根据疾病严重程度的药物治疗

如上所述，随着疾病的进展，COPD 患者需要增加药物的剂量和种类来有效控制疾病。症状间断出现、发生 COPD 急性加重风险低的患者，需要使用一种短效或长效支气管扩张剂（A 组）。如果疾病进一步进展，患者症状出现频繁且持久，单独按需使用支气管扩张剂已不足以控制患者症状，这种情况下，使用长效支气管扩张剂进行治疗更加有效方便（B 组）。如果需要，患者也应该继续应用短效支气管扩张剂以缓解其他症状。被分类为急性加重高风险的患者（C 或 D 组）需要额外加入 ICS[1]。有哮喘病史或可能发生哮喘（如哮喘 COPD 重叠综合征）或伴随嗜酸性粒细胞升高的患者可能会治疗获益，但仍需进一步的研究。

一般来说，支气管扩张剂的雾化给药主要用于需快速缓解症状的急性发作者，不作为家庭常规治疗。在一些使用了标准吸入给药装置而没有获得最大收益的患者，可以考虑使用雾化吸入治疗 2 周，如果有明显的效果可继续应用[94]。

COPD 急性加重

COPD 急性加重是指患者的呼吸症状出现急性恶化，需要治疗[1]。COPD 急性加重是该疾病自然病程中的重要事件[95,96]。这与 COPD 较高的患病率有关，而严重恶化和死亡率的增加有关[96]。此外，急性加重导致与 COPD 相关的医疗费用占比增加[1,5]。

一般认为急性加重是呼吸道感染的结果，包括病毒或细菌，环境污染或者其他环境暴露所致[97,98]。这些诱因可增加已经出现肺功能下降患者的支气管痉挛和气道阻力增

加。轻度加重可以在门诊进行治疗，但是重度加重可导致呼吸衰竭和死亡，尤其是发生在重度 COPD 患者中。

COPD 急性加重的患者重点治疗干预包括规律的支气管扩张剂治疗、短期的全身糖皮质激素治疗、抗菌药物治疗和支持治疗（如氧疗）。根据需要，每 3~4 个小时进行一次支气管扩张剂的定量吸入（MDI）或雾化给药治疗。其中支气管扩张剂包括短效的 β2 受体激动剂联合或不联合短效抗胆碱能受体药物。

肺急性加重治疗时加入全身糖皮质激素治疗能缩短恢复时间、提高肺功能和改善低氧血症。虽然还没有足够的数据证明全身糖皮质激素的最佳疗程，在一个 6 个月的随访实验中发现，泼尼松治疗 5 日与治疗 14 日相比，同样能降低急性加重再发生的频率。对某些患者来说合理的治疗方案是泼尼松连续 10 日给药，每日 30~40mg[30,39]。经证实高剂量静脉给予糖皮质激素（每 6 小时 125mg 甲泼尼龙）对住院患者是有效的[100]。但这种高剂量激素的使用有可能增加高血糖风险，而且其效果是否优于低剂量口服给药也不明确。最新药物流行病学研究收集了将近 8 000 例急性加重期的 COPD 住院治疗的病例，发现静脉给予糖皮质激素和小剂量口服糖皮质激素治疗失败率没有差别[101]。

急性加重期是否应用抗菌药物取决于是否存在以下呼吸道症状：呼吸困难加重、痰量增加和脓痰。有数据表明以上症状中如果有两个增加，就应当使用抗菌药物[102]。急性加重期 COPD 的抗菌药物最佳选择目前还没有细致的研究。但是，对于许多门诊病人，常用的、便宜的抗菌药物如阿莫西林（amoxicillin）、复方新诺明（trimethoprim-sulfamethoxazole）或多西环素（doxycycline）就可能很有效。实际上，这些药物可有效覆盖急性加重期的常见致病菌，包括链球菌，流感嗜血杆菌，卡他莫拉菌。指南推荐呼吸衰竭的住院患者接受广谱抗菌药物包括能抗假单胞菌的药物，因为这些患者对更耐药的病原体感染的风险更高[30]。

COPD A 组（低风险，无症状）

诊断

案例 19-1

问题 1：T. A. 男性，51 岁，白种人，吸烟 34 年，1.5 包/日，未戒烟。表现为日常咳嗽和剧烈活动时轻度呼吸困难。患者自述以前有轻微的气喘，没有胸痛；目前上 2 层楼感到气短，以前并未发生过这种情况。该患者没有慢性基础性疾病。体格检查无显著异常。怀疑该患者诊断为 COPD，行何种检查明确诊断呢？

肺功能检查是诊断 COPD 的金标准，尤其是 FEV_1，FVC，FEV_1/FVC 这几项主要指标。使用支气管扩张剂后 FEV_1/FVC<0.7 表明存在阻塞性气流受限，是诊断 COPD 的必备条件。FEV_1 与其他临床指标共同协调评估疾病严重程度。

案例 19-1,问题 2：肺功能检查 FEV$_1$/FVC 为 0.69,绝对 FEV$_1$ 为预测值的 81%,T. A. 的 CAT 评分为 7,去年发生了一次急性加重,并在家治疗。依据 GOLD 分级标准,T. A. 为哪个 COPD 风险组,开始治疗干预前还需完善哪些检查?

依据 GOLD 指南,该患者的临床症状符合"A 组"。尽管通常行胸部 X 线检查以排除导致类似症状的其他呼吸系统疾病,但其肺功能异常足以诊断 COPD 并开始治疗。

对一些诊断不明确或需要外科干预(如肺减容)的严重疾病患者,可能需要行包括肺容积和弥散功能在内的全套肺功能检查,但这些并不是 COPD 诊断所必需的。

对于症状和气流阻塞更严重的患者,有必要通过脉搏血氧饱和度仪或动脉血气分析评估患者的氧合情况。对于 FEV$_1$ 小于 35% 预计值的患者或者临床症状提示呼吸衰竭或右侧心力衰歇的患者推荐进行测定血氧饱和度,如果外周血氧饱和度<92% 的患者需要进行动脉血气分析[1]。发病年龄较轻的患者(<45 岁)或有严重 COPD 家族史的成员,应考虑检测 α$_1$-抗胰蛋白酶水平以除外 α$_1$-抗胰蛋白酶缺乏症[1]。

治疗方法

案例 19-1,问题 3：可以向 T. A. 推荐哪些治疗措施?

戒烟

T. A. 的治疗需要从制定全面的戒烟计划开始,因为戒烟是已证实可减轻 COPD 相关的 FEV$_1$ 下降的唯一有效措施[1,25]。尽管在本书的其他章节(参阅 91 章烟草使用和依赖)涉及戒烟的药物疗法,但需注意的是,个体化健康宣教对患者的治疗是有益的[103]。实际上,向患者解释其肺功能检查的结果是对患者进行健康宣教的一个很好的机会。可以借此向 T. A. 解释其肺功能开始出现一定程度的不可逆改变,吸烟是这种改变的易感因素,而停止吸烟对防止肺功能进一步恶化至关重要。

免疫接种

除了戒烟,还需要评估该患者的免疫状态[104]。依据 GOLD 指南,即使还处于 COPD 的早期阶段[1],只要没有禁忌证,T. A. 就可以接种流感和肺炎球菌肺炎疫苗。COPD 患者出现以上任何一种感染性并发症,都会增加其发病率和死亡率。

伴有包括肺部疾病在内的慢性疾病的患者其流感和肺炎感染的发病率和死亡率最高。流感疫苗的最佳接种季节是十月底之前的秋季[105]。因为典型的流感季节为每年的第一季度,此时接种可使机体在流感高峰季到来前产生充分的抗体应答反应。每年接种流感疫苗使患者有足够的抗体预防流感病毒,能有效地减少流感相关的发病率和死亡率[106]。

COPD 患者还推荐接种肺炎球菌多糖疫苗(肺炎 23,PPSV23)[1]。该疫苗有含有 23 种肺炎球菌亚型和抗肺炎球菌菌株的抗原成分[107]。免疫实践咨询委员会(ACIP)目前推荐单次剂量给药 PVC 13 疫苗,对于 65 岁及以上的患者再给予 PPSV 23 疫苗。这些疫苗应按要求分开注射,以确保最佳的免疫反应[108]。

为了缓解症状,T. A. 的治疗可以从按需使用支气管舒张剂开始。支气管舒张剂是 COPD 治疗的基石[1,30]。

有效的支气管舒张剂治疗包括短效或长效 β$_2$-受体激动剂、短效或长效抗胆碱能药物、甲基黄嘌呤(茶碱)。作为 T. A. 的初始治疗方案,普遍选择是吸入短效 β$_2$-受体激动剂(如沙丁胺醇),吸入短效抗胆碱能药(如异丙托溴铵),或两种药物联合使用。以上方法起效快,且都能有效缓解症状。表 19-7 总结了 COPD 患者吸入治疗方案的选择。

表 19-7

COPD 患者吸入治疗方案选择

药品商品名和药量(每吸)	化学名	装置	次数^a/装置或盒
短效 β$_2$ 受体激动剂			
ProAir HFA 90μg,舒喘灵 HFA 90μg,万托林 HFA 9μg	沙丁胺醇	MDI	200^b
ProAir,RespiClick 9μg	沙丁胺醇	DPI	200
AccuNeb 0.63mg/3ml,1.25mg/3ml			
舒喘灵 2.5mg/3ml(0.083%)^d,5mg/ml(0.5%)浓缩液	沙丁胺醇	雾化器	多种
Xopenex HFA 45μg	左旋沙丁胺醇	MDI	200^b
Xopenex 0.31mg/3ml,0.63mg/3ml,1.25mg/3ml^d,1.25mg/0.5ml 浓缩液	左旋沙丁胺醇	雾化器	多种
短效抗胆碱能药物			
定喘乐 HFA 17μg	异丙托溴铵	MDI	200^b
定喘乐 0.02%(0.5mg/2.5ml)vial	异丙托溴铵	雾化器	25ct,30ct,60ct
短效抗胆碱能药物+β$_2$ 受体激动剂			
可必特 20~100μg	异丙托溴铵+沙丁胺醇	SMI	120^b

表 19-7

COPD 患者吸入治疗方案选择（续）

药品商品名和药量（每吸）	化学名	装置	次数[a]/装置或盒
DuoNeb 0.5~2.5mg/3ml 瓶	异丙托溴铵+沙丁胺醇	雾化器	30ct,60ct
长效 β₂ 激动剂			
施立稳 50μg	沙美特罗	DPI	60
Foradil Aerolizer 12μg	福莫特罗	DPI	60 blister 单位
Brovana 15μg/2ml vial	阿福特罗	雾化器	30ct,60ct
Performomist 20μg/2ml vial	福莫特罗	雾化器	30ct,60ct
长效 β₂ 激动剂（每日 1 次）			
Arcapta Neohaler 75μg	马来酸茚达特罗	DPI	30 blister 单位
能倍乐 2.5μg	奥达特罗	SMI	60[b]
长效抗胆碱能药物			
Spiriva 粉吸入 18μg	噻托溴铵	DPI	30 blister 单位
Spiriva 雾化吸入 2.5μg	噻托溴铵	SMI	60[b]
Tudorza Pressair 400μg	阿地溴铵	DPI	60
Incruse Ellipta 62.5μg	芜地溴铵	DPI	30 blister 单位
Seebri Neohaler 15.6μg	格隆溴铵	DPI	60 blister 单位
吸入糖皮质激素+长效 β₂ 受体激动剂			
[c]Advair Diskus 250/50μg	氟替卡松+沙美特罗	DPI	60
[c]Symbicort HFA 160μg/4.5μg	布地奈德+福莫特罗	MDI	120[b]
[c]Breo Ellipta 100~25μg	氟替卡松+维兰特罗	DPI	60 blister 单位
长效抗胆碱能药+β₂ 受体激动剂			
Anoro Ellipta 62.5~25μg	芜地溴铵+维兰特罗	DPI	60 blister 单位
Stiolto Respimat 2.5~2.5μg	噻托溴铵+奥达特罗	SMI	60[b]
Utibron Neohaler 15.6~27.5μg	格隆溴铵+茚达特罗	DPI	60 blister 单位
Bevespi Aerosphere 9~4.8μg	格隆溴铵+福莫特罗	MDI	120[b]

[a] 未包含装置大小。
[b] 初始启动后用药次数。
[c] 这里只有 FDA 批准的用于 COPD 的强度，其他强度可能在市场上可以买到。
[d] 标记"0.5ml concentrate"的雾化溶液需用 0.9%氯化钠溶液稀释。
DPI，干粉吸入剂；MDI，定量雾化吸入器；SMI，薄雾吸入器

短效 β₂ 受体激动剂

β₂ 受体激动剂通过激活腺苷酸环化酶（cAMP），松弛支气管平滑肌，从而发挥支气管舒张效应[109]。吸入支气管舒张剂在安全性和有效性上优于口服剂型。所有可使用的支气管舒张剂的量效曲线相似，相对平坦。尚无证据提示某种药物优于其他药物。

沙丁胺醇（albuterol）是该类药物中使用频率最高的。目前可购买到的有 MDI 或 DPI，90μg/吸入剂。也有雾化预混溶液（如成人剂量 2.5mg/0.5ml）和浓缩液 5mg/ml（0.5%，单独需要生理盐水）。短效 β₂ 受体激动剂（如沙丁胺醇、左旋沙丁胺醇）起效迅速（5 分钟内起效），通常 15~30 分钟疗效达到高峰，作用持续时间大约 4 小时。虽然吸入型 β₂ 受体激动剂通常耐受性良好，但有一些患者即使低剂量用药，仍出现如震颤、心动过速、神经过敏等副作用。有关心脏疾病患者应用吸入型短效 β₂-受体激动剂的安全

性问题，来自萨卡斯特温医疗机构数据库的队列研究结论提示，使用该类药物并不增加此类患者发生致死性和非致死性心肌梗死的风险[110]。

短效抗胆碱能药物

副交感（胆碱能）神经系统在调控 COPD 患者支气管平滑肌紧张性方面起主要作用。雾化吸入抗胆碱能药通过阻断肺内环磷酸鸟苷（cGMP）发挥舒张支气管效应。稳定期 COPD 患者应用抗胆碱能药物的支气管舒张效果不次于吸入型 β₂-受体激动剂。

异丙托溴铵（Ipratropium bromide）是用于 COPD 的主要的短效抗胆碱能药物。目前销售的有 MDI（17μg/喷）和雾化吸入溶液（0.5mg/2.5ml）。尽管一些患者可能症状迅速缓解，但异丙托溴铵的平均起效时间在 15 分钟内，支气管舒张效应于 60 至 90 分钟达峰，作用持续时间大约为 6 小时。虽然一些报道提示异丙托溴铵起效更快，但应向患者

说明,吸入抗胆碱能药后症状的缓解比吸入 β_2-受体激动剂缓慢。异丙托溴铵的标准剂量为 2 吸/次,4 次/d[111],异丙托溴铵一般耐受性良好,但仍有一些患者出现口干、恶心、视力模糊等副作用。

异丙托溴铵的抗胆碱能效应主要集中于肺部,特异性作用于大气道。因为药物最大限度的减少了对痰液黏稠度的影响,所以基本不存在造成气道分泌物干燥的问题。此外,异丙托溴铵的四烃季胺结构特征可增加其极性,从而最大限度地减少经肺吸收和全身副作用;也不容易透过血-脑屏障,可以减少精神错乱及其他神经系统副作用的发生。

β_2-受体激动剂和抗胆碱能药物联合

两种不同类别支气管舒张剂的联合疗法得到人们青睐,因为联合疗法可以在维持单个药物的优点的同时减少单个药的累积量,减少副作用。此外,抗胆碱能药物和 β_2-受体激动剂作用机制不同,两种药物的联合可能有额外的获益。事实上,已有研究证实,相较于单用特布他林或异丙托溴铵,两者联用可以显著增加 FEV_1[112]。可必特气雾剂是在一个吸入器中同时含有沙丁胺醇和异丙托溴铵[113]。该气雾剂装置无需推进剂,通过压缩的弹簧释放,产生机械能,将药物缓慢产生薄雾。

芜地溴铵/维兰特罗(Anoro Ellipta)和噻托溴铵+奥达特罗(Stiolto Respimat),是每日给药一次的混合吸入剂,是将一种长效抗胆碱能药联合一种长效 β2 受体激动剂[114,115]。格隆溴铵/茚达特罗(Utibron™ Neohaler)和格隆溴铵/福莫特罗(Bevespi® Aerosphere),均是每日给药 2 次的吸入剂[116,117]。两药均被批准用于 COPD 患者气道受阻的维持治疗[114-117]。

COPD B 组伴随疾病恶化(低风险,症状多)

治疗方法

案例 19-2

问题 1:J. O.,女性,42 岁,吸烟史 32 包/年,临床症状表现为进行性加重的气短,平地步行 100 米需停下来休息。已戒烟 2 年,戒烟后慢性咳嗽症状减轻,但尽管按需使用沙丁胺醇气雾剂,呼吸困难症状仍越来越严重。检查证实存在轻度气喘,胸部 X 线无明显异常。肺功能检查证实 FEV_1/FVC 为 0.64,FEV_1 绝对值为 2L,为预测值的 60%,J. O. 的 CAT 评分为 20,去年发生过一次急性加重,并在家治疗。吸入支气管舒张剂后,FEV_1 增加了 5%(100ml)。J. O. 应该接受何种治疗?

J. O. 被认为符合 B 组。尽管已戒烟并吸入短效 β_2-受体激动剂,仍有进行性加重的呼吸困难。依据她急性加重史,他被认为是急性加重低风险。由于 COPD 药物治疗采用阶梯式方法,因此下一步治疗应该规律应用长效支气管舒张剂。

目前可使用的长效支气管舒张剂主要包括 β_2-受体激动剂和抗胆碱能药物。以上 2 类药物又均可以根据作用维持时间分为两组,支气管扩张作用达 12 小时以上的和支气管扩张作用达 24 小时以上的。这两类药物均被证实可减轻 COPD 患者呼吸困难症状,提高患者生活质量。

长效 β_2-受体激动剂

近年来,长效 β_2-受体激动剂在 COPD 治疗中的作用已得到认可。现有证据提示沙美特罗和福莫特罗(formoterol)可改善 COPD 患者肺功能,减轻呼吸困难,提高患者的生活质量[30]。茚达特罗,奥达特罗和维兰特罗,每日给药一次,起效快速(如>5 分钟),产生支气管扩张作用长达 24 小时及以上,它们作用持续时间较长,安全性好,方便更多患者使用。按推荐剂量应用这些制剂,大部分患者可获得稳定的支气管舒张效应,而超过推荐剂量不会额外增加疗效。此外,使用较高剂量还会增加 β_2-受体激动剂使用过量相关不良事件的发生风险。因此,建议遵医嘱用药,沙美特罗 42μg(50μg 干粉装置),每日 2 次,福莫特罗 12μg,每日 2 次。

长效抗胆碱能药物

胆碱能迷走神经紧张是参与 COPD 气流受限的可逆因素。刺激迷走副交感神经可引起乙酰胆碱释放,乙酰胆碱与 M 受体结合引起支气管收缩和黏液腺体分泌。人类气道有三种 M 受体亚型,即 M_1、M_2 和 M_3 受体。噻托溴铵是一种长效抗胆碱能药物,可与气道平滑肌的 M_1、M_2 和 M_3 受体结合[118]。噻托溴铵与 M_2 受体解离迅速,但与 M_1 和 M_3 受体解离较缓慢。事实上,噻托溴铵与 M_1、M_3 受体的解离速度比异丙托溴铵慢 100 倍。M_1 受体表达于副交感神经节,通过促进节后传导增加胆碱能递质释放。M_3 受体表达于气道平滑肌和黏液腺,激活后引起支气管痉挛和黏液分泌。相反,M2 受体表达于节后神经末梢,其作为自身受体,调节乙酰胆碱的释放,改变胆碱能活性。因此,抗胆碱能药物,通过拮抗 M_1 和 M_3 受体,发挥缓解气道平滑肌痉挛和减少黏液分泌的效应。但阻断 M_2 受体则会增加乙酰胆碱的释放,提高胆碱能活性。因此,噻托溴铵与 M_1 和 M_3 受体相对缓慢的解离速率,提高了支气管舒张效应,并使该药物每日使用一次即可。

噻托溴铵的药效维持时间长,每日一次就可以有效发挥支气管舒张效应。大量研究已证实其对肺功能和生活质量的改善作用。近期,UPLIFT(噻托溴铵对肺功能的潜在长期疗效)研究将近 6 000 名 COPD 患者分为噻托溴铵治疗组和安慰剂对照组,并进行长达 4 年的随访,提示噻托溴铵可改善肺功能,提高生活质量,减少急性加重风险,但对 FEV_1 下降率和死亡率无影响[69]。噻托溴铵也是四烃季胺类药物,全身吸收率低,因此耐受性良好,主要副作用是口干。然而,噻托溴铵的安全性问题一度引起了人们关注,特别是有一些研究发现了中风、心血管事件、甚至死亡等不良后果。但在纳入了 17 721 人/年药物暴露的 UPLIFT 研究完成后,最近 FDA 得出了结论,COPD 患者合理使用噻托溴铵不会增加中风和不良心血管事件的风险[119]。2014 年 9 月,噻托溴铵雾化吸入装置批准上市。噻托溴铵雾化吸入的安全性和性能评价实验（TIOSPIR）是由 17 000 患者参与的 COPD 最大规模的实验。该实验直接比较了噻托溴铵粉吸入器和雾化吸入器的安全性。第一次发生 COPD 急性加重的时间用于比较有效性。雾化吸入和粉吸入装置在急性加重发生频率、导致的住院评价结果相似。两装置的不良反应发生率也相似[120]。

阿地溴铵（Tudorza PressAir）、芜地溴铵（Incruse Ellipta）和格隆溴铵（Seebri Neohaler）是长效抗胆碱能药物，最近批准用于 COPD 的长期维持治疗。该类制剂能增强肺功能并有良好的耐受性[121-123]。

J. O. 应该首先接受长效支气管舒张剂治疗，如沙美特罗、福莫特罗、噻托溴铵。额外考虑每日 1 次给予 β 受体激动剂如茚达特罗、奥达特罗。最近证明也可考虑给予抗胆碱药物如阿地溴铵、格隆溴铵或芜地溴铵。以上几种长效支气管舒张剂的耐受性和疗效相似。选择哪种药物则主要考虑用药的频率，患者正确使用吸入装置的能力以及经济条件。同时应该指导 J. O. 按需使用沙丁胺醇，2 喷，4 小时一次，并在 3 个月后对其进行随访，以评估疗效。

案例 19-2，问题 2：J. O. 应用噻托溴铵雾化器（5μg）/d，并按要求 3 个月后复诊。她从药物治疗中获益匪浅，气喘减轻，活动耐量显著提高。她要求复查肺功能以了解应用新药后肺功能是否有所改善。但复查肺功能提示 FEV$_1$ 并没有显著提高。J. O. 想知道为什么自觉症状减轻，活动耐量提高，但肺功能没有改善？

越来越多的证据提示，支气管舒张剂，包括长效 β$_2$-受体激动剂和抗胆碱能药物，可通过减少动态肺过度充气减轻 COPD 患者运动相关的呼吸困难[124]。而休息状态下的肺功能检查并不能体现出这种改善。实际上，因为气流受限，患者运动时可出现更为严重的气体陷闭，使肺顺应性变差，并对呼吸肌运动产生不利影响。大量研究发现，这种动态肺过度通气的缓解可能是支气管舒张剂提高阻塞性肺疾病患者活动耐量的主要机制[124]。

案例 19-2，问题 3：3 年来 J. O. 都治疗得相当不错，但是现在，她出现了明显加重的活动性呼吸困难。现在甚至不能把待洗的衣服从地下室拿上来，她发现自己整体的活动水平都下降了。现在复查的肺功能发现 FEV$_1$/FVC 只有 0.49，绝对 FEV$_1$% 为预测值的 49%。她现在 CAT 评分 22，去年发生两次急性加重。过去的几年 J. O. 基本都是遵嘱应用噻托溴铵，并未做过显著的改变。她自己已戒烟，而且在家里和工作场所均不接触二手烟。那么此时 J. O. 应该接受哪些治疗？

吸入糖皮质激素治疗

尽管遵医嘱服用噻托溴铵，但是 J. O. 仍然出现明显病情恶化，并反复发生 COPD 急性加重。被认为符合 COPD 风险 D 组的患者应该采用 ICS+LABA 或 LAMA+LABA 联合治疗。优先考虑固定的药品组合方案，其他备选治疗药物也可以在市场购买到（见表 19-6）。LAMA+LABA 治疗优先给予肺炎和吸入糖皮质激素引起的不良反应发生率低的患者[1]。在预防急性加重和治疗先前有急性加重病史的患者时，LAMA+LABA 优于 ICS+LABA 联合治疗[125]。然而，一些多中心、随机对照临床试验证明了 ICS 在 COPD 中的疗效[85-88]。实验数据证明可以在晚期 COPD 和经常发生急性加重的 COPD 患者中使用 ICS。对于 FEV$_1$<60% 预测值的 COPD 患者，规律使用 ICS 可以降低急性加重的频率、提高健康生命质量[1]。TORCH 研究确定了 ICS 在广大 COPD 患者中的利益和潜在不良反应[66]。在一个多中心、随机、安慰剂对照试验中，平均 FEV$_1$ 是 50% 预测值，入选标准不需要反复的急性加重。6 000 多患者随机分为 ICS 组（氟替卡松，500μg 每日 3 次）、吸入沙美特罗组（50μg 每日 3 次）、氟替卡松 500μg 和沙美特罗 50μg 每日 3 次联合组、安慰剂组。受试者被评估近 3 年。吸入氟替卡松组和氟替卡松+沙美特罗联合组，能明显降低急性加重发生率。在联合治疗能改善死亡率方面，研究数据接近但是并没有达到统计学意义。总的来说，ICS 组的副作用与安慰剂组相似。吸入氟替卡松组和氟替卡松+沙美特罗联合组的下呼吸道感染风险明显增加。ICS 组中，患者的眼部疾病或骨密度下降的风险并没有增加。

J. O. 目前已经服用噻托溴铵，需要考虑下一步的治疗。患者符合 COPD 的 D 组，优先考虑 LAMA+LABA。患者改用噻托溴铵+奥达特罗固定剂量结合方案。J. O. 已经熟悉雾化吸入装置，这种装置能帮助维持治疗。然而也存在其他的长效支气管扩张剂联合的药品。也可考虑其他的一些潜在干预措施。一个方案是停止使用噻托溴铵，开始使用 ICS 联合长效 β2 受体激动剂[1]。或者选择在噻托溴铵基础治疗上加 ICS+长效 β2 受体激动剂的联合制剂[1,92,93]。最后，尽管很少证据支持，ICS 也可以加入噻托溴铵中治疗[1]。这些选择方案中的任何一个都是合理的，只要没有其他主要禁忌。需要注意的是，当前的一些糖皮质激素联合长效 β2 受体吸入剂用于 CODP，包括舒利迭（氟替卡松-沙美特罗），信必可（布地奈德-福莫特罗），Breo Ellipta（氟替卡松-维兰特罗）。并没有确凿的证据表明哪一种在治疗 COPD 的效果上更好。

在评估患者对治疗的获益之前无法确定使用吸入型糖皮质激素治疗的疗程。一般来说，应至少治疗 4~6 周。使用吸入糖皮质激素治疗 COPD 一个重要目的是预防急性加重。因此，临床上很难客观地评价某一位患者通过吸入型激素治疗能有多少获益。

长效支气管舒张剂的安全性

案例 19-2，问题 4：隔日，J. O. 打电话说，她在互联网上看到一些关于阻塞性肺疾病患者应用长效支气管舒张剂可能增加死亡风险的报道，所以她现在不想用这类药物。那么应该怎样向她解释呢？

尽管一些关于支气管哮喘的研究提示，应用长效支气管舒张剂可能与死亡风险的增加有关联，但 COPD 患者还没有类似的证据。实际上，TORCH 试验证实，相较于安慰剂对照组,遵医嘱应用沙美特罗组并未出现死亡和不良事件风险的增加[66]。应使患者确信长效支气管舒张剂对COPD患者是安全的。

肺康复治疗

> 案例 19-2,问题 5:J.O. 想知道除了用药外,是否还有别的有益的治疗措施。可以给她什么建议呢?

此时,应向患者推荐肺康复治疗。事实上,除了药物管理,任何有持续气短症状的COPD患者均应考虑制定一项全面的肺康复计划[51]。

越来越多的证据提示,COPD是一种全身性疾病,而肺康复可以改善疾病的全身反应[126]。尽管丧失劳动能力的直接原因涉及呼吸系统,患者出现劳力性呼吸困难,而这反过来也会对全身造成影响。虽然刚开始不易觉察,但患病后大多数患者会逐渐出现越来越严重的活动受限,导致身体功能失调。这种身体的功能失调和其他因素如全身炎症反应很可能反过来又影响骨骼肌功能[53-55]。事实上,有证据表明,COPD患者的氧合能力变差,就会导致进行一定量的活动时,全身供氧能力下降,乳酸产生增加[56]。乳酸负荷增加将导致更大的通气需求,进一步加重呼吸困难。患者呼吸困难越严重,活动量越少,进而加重身体功能失调,最终导致此恶性循环发生。

肺康复是为改善这一循环而制定的以锻炼为基础,涉及多方面的康复项目[51]。大多数康复计划通常持续8~12周,每周进行2~3个训练项目。对患者的教育,特别是有关药物使用、心理辅导以及呼吸锻炼等内容是康复计划的重要组成部分。呼吸锻炼中一个重要的组成部分是辅导患者有效的缩唇呼吸。缩唇呼吸是在呼气时像吹口哨一样撅起双唇。这有助于放慢呼吸,为小气道提供一个气道内压,预防动态气道塌陷和运动相关的肺过度充气。

然而,最主要的干预措施是运动训练,特别是下肢的耐力练习(如使用跑步机或自行车测力计)。大量研究已证实,康复项目能显著提高运动耐力和生活质量,还能减少健康护理设施的使用[51]。这可能在一定程度上得益于运动对骨骼肌氧化能力产生的有益效果。

J.O. 应该参照当地诊所的肺康复项目。一般代表性的项目,培训课程为每次2小时,每周3次,维持10周。训练项目包括患者教育、呼吸锻炼、强度和耐力运动训练。

COPD C 组(高风险,无症状)

COPD 急性加重期

抗菌治疗

> **案例 19-3**
>
> 问题 1:R.L.,一位66岁的老年患者,既往有糖尿病和严重COPD病史(C组),近日"感冒"后出现咳嗽和咳黄痰。6周前因社区获得性肺炎住院治疗。既往有吸烟史(已戒烟10年),目前雾化吸入噻托溴铵(5μg,1 次/d),沙丁胺醇气雾剂(2吸,每4小时1次)和茶碱(theophylline)(200mg,2 次/d),但呼吸困难和胸闷仍在加重。体格检查中,没有急性呼吸窘迫症状,生命体征尚平稳。肺部查体可听到喘息加重,余无异常。未吸氧情况下血氧饱和度为90%,胸部X线未见浸润征象。这个患者应如何治疗?

这个患者出现脓痰量增多和呼吸困难加重的症状符合COPD急性加重的表现。由上呼吸道病毒感染导致的这种急性加重并不少见。当患者出现呼吸困难和脓性痰时,常规使用全身性糖皮质激素(如40mg/d强的松,5 日)和抗菌药物。对于较低风险的门诊患者,使用低价抗菌药物是一种合理的选择。经验治疗可以使用一种氨基青霉素联合或不联合克拉维酸钾,一种大环内酯类或四环素类如多西环素[1]。临床上也常使用一些其他类型的抗菌药物,但是并没有数据提示它们优于这些传统抗菌药物。COPD急性加重是在没有下呼吸道受累证据(即肺炎)的情况下,为了治疗呼吸道感染需要抗生素治疗的少数情况之一。

造成COPD患者预后不良的危险因素有:重度COPD、合并症、反复加重史,伴有以上危险因素的COPD患者更易出现耐药菌感染。因此,指南推荐使用广谱抗菌药物治疗,包括β内酰胺类与β内酰胺类加酶类,喹诺酮类,第二代或第三代头孢菌素[1,30]。

因为该患者近期曾住院治疗,耐药菌包括铜绿假单胞菌感染的风险增加。他还出现了黄痰和呼吸困难加重的症状,因此适合使用广谱抗菌药物,如口服环丙沙星750mg,2 次/d 或者口服左氧氟沙星500mg/d,疗程为5~10 日。同时口服强的松40mg,5 日,从而改善患者的肺功能及低氧血症,并缩短病程。

> 案例 19-3,问题 2:R.L. 应用环丙沙星口服750mg,2/d,治疗3日,患者脓痰减少,呼吸困难症状减轻,然而,5 日之后,他感到心悸和恶心。应进行何种实验室检查?

该患者出现了茶碱药物的毒副作用。胃肠不适(如恶心),中枢神经系统症状,包括睡眠困难和紧张,都符合茶碱的毒副作用表现。还有一些不良反应与甲基黄嘌呤相关,包括心脏易激(心动过速或心律失常)和癫痫发作,以上副作用都是剂量依赖性的。胃肠道不适、紧张、失眠等反应的发生并不依赖于血清浓度,但在血清浓度大于15μg/ml 时,出现的频率会增加。

R.L. 联用环丙沙星可能因药物相互作用导致血清中茶碱浓度上升。能够与茶碱发生相互作用的主要为氟喹诺酮类。其发生取决于几个因素,包括每种药物的剂量和基线血清茶碱浓度。联用环丙沙星可使茶碱浓度增加25%,也有研究发现可增加50%。应当检测 R.L. 的血清茶碱浓度,在结果未明确时不要增加茶碱的剂量。

一般来说,茶碱代谢与患者体内外的环境变化均有明显的联系。当患者一旦出现毒性反应的早期征象时，或者加用了有可能与茶碱相互作用的药物时，都应该密切监测患者的血药浓度。了解和认识这些潜在的药物相互作用，就可以更加安全有效的应用茶碱类药物。

> 案例 19-3,问题 3：测得茶碱血清浓度为 21μg/ml。应该采取何种措施？

所测得的血药浓度与文献报道的茶碱和环丙沙星之间的相互作用是一致的。该患者并未出现危及生命的症状，因此采取保守治疗的方法较为合适。应暂停一次剂量的茶碱，然后以较低的剂量(100mg 每日 3 次)重新开始，直至环丙沙星治疗完成。或者可以暂停茶碱，直到抗生素治疗结束或停止。如前所述，茶碱治疗窗窄，还有可能出现严重的毒性反应，这已经在该病例中得到了印证。如果不确定该患者服用茶碱是否获益，可以试着撤掉茶碱。在撤药 2 至 4 周后，应对 R. L. 重新进行评估。如果他觉得撤药后他的慢性症状没什么变化，那么可暂不服用茶碱。而如果不用茶碱，患者的症状较前加重，那就应当继续服用茶碱。也可以使用一种长效支气管扩张剂来替代茶碱，本例患者可以考虑使用一种长效的 β 受体激动剂。有研究表明一种长效的抗胆碱能药物和一种长效的 β2 受体激动剂联合应用比单独应用一种能增强肺功能、降低肺过度膨胀[127,128]。沙美特罗和福莫特罗的副作用和疗效相似，唯一不同的是福莫特罗有个更强的首剂作用。R. L. 合理的用药方案是沙美特罗吸入剂(每吸 50μg)每 12 小时应用一次，或福莫特罗吸入剂(每吸 12μg)每日 2 次。

COPD 是一种进展性疾病，该病的一个重要特点就是症状随时间加重。因为目前提倡阶梯式治疗，因此，为了缓解症状，一位患者使用多种药物的情况很常见。但是，定期对患者进行评估也是非常重要的，这可以明确是否使用的所有药物都能使患者获益，从而挑选出那些需要继续服用的药物，而撤掉那些不必要的药物。这可能延缓病情的进展。

氧疗

案例 19-4

问题 1：P. J.,男性,62 岁,有长期的 COPD 病史,劳力性呼吸困难逐渐加重。目前使用氟替卡松沙美特罗粉吸入剂(舒利迭 250/50 1 喷,2/d)联合噻托溴铵粉吸入剂(思力华 18μg 1 喷 1/d)治疗,并于必要时加用沙丁胺醇气雾剂(2~4 吸,4~6h/次)。P. J. 对以上药物的依从性很好,三种吸入器设备使用均正确。他过去曾行肺康复锻炼,有一定益处,后未坚持锻炼。吸烟史 40 年,约 1.5 包/日,(相当于 60 包-年),已戒烟 1 年。最近的 FEV$_1$/FVC 为 0.41,FEV$_1$ 为 1.25L,为预测值的 38%。在休息及不吸氧的情况下指氧饱和度为 85%。查体发现双肺呼吸音低并有下肢水肿。医生建议其氧疗,但他并不接受,想了解氧疗对他来说有什么好处。

有一项夜间氧疗试验(Nocturnal Oxygen Therapy Trial, NOTT)的随机对照研究,该试验主要研究对象是伴有严重低氧血症(PaO$_2$<55mmHg,或 PaO$_2$<59mmHg 但合并红细胞增多症或周围性水肿)的 COPD 患者[45]。患者被随机分配至接受持续氧疗或夜间氧疗组。主要结果变量是死亡率。接受持续氧疗的患者生存率更高,其终末器官的功能(包括认知功能)改善也更明显。一项 1981 年发表的研究,使用类似的纳入标准,证明接受持续氧疗的患者比不接受氧疗的患者生存率更高[46]。

基于上述研究结果,目前推荐严重低氧血症的患者接受氧疗。严重低氧血症定义为氧饱和度小于 88% 或 PaO$_2$≤55mmHg(氧饱和度<90% 或 PaO$_2$≤59mmHg 且合并有红细胞增多症或肺动脉高压的临床证据,如周围性水肿)。医疗保险和大多数保险公司以这些数据(表 19-8)为标准来确定患者接受氧疗是否合理。这个患者应该推荐使用氧疗,因为氧疗是为数不多的几个可改善 COPD 生存率的措施之一。

表 19-8

美国医保可支付的 COPD 氧疗指征

1. 休息状态下重度低氧血症[a]：
氧分压≤55mmHg 或氧分压≤59mmHg,合并红细胞增多症或肺源性心脏病 或氧饱和度≤88%
2. 活动时或睡眠期间血氧饱和度≤88%[b]

[a] 已证明可改善患者生存率。
[b] 尚未证明有效性

除了氧疗,这个患者应该重新接受肺康复治疗。如前所述,现有的数据表明,这种干预可以提高生活质量和运动耐量,减少医疗设施的使用。

COPD 的手术治疗

> 案例 19-4,问题 2：P. J. 遵医嘱接受氧疗并参加肺康复计划。这些措施成功地提高了患者的运动耐量。然而,他在 12 个月后出现呼吸困难症状加重。此外,尽管他仍然坚持氧疗,但他想知道有没有其他办法改善他的肺功能,使他能"摆脱"氧疗。
>
> 该患者重新做了肺功能检查,证明 FEV$_1$/FVC 的比率下降至 0.38,绝对 FEV$_1$ 占预测值的 29%。此外,肺容积测定显示严重的肺过度通气(TLC = 预测值的 135%,RV = 预测值的 292%)。胸片显示双上肺纹理减少,下部肺野血管密集。P. J. 有哪些治疗选择？

肺减容术是指通过手术分别切除两肺的大约 30% 肺叶,对于某些 COPD 患者,该手术可以显著提高患者的生活质量,运动耐量,降低死亡率。全国肺气肿治疗试验(National Emphysema Treatment Trail, NETT)表明,对于严重的上叶肺气肿的患者,肺减容术可以明显提高患者的生活质量和活动耐量[11]。在手术之前活动耐量很差的受试者与对照组相比,术后获益更明显。这些患者死亡率也有所下降[11]。手术的基本原理是,切除肺气肿的部分可以改善残存肺组织的生理功能,包括改善呼吸气流速度、肺顺应性以及改善通气-灌注比值。肺减容患者的主要选择标准见表 19-9。如果手术成功,患者的换气功能可以得到改善,可能不再需要氧疗。

表 19-9

肺减容术的主要适应证

中度至重度气流阻塞

肺过度充气

以上叶为主的肺气肿

不吸烟者

能完成肺康复训练

这个患者的胸片表明主要是上叶肺气肿。这需要行胸部的高分辨率计算机断层扫描加以确认。此外,患者需要完成一个全面的术前肺康复计划。在美国,医保只认可少数医疗中心进行肺减容术。对于 P. J. 来说,这可能是一个重要的问题,这取决于他住在哪里。应该强调的是,肺减容手术只是适合晚期肺气肿患者。

对于严重肺气肿患者,另一个选择是肺移植。研究发现,这种干预措施并没有显示降低死亡率,但可以提高部分患者的生活质量和运动耐受力[129]。肺移植适合人群是指患有严重肺气肿,预期寿命低于 5 年,FEV_1 小于预测值 25% 的患者。

（宋贝贝 译,李海涛 校,蔡志刚 审）

参考文献

1. GOLD (Global Initiative for Chronic Obstructive Lung Disease). Global strategy for the diagnosis, management, and prevention of chronic obstructive pulmonary disease. Updated 2017 [online]. Available from URL: http://www.goldcopd.org. Accessed July 25, 2017.

2. Qaseem, A et al. Diagnosis and management of stable chronic obstructive pulmonary disease: A clinical practice guideline update from the American College of Physicians, American College of Chest Physicians, American Thoracic Society, and European Respiratory Society. Ann Intern Med. 2011;155:179–191.

3. Global Initiative for Chronic Obstructive Lung Disease: Asthma, COPD, Asthma-COPD Overlap Syndrome (ACOS). 2015, http://goldcopd.org/asthma-copd-asthma-copd-overlap-syndrome/ Accessed July 25, 2017.

4. Wheaton AG et al. Employment and activity limitations among adults with chronic obstructive pulmonary disease—United States, 2013. MMWR Morb Mortal Wkly Rep. 2015;64(11):289–295.

5. Bartolome CR et al. An Official American Thoracic Society/European Respiratory Society Statement: research questions in chronic obstructive pulmonary disease. Am J Respir Crit Care Med. 2015;191(7):e4–e27.

6. US Burden of Disease Collaborators. The state of US health, 1990–2010: burden of diseases, injuries, and risk factors. JAMA. 2013;310:591–608.

7. Ford ES et al. Total and state-specific medical and absenteeism costs of COPD among adults aged ≥18 years in the United States for 2010 and projections through 2020. Chest. 2015;147:31–45.

8. Thun MJ et al. 50-year trends in smoking-related mortality in the United States. N Engl J Med. 2013;368:351–364.

9. American Lung Association. Disparities in lung health series-taking her breath away the rise of COPD in women [Executive Summary]. June 2013. http://www.lung.org/assets/documents/research/rise-of-copd-in-women-full.pdf Accessed July 25, 2017.

10. Sin DD et al. Understanding the biological differences in susceptibility to chronic obstructive pulmonary disease between men and women. Proc Am Thorac Soc. 2007;4(8):671–674.

11. Fishman A et al. A randomized trial comparing lung-volume–reduction surgery with medical therapy for severe emphysema. N Engl J Med. 2003;348:2059.

12. Trupin L et al. The occupational burden of chronic obstructive pulmonary disease. Eur Respir J. 2003;22:462.

13. Matheson MC et al. Biological dust exposure in the workplace is a risk factor for chronic obstructive pulmonary disease. Thorax. 2005;60:645.

14. Hnizdo E et al. Association between chronic obstructive pulmonary disease and employment by industry and occupation in the US population: a study of data from the Third National Health and Nutrition Examination Survey. Am J Epidemiol. 2002;156:738.

15. Silva GE et al. Asthma as a risk factor for COPD in a longitudinal study. Chest. 2004;126:59.

16. Orozco-Levi M et al. Wood smoke exposure and risk of chronic obstructive pulmonary disease. Eur Respir J. 2006;27:542.

17. Sezer H et al. A case-control study on the effect of exposure to different substances on the development of COPD. Ann Epidemiol. 2006;16:59.

18. Abbey DE et al. Long-term particulate and other air pollutants and lung function in nonsmokers. Am J Respir Crit Care Med. 1998;158:289.

19. Retamales I et al. Amplification of inflammation in emphysema and its association with latent adenoviral infection. Am J Respir Crit Care Med. 2001;164:469.

20. Diaz PT et al. Increased susceptibility to pulmonary emphysema among HIV-seropositive smokers. Ann Intern Med. 2000;132:369.

21. Zhu G et al. The SERPINE2 gene is associated with chronic obstructive pulmonary disease in two large populations. Am J Resp Crit Care Med. 2007;176:167.

22. DeMeo DL et al. Genetic determinants of emphysema distribution in the National Emphysema Treatment Trial. Am J Respir Crit Care Med. 2007;176:42.

23. Silverman EK. Progress in chronic obstructive pulmonary disease genetics. Proc Am Thorac Soc. 2006;3:405.

24. Stoller JK, Aboussouan LS. α₁-Antitrypsin deficiency. Lancet. 2005;365:2225.

25. Anthonisen NR et al. Effects of smoking intervention and the use of an inhaled anticholinergic bronchodilator on the rate of decline of FEV_1. The Lung Health Study. JAMA. 1994;272:1497.

26. Rahman I. Oxidative stress in pathogenesis of chronic obstructive pulmonary disease: cellular and molecular mechanisms. Cell Biochem Biophys. 2005;43:167.

27. Ito K et al. Decreased histone deacetylase activity in chronic obstructive pulmonary disease. N Engl J Med. 2005;352:1967.

28. Henson PM et al. Cell death, remodeling, and repair in chronic obstructive pulmonary disease? Proc Am Thorac Soc. 2006;3:713.

29. Fahy JV, Dickey BF. Airway mucus function and dysfunction. N Engl J Med. 2010;363:2233.

30. Celli BR et al. Standards for the diagnosis and treatment of patients with COPD: a summary of the ATS/ERS position paper. Eur Respir J. 2004;23:932.

31. American Thoracic Society. Standards for the diagnosis and care of patients with chronic obstructive pulmonary disease. American Thoracic Society. Am J Respir Crit Care Med. 1995;152(Suppl):S77.

32. Siafakas NM et al. Optimal assessment and management of chronic obstructive pulmonary disease (COPD). The European Respiratory Society Task Force. Eur Respir J. 1995;8:1398.

33. Madison JM, Irwin RS. Chronic obstructive pulmonary disease. Lancet. 1998;352:467.

34. Jeffery PK. Structural and inflammatory changes in COPD: a comparison with asthma. Thorax. 1998;53:129.

35. Hogg JC et al. The nature of small-airway obstruction in chronic obstructive pulmonary disease. N Engl J Med. 2004;350:2645.

36. O'Donnell DE et al. Dynamic hyperinflation and exercise intolerance in chronic obstructive pulmonary disease. Am J Respir Crit Care Med. 2001;164:770.

37. Fabbri LM et al. Global strategy for the diagnosis, management and prevention of COPD: 2003 update. Eur Respir J. 2003;22:1.

38. Barberà JA et al. Pulmonary hypertension in chronic obstructive pulmonary disease. Eur Respir J. 2003;21:892.

39. Silverman EK, Sandhaus RA. Clinical practice. Alpha1antitrypsin deficiency. N Engl J Med. 2009;360:2749.

40. Gøtzsche PC, Johansen HK. Intravenous alpha-1 antitrypsin augmentation therapy for treating patients with alpha-1 antitrypsin deficiency and lung disease. Cochrane Database Syst Rev. 2010(7):CD007851.

41. Celli BR et al. The body-mass index, airflow obstruction, dyspnea, and exercise capacity index in chronic obstructive pulmonary disease. N Engl

J Med. 2004;350:1005.

42. Currie GP, Wedzicha JA. ABC of chronic obstructive pulmonary disease. Acute exacerbations. *BMJ.* 2006;333:87.

43. Carr SJ et al. Acute exacerbations of COPD in subjects completing pulmonary rehabilitation. *Chest.* 2007;132:127.

44. Anthonisen NR et al. The effects of a smoking cessation intervention on 14.5-year mortality. A randomized clinical trial. *Ann Intern Med.* 2005;142:233.

45. Nocturnal Oxygen Therapy Trial Group. Continuous or nocturnal oxygen therapy in hypoxemic chronic obstructive lung disease: a clinical trial. Nocturnal Oxygen Therapy Trial Group. *Ann Intern Med.* 1980;93:391.

46. Report of the Medical Research Council Working Party. Long term domiciliary oxygen therapy in chronic hypoxic cor pulmonale complicating chronic bronchitis and emphysema. Report of the Medical Research Council Working Party. *Lancet.* 1981;1:681.

47. Anthonisen NR. The benefits of smoking cessation. *Can Respir J.* 2003;10:422.

48. Wongsurakiat P et al. Acute respiratory illness in patients with COPD and the effectiveness of influenza vaccination. A randomized controlled study. *Chest.* 2004;125:2011.

49. Wongsurakiat P et al. Economic evaluation of influenza vaccination in Thai chronic obstructive pulmonary disease patients. *J Med Assoc Thai.* 2003;86:497.

50. Centers for Disease Control and Prevention (CDC); Advisory Committee on Immunization Practices. Updated recommendations for prevention of invasive pneumococcal disease among adults using the 23-valent pneumococcal polysaccharide vaccine (PPSV23). *MMWR Morb Mortal Wkly Rep.* 2010;59:1102.

51. Nici L et al. American Thoracic Society/European Respiratory Society statement on pulmonary rehabilitation. *Am J Respir Crit Care Med.* 2006;173:1390.

52. Griffiths TL et al. Cost effectiveness of an outpatient multidisciplinary pulmonary rehabilitation programme. *Thorax.* 2001;56:779.

53. Maltais F et al. Oxidative capacity of the skeletal muscle and lactic acid kinetics during exercise in normal subjects and in patients with COPD. *Am J Respir Crit Care Med.* 1996;153:288.

54. Jakobsson P et al. Metabolic enzyme activity in the quadriceps femoris muscle in patients with severe chronic obstructive pulmonary disease. *Am J Respir Crit Care Med.* 1995;151(2 Pt 1):374.

55. Sauleda J et al. Cytochrome oxidase activity and mitochondrial gene expression in skeletal muscle of patients with chronic obstructive pulmonary disease. *Am J Respir Crit Care Med.* 1998;157(5 Pt 1):1413.

56. Couillar D et al. Exercise-induced quadriceps oxidative stress and peripheral muscle dysfunction in patients with chronic obstructive pulmonary disease. *Am J Respir Crit Care Med.* 2003;167:1664.

57. Rabinovich RA et al. Increased tumour necrosis factor-alpha plasma levels during moderate-intensity exercise in COPD patients. *Eur Respir J.* 2003;21:789.

58. Casaburi R et al. Reductions in exercise lactic acidosis and ventilation as a result of exercise training in patients with obstructive lung disease. *Am Rev Respir Dis.* 1991;143:9.

59. Whittom F et al. Histochemical and morphological characteristics of the vastus lateralis muscle in patients with chronic obstructive pulmonary disease. *Med Sci Sports Exerc.* 1998;30:1467.

60. Stoller JK et al. Oxygen therapy for patients with COPD: current evidence and the Long-term Oxygen Treatment Trial. *Chest.* 2010;138:179.

61. Pauwels RA et al. Long-term treatment with inhaled budesonide in persons with mild chronic obstructive pulmonary disease who continue smoking. European Respiratory Society Study on Chronic Obstructive Pulmonary Disease. *N Engl J Med.* 1999;340:1948.

62. Vestbo J et al. Long-term effect of inhaled budesonide in mild and moderate chronic obstructive pulmonary disease: a randomised controlled trial. *Lancet.* 1999;353:1819.

63. Burge PS et al. Randomised, double blind, placebo controlled study of fluticasone propionate in patients with moderate to severe chronic obstructive pulmonary disease: the ISOLDE trial. *BMJ.* 2000;320:1297.

64. Gross NJ. Outcome measurements in COPD. Are we schizophrenic? *Chest.* 2003;123:1325.

65. Salpeter SR et al. Cardiovascular effects of β-agonists in patients with asthma and COPD: a meta-analysis. *Chest.* 2004;125:2309.

66. Calverley PMA et al. Salmeterol and fluticasone propionate and survival in chronic obstructive pulmonary disease. *N Engl J Med.* 2007;356:775.

67. Anthonisen NR et al. Hospitalizations and mortality in the Lung Health Study. *Am J Respir Crit Care Med.* 2002;166:333.

68. Singh S et al. Inhaled anticholinergics and risk of major adverse cardiovascular events in patients with chronic obstructive pulmonary disease: a systematic review and meta-analysis. *JAMA.* 2008;300:1439.

69. Tashkin DP et al. A 4-year trial of tiotropium in chronic obstructive pulmonary disease. *N Engl J Med.* 2008;359:1543.

70. Criner GJ et al. Prevention of acute exacerbations of COPD: American College of Chest Physicians and Canadian Thoracic Society Guideline. *Chest.* 2015;147(4):894–942.

71. Anthonisen NR, Wright EC. Bronchodilator response in chronic obstructive pulmonary disease. *Am Rev Respir Dis.* 1986;133:814.

72. Gross NJ. The influence of anticholinergic agents on treatment for bronchitis and emphysema. *Am J Med.* 1991;91(Suppl 4A):11S.

73. Lakshminarayan S. Ipratropium bromide in chronic bronchitis/emphysema. A review of the literature. *Am J Med.* 1986;81(Suppl 5A):76.

74. O'Donnell DE, Webb KA. Breathlessness in patients with severe chronic airflow limitation. Physiologic correlations. *Chest.* 1992;102:824.

75. Belman MJ et al. Variability of breathlessness measurement in patients with chronic obstructive pulmonary disease. *Chest.* 1991;99:566.

76. [No authors listed]. *Theophylline. Drug Facts & Comparisons. Facts & Comparisons eAnswers.* St. Louis, MO: Wolters Kluwer Health, Inc; 2015.

77. Ramsdell J. Use of theophylline in the treatment of COPD. *Chest.* 1995;107 (5 Suppl):206S.

78. Barnes PJ. Theophylline: new perspectives for an old drug. *Am J Respir Crit Care Med.* 2003;167:813.

79. Albertson TE et al. The pharmacological approach to the elderly COPD patient. *Drugs Aging.* 2013;30:479–502.

80. [No authors listed]. *Daliresp Oral Tablets. [Prescribing Information].* Wilmington, DE: Astra Zeneca Pharmaceuticals LP; 2015.

81. Calverley PM et al. Roflumilast in symptomatic chronic obstructive pulmonary disease: two randomised clinical trials. *Lancet.* 2009;374(9691):685–694.

82. Burge PS et al. Prednisolone response in patients with chronic obstructive pulmonary disease: results from the ISOLDE study. *Thorax.* 2003;58:654.

83. Leuppi JD et al. Short term versus conventional glucocorticoid therapy in acute exacerbations of chronic obstructive pulmonary disease: the REDUCE randomized clinical trial. *JAMA.* 2013;309(21):2223–2231.

84. The Lung Health Study Research Group. Effect of inhaled triamcinolone on the decline in pulmonary function in chronic obstructive pulmonary disease. *N Engl J Med.* 2000;343:1902.

85. Mahler DA et al. Effectiveness of fluticasone propionate and salmeterol combination delivered via the Diskus device in the treatment of chronic obstructive pulmonary disease. *Am J Respir Crit Care Med.* 2002;166:1084.

86. Jones PW et al. Disease severity and the effect of fluticasone propionate on chronic obstructive pulmonary disease exacerbations. *Eur Respir J.* 2003;21:68.

87. Calverley P et al. Combined salmeterol and fluticasone in the treatment of chronic obstructive pulmonary disease: a randomised controlled trial [published correction appears in *Lancet.* 2003;361:1660]. *Lancet.* 2003;361:449.

88. Szafranski W et al. Efficacy and safety of budesonide/formoterol in the management of chronic obstructive pulmonary disease. *Eur Respir J.* 2003;21:74.

89. Wilt TJ et al. Management of stable chronic obstructive pulmonary disease: a systematic review for a clinical practice guideline. *Ann Intern Med.* 2007;147:639.

90. Kew KM, Seniukovich A. Inhaled steroids and risk of pneumonia for chronic obstructive pulmonary disease. *Cochrane Database Syst Rev.* 2014;(3):CD010115. doi: 10.1002/14651858.CD010115.pub2.

91. Magnussen H et al. WISDOM Investigators. Withdrawal of inhaled corticosteroids and exacerbations of COPD. *N Engl J Med.* 2014;371(14):1285–1294.

92. Welte T et al. Efficacy and tolerability of budesonide/formoterol added to tiotropium in patients with chronic obstructive pulmonary disease. *Am J Respir Crit Care Med.* 2009;180:741–750.

93. Aaron SD et al. Tiotropium in combination with placebo, salmeterol, or fluticasone-salmeterol for treatment of chronic obstructive pulmonary disease: a randomized trial. *Ann Intern Med.* 2007;146:545–555.

94. Boe J et al. European Respiratory Society Guidelines on the use of nebulizers. *Eur Respir J.* 2001;18:228.

95. Cote CG et al. Impact of COPD exacerbations on patient-centered outcomes. *Chest.* 2007;131:696.

96. Rivera-Fernβndez R et al. Six-year mortality and quality of life in critically ill patients with chronic obstructive pulmonary disease. *Crit Care Med.* 2006;34:2317.

97. Ko FWS et al. A 1-year prospective study of the infectious etiology in patients hospitalized with acute exacerbations of COPD. *Chest.* 2007;131:44.

98. White AJ et al. Chronic obstructive pulmonary disease. 6: The aetiology of exacerbations of chronic obstructive pulmonary disease. *Thorax.* 2003;58:73.

99. Wood-Baker R et al. Systemic corticosteroids in chronic obstructive pulmonary disease: an overview of Cochrane systematic reviews. *Respir Med.* 2007;101:371.

100. Niewoehner DE et al. Effect of systemic glucocorticoids on exacerbations of chronic obstructive pulmonary disease. Department of Veterans Affairs Cooperative Study Group. *N Engl J Med.* 1999;340:1941.

101. Lindenauer PK et al. Association of corticosteroid dose and route of administration with risk of treatment failure in acute exacerbation of chronic

obstructive pulmonary disease. *JAMA*. 2010;303:2359.

102. Anthonisen NR et al. Antibiotic therapy in exacerbations of chronic obstructive pulmonary disease. *Ann Intern Med*. 1987;106:196.

103. Parkes G et al. Effect on smoking quit rate of telling patients their lung age: the Step2quit randomised controlled trial. *BMJ*. 2008;336:598.

104. McIvor A, Little P. Chronic obstructive pulmonary disease. *BMJ*. 2007;334:798.

105. Centers for Disease Control and Prevention (CDC); Advisory Committee on Immunization Practices. Prevention and control of seasonal influenza with vaccines: recommendations of the Advisory Committee on Immunization Practices (ACIP) — United States, 2014–15 influenza season. *MMWR Morb Mortal Wkly Rep*. 2014;63(32):691.

106. Woodhead M et al. Guidelines for the management of adult lower respiratory tract infections. *Eur Respir J*. 2005;26:1138.

107. [No authors listed]. *PNEUMOVAX 23. [Prescribing Information]*. Whitehouse Station, NJ: Merck Sharp and Dohme Corp.; 2011.

108. Kobayashi M et al. Intervals between PCV13 and PPSV23 vaccines: recommendations of the Advisory Committee on Immunization Practices (ACIP). *MMWR Morb Mortal Wkly Rep*. 2015;64(34):944–947.

109. Giembycz MA, Newton R. Beyond the dogma: novel β_2-adrenoceptor signalling in the airways. *Eur Respir J*. 2006;27:1286.

110. Suissa S et al. Inhaled short acting beta agonist use in COPD and the risk of acute myocardial infarction. *Thorax*. 2003;58:43.

111. [No authors listed]. *Atrovent HFA. [Prescribing Information]*. Ridgefield, CT: Boehringer Ingelheim Pharmaceuticals; 2012.

112. COMBIVENT Inhalation Aerosol Study Group. In chronic obstructive pulmonary disease, a combination of ipratropium and albuterol is more effective than either agent alone. An 85-day multicenter trial. COMBIVENT Inhalation Aerosol Study Group. *Chest*. 1994;105:1411.

113. [No authors listed]. *Combivent Oral Inhalation Aerosol. [Prescribing Information]*. Ridgefield, CT: Boehringer Ingelheim Pharmaceuticals; 2012.

114. [No authors listed]. *Anoro Ellipta Oral Inhalation Powder. [Prescribing Information]*. Research Triangle, NC: GlaxoSmithKline; 2014.

115. [No authors listed]. *Stiolto Respimat Oral Inhalation Spray. [Prescribing Information]*. Ridgefield, CT: Boehringer Ingelheim Pharmaceuticals; 2015.

116. [No authors listed]. *Utibron Neohaler Oral Inhalation Powder.[Prescribing Information]*. East Hanover, NJ: Novartis Pharmaceutical Corp; 2015.

117. [No authors listed]. *Bevespi Aerosphere Inhalation Aerosol. [Prescribing Information]*. Wilmington, DE:AstraZeneca Pharmaceuticals LP;2016

118. Barnes PJ. The pharmacological properties of tiotropium. *Chest*. 2000;117 (2 Suppl):63S.

119. Michele TM et al. The safety of tiotropium—the FDA's conclusions. *N Engl J Med*. 2010;363:1097.

120. Wise RA et al. Tiotropium respimat inhaler and the risk of death in COPD. *N Engl J Med*. 2013;369:1491–1501.

121. D'Urzo A et al. Efficacy and safety of once-daily NVA237 in patients with moderate-to-severe COPD: the GLOW1 trial. *Respir Res*. 2011;12:156.

122. Kerwin EM et al. Efficacy and safety of a 12-week treatment with twice daily aclidinium bromide in COPD patients (ACCORD COPD I). *COPD*. 2012;9(2):90.

123. Carter NJ. Inhaled glycopyrronium bromide: a review of its use in patients with moderate to severe chronic obstructive pulmonary disease. *Drugs*. 2013;73(7):741.

124. O'Donnell DE, Laveneziana P. The clinical importance of dynamic lung hyperinflation in COPD. *COPD*. 2006;3:219.

125. Wedzicha JA, Banerji D, Chapman KR, et al. Indacaterol–Glycopyrronium versus Salmeterol–Fluticasone for COPD. *N Engl J Med*. 2016;374(23):2222–2234.

126. Wouters EFM. Local and systemic inflammation in chronic obstructive pulmonary disease. *Proc Am Thorac Soc*. 2005;2:26.

127. Cazzola M et al. The functional impact of adding salmeterol and tiotropium in patients with stable COPD. *Respir Med*. 2004;98:1214.

128. van Noord JA et al. Effects of tiotropium with and without formoterol on airflow obstruction and resting hyperinflation in patients with COPD. *Chest*. 2006;129:509.

129. Patel N, Criner GJ. Transplantation in chronic obstructive pulmonary disease. *COPD*. 2006;3:149.

第 20 章　急性和慢性鼻炎

Suzanne G. Bollmeier and Dennis M. Williams

核心原则

		章节案例
①	鼻炎是一种常见疾病,通常指的是鼻腔的炎症。常见的临床表现包括流涕、鼻痒、打喷嚏、鼻塞,以及鼻后滴漏。鼻炎可由变应性、非变应性或变应和非变应性混合引发。区别亚型有助于对症治疗。	案例 20-1(问题 1) 案例 20-8(问题 2) 案例 20-9(问题 1)
②	口服抗组胺药物是治疗变应性鼻炎最常用的方法,其服用方便,可以有效缓解包括流涕、打喷嚏和鼻痒等绝大部分鼻炎症状。	案例 20-1(问题 4)
③	第二代抗组胺药在副作用和给药的方便性方面优于第一代,因此优先选择第二代抗组胺药物治疗鼻炎。	案例 20-1(问题 4)
④	鼻内抗组胺药对鼻塞和一些非变应性鼻炎引起的症状有效,成为口服抗组胺药的替换药。但是其副作用使得患者不愿接受。	案例 20-1(问题 5)
⑤	鼻内糖皮质激素是治疗各种鼻炎的最有效疗法。它们安全性、耐受性好,对缓解鼻痒、喷嚏、流涕、鼻塞效果良好。	案例 20-3(问题 3)
⑥	正确的给药技术对鼻内治疗非常重要,不仅能提高疗效,而且可以降低不良反应和毒性发生的风险。	案例 20-1(问题 5) 案例 20-2(问题 3) 案例 20-3(问题 7)
⑦	白三烯调节剂在季节性变应性鼻炎治疗方面与口服抗组胺药有相似疗效,可能对一些特定患者群体有益,比如那些合并有哮喘或者对阿司匹林过敏的患者。	案例 20-4(问题 2)
⑧	使用局部减充血剂的持续时间应该限制在 3~5 日。	案例 20-7(问题 1)
⑨	如果出现眼部瘙痒、流泪、发红等初期症状或者有加重趋势,除了适当治疗鼻炎相关的鼻部症状外,还需要眼科治疗。	案例 20-1(问题 5)
⑩	许多患者寻求补充和替代疗法来治疗鼻炎,但这些疗法的有效性证据并不充分。	案例 20-5(问题 1)

定义

鼻炎(rhinitis)是指鼻部黏膜和上呼吸道黏膜的炎症。然而,在临床上这一名词被广泛用于各种鼻腔疾病症状的综合征,包括流鼻涕(鼻溢液)、鼻痒、打喷嚏、鼻塞或鼻后滴漏。这些鼻部症状可伴随有眼红、眼痒、流泪,并可因病情进展或现存的鼻窦炎进一步加重。经证实,鼻炎最常见的原因是过敏反应,虽然鼻炎还有很多其他亚型,其中一些并不是显著的炎症[1-3]。

病因和分类

鼻炎并不是一个简单的疾病,它具有多种病因和潜在的病理生理机制[2,4]。图 20-1 列出了常见的急性和慢性鼻炎的病因,也包括一些类似鼻炎的病症(如鼻息肉)。急性鼻炎(acute rhinitis)最常见的病因是病毒性上呼吸道感染,也就是普通感冒。

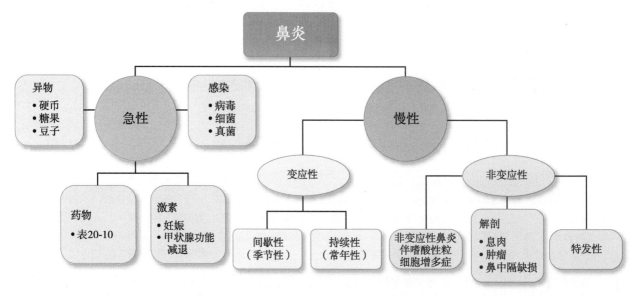

图 20-1　急性和慢性鼻炎的可能原因

对于大多数普通感冒患者,这些病毒感染是自限性的,只需对症治疗[2]。鼻腔异物是另一个常见原因,当儿童患者出现急性、单侧的鼻炎症状时,应考虑到鼻腔异物[1,3]。激素和药物相关性鼻炎也是急性鼻炎常见的原因[3,5]。

慢性鼻炎(chronic rhinitis)可分为变应性、非变应性及混合型鼻炎[2]。变应性鼻炎(allergic rhinitis)是最常见的亚型,其典型病因与特异性反应相关,这是一种具有遗传倾向并进展的临床超敏反应状态,其临床症状是通过免疫球蛋白 E(IgE)介导的反应[5]。变应性鼻炎没有一个统一的分类标准,其传统分类是按照症状的发生频率和潜在的致敏原,分为季节性和常年性[1]。另一个分类系统是按照症状的严重程度(轻、中、重度)及发生频率(间歇性或持续性)分类[1]。现将这种分类系统总结于图 20-2。临床医生在评估临床文献和参与患者治疗时可能会遇到这些分类的组合。

慢性鼻炎中非变应性鼻炎的几类原因包括非反应性鼻病(nonallergic rhinopathy)[原来叫特发性鼻炎(idiopathic rhinitis)或血管运动性鼻炎(vasomotor rhinitis)]、非变应性鼻炎伴嗜酸性粒细胞增多症(nonallergic rhinitis with eosinophilia syndrome,NARES)及解剖结构异常[6]。非反应性鼻病的症状与环境的刺激有关,包括温度或气压改变、强烈的气味、烟草烟雾[6]、应激或情绪因素等[7]。NARES 常发生于中年患者,这些患者没有变应性疾病的证据,仅表现为鼻分泌物涂片可见嗜酸性粒细胞[7]。混合型鼻炎(mixed rhinitis)是变应性鼻炎的一种,在混合型鼻炎中变应性和非变应性鼻炎的特征都会出现,触发因素包括变应原和其他刺激物[8]。混合鼻炎患者很难区分,但通常会有更多的鼻部症状和非过敏诱因[8],在患者评估或者评价疗效的时候,混合型鼻炎的存在不容忽视。

间歇性[a]疾病	持续性[b]疾病
症状出现:	症状出现:
<4日/周或持续<4周	>4日/周或持续超过4周
轻症	中-重症
以下情况:	以下至少一项:
•正常睡眠	•干扰睡眠
•日常活动、运动及休闲不受限	•日常活动、运动及休闲受限
•对工作或上学无影响	•影响工作或上学
•没有令人厌烦的症状	•令人厌烦的症状

[a]原"季节性"症状;
[b]原"常年性"症状

图 20-2　ARIA 变应性鼻炎分类。ARIA,变应性鼻炎及其对哮喘的影响。(来源:Bousquet J et al. Allergic rhinitis and its impact on asthma[ARIA]2008 update[in collaboration with the World Health Organization,GA(2)LEN and AllerGen]. *Allergy*. 2008;63[Suppl 86]:8.)

流行病学及影响因素

因为鼻炎通常不易诊断,使用的定义不同,数据收集方法不同,因此鼻炎患病率难以确定[9]。保守的估计,变应性鼻炎的发病率约15%(通过医生诊断),但是可能高达30%的成年人(儿童发病率可能更高)患有变应性鼻炎,基于自我报告的鼻炎症状[2],使其成为美国第五个最常见的慢性疾病[1]。根据最近的调查数据,在过去的12个月,患呼吸道过敏性疾病的儿童数量接近800万,据报道在过去的12个月中,有1 780万成年人被诊断为花粉热[10]。

几十年来,鼻炎在西方国家的患病率逐渐增加,据报道其在世界各地也有相似的增长趋势[5,11]。尽管以往研究表明变应性鼻炎与非变应性鼻炎的比例为3:1,但近期研究数据表明,多达87%的患者可能患有混合型鼻炎[7]。

鼻炎会导致睡眠障碍[12]、工作效率降低[13]、头痛或疲劳[14]、易怒,鼻炎患者通常在学校出现注意力分散和学习困难[14]。虽然很多患者能够自己治疗鼻炎症状,但还是经常到诊所去就医[15]。变应性鼻炎患者每年就医次数是非鼻炎患者的3倍或更多,每年要开9张以上的处方[16]。

虽然鼻炎和许多普通疾病一样不会导致死亡,但它的流行性和其对健康的负面影响使其成为美国一个重要的健康问题。变应性疾病是因为健康而旷工的常见原因[17]。据估计,在美国,每年有1 070万个工作日因过敏性鼻炎而缺勤[17]。

鼻部解剖学和生理学

鼻子的外观为锥形,由一对鼻骨和相连的软骨组成。它的底部有两个椭圆形的开口称为鼻孔。内部鼻腔由中隔分隔成两部分,由骨和软骨围成,表面覆盖黏膜组织[18]。

鼻腔黏膜主要由假复层纤毛柱状上皮细胞组织,其间散在分布着产生黏液的杯状细胞[18]。分泌的稀薄液体起到保护作用,防御细菌和病毒的感染[18]。通过细小纤毛有规律的摆动,将黏液由上气道输送至鼻咽部。另外,在黏膜表面的呼吸道分泌物中含有免疫球蛋白A(IgA),可以起到免疫防御作用[22]。

自主神经系统调节鼻黏膜的循环供应及黏液的分泌。交感神经兴奋可引起血管的收缩,从而减低鼻气道的阻力[18]。副交感神经兴奋则增加腺体的分泌和鼻黏膜的充血[18]。黏膜同时也受到非肾上腺素能-非胆碱能神经系统的支配,这些神经产生的神经肽(如P物质和神经激肽)在血管舒张、黏液分泌和炎症过程中均有一定的作用[18],但其临床意义尚不明确。感觉神经由三叉神经支配[18],受刺激后可引起喷嚏和鼻痒等症状。

鼻和上呼吸道的主要功能是嗅觉、发音和调节内部和外部环境之间的气体交换[18]。这些正常的鼻生理活动在炎症、黏液增加、鼻塞的状态时会被破坏。

变应性鼻炎的病因学

遗传因素、环境和生活方式的影响均与变应性鼻炎的发生相关[19]。虽然候选基因还没有确认[19],但特异性反应是一个重要的遗传因素,一个儿童双亲中如有一个患遗传性过敏症,他发生变应性症状的风险为44%~50%[2,5],而双亲均患遗传性过敏症者风险更高[5]。另一方面,环境暴露,尤其是在幼年,对症状的发生也有很重要的影响[20]。此外,较低的社会经济地位也可能是一个危险因素[20]。

一个病因学理论又叫卫生学的假说认为,在幼年淋巴细胞的最初分化对以后发生的变态反应有着正面或负面的影响。在正常情况下,免疫系统淋巴细胞在环境的刺激下,分化成为辅助性T细胞(T_H1或T_H2细胞)。引起T_H1反应(对过敏提供保护)的相关因素包括暴露于某些细菌和病毒、哥哥姐姐的照顾和托儿所的早期护理。引起T_H2反应(过敏倾向)的相关因素,包括暴露于屋尘螨、蟑螂环境或早期频繁使用抗生素[4,5]。

季节性或间歇性变应性鼻炎的患者,最常见的变应原是草木花粉和空气传播的真菌孢子[21]。尽管花粉季节随地理位置、草、树和杂草的类型而变化,但在活跃的授粉期对许多人来说可能是一个问题[21]。在美国,豚草是间歇性症状的主要原因,对这类花粉的过敏过去称之为"枯草热"[4]。

持续性变应性鼻炎患者的主要变应原是屋尘螨、室内真菌、动物皮屑和蟑螂抗原。另一常见的病因是职业暴露,症状会在接触粉尘、木材、油漆、食物、乳胶及清洁剂时突然发作[5]。

病理生理学

变应性鼻炎和哮喘在发病机制上有很多共性。核心机制是炎症反应,同时细胞因子在这一过程中也起到了相似的作用。这一发现使许多学者和临床医生认同了"同一气道,同一疾病"的观点[4]。进一步的证据包括:变应性鼻炎是哮喘的一个已知危险因素,有些变应性鼻炎患者表现出支气管高反应性[4],治疗变应性鼻炎可改善哮喘[2,4]。因此,许多治疗措施,包括药物治疗,对上述两种疾病均有作用。

变应性鼻炎具有IgE介导反应的特征,这一过程包含三个主要步骤:致敏、速发反应和迟发反应[4]。这一过程的描述见图20-3。非变应性致病过程尚不清楚。尽管某些炎症细胞亚型和介质引起的症状与变应性鼻炎相似,但非变应性鼻炎不是由IgE介导的[6]。

致敏

遗传性过敏症患者在首次接触变应原后对变应原产生致敏反应生成IgE抗体。这些抗体与肥大细胞上的受体结合,再次接触时,过敏原、IgE抗体和肥大细胞的交联,激活炎症反应[5]。

速发反应

最初接触后,抗原呈递细胞的免疫系统对沉积在鼻黏膜上的变应原作出反应[5]。肥大细胞和其他细胞,如嗜碱性粒细胞[14],会释放出新的和预先形成的有趋化作用的炎

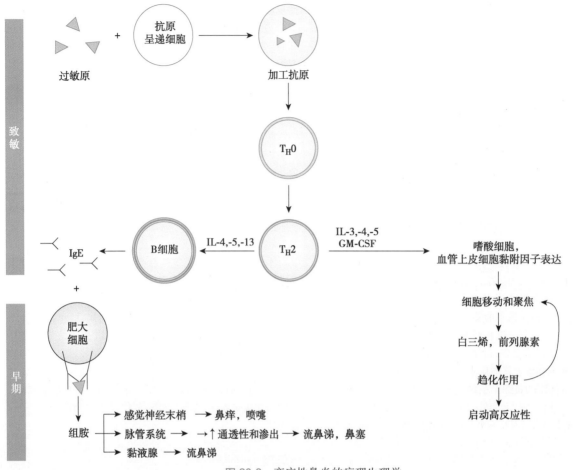

图 20-3 变应性鼻炎的病理生理学

性介质,如组胺,引起局部炎症[4]。与这种速发型反应相关的症状如打喷嚏、鼻漏和鼻痒可以在几分钟内发生[5]。鼻腔黏膜和呼吸道都有组胺受体(H1),这些受体的激活引起血管充血,导致鼻塞和流鼻涕[14]。另外,组胺刺激上呼吸道副交感神经系统的感觉神经,引起其他炎症介质例如嗜碱性粒细胞、嗜酸性粒细胞[5]、淋巴细胞、巨噬细胞和树突状细胞迁移到上呼吸道,引起迟发反应[14]。

迟发反应

多达三分之一的变应性鼻炎患者也会经历迟发的变应反应,这种反应在最初接触变应原后约4小时发生,并持续8个小时[22]。这一过程的炎症性质更为复杂,而鼻塞是一个显著的特征[4]。大量的细胞和介质包括:TH2淋巴细胞、细胞因子、嗜碱性粒细胞、嗜酸性粒细胞、中性粒细胞、巨噬细胞和白三烯等都起到重要作用[4]。这些额外的介质,经趋化作用吸引至炎症区域,使炎症反应延续[4]。同时,一些趋化蛋白会损伤气道上皮,使局部神经纤维暴露[4]。持续接触变应原也会延长迟发反应。

鼻炎的临床表现和评估

鼻炎的诊断不能仅靠单一的特殊实验室检查,而应通过患者就诊的一系列相关临床表现进行评估,这包括用药

史、专科体检和一定数量的相关实验室检查[32]。

危险因素

一些因素会增加患变应性鼻炎的风险。父母患病史[2]、婴儿期配方奶粉、1岁以下时母亲吸烟、6岁前血清IgE水平>100IU/ml、食物过敏[14]、除欧洲白人以外的种族、环境污染、出生在花粉季节、没有哥哥姐姐、进入托儿所或幼儿园较晚及暴露于室内过敏原如动物皮屑和尘螨等都是危险因素[5]。

病史、预兆和症状

鼻炎患者的病史应包括发病情况、疾病特点、发作频率、持续时间,以及患者症状的严重程度和任何可确认的诱发或减轻这些症状的因素等详细资料[5]。既往病史(包括发病年龄)和家族史(比如特应性)也有帮助[5]。

变应性和非变应性鼻炎都很常见,而且可能同时存在[2],因此,变应性鼻炎的诊断标准包括打鼻痒、喷嚏、鼻塞、流清涕、偶见嗅觉减退[5]。大约50%~70%的变应性鼻炎患者会出现变应性结膜炎,症状包括眼睛发痒、流泪[5]。这些症状的出现可区分变应性鼻炎和其他类型的鼻炎[5]。持久性鼻塞和/或流鼻涕[7]与气候变化、香水/气味、烟/烟雾等这些非变应原刺激有关,并符合非变应性鼻炎症状。频繁的上呼吸道感染、疲劳、头痛和睡眠障碍是与变应性和非变应性鼻炎都有关的症状。这些在呼吸道和变应性疾病

基金会发布的检查框类型的诊断工作表中有简明的总结[34]。鼻炎对患者生活质量影响很大,因此在患者就诊时对这种情况进行评估是很重要的。症状以及症状所致的对必要生活(如工作、学习)和娱乐(如爱好、家庭活动)行为的干扰可导致患者的生气、忧伤、烦躁和退学(with-draw)[5]。在图 20-4 中罗列的问题对收集必要的信息提供了指导,从而针对鼻炎的潜在病因,制定初始和修改治疗方案。

---

1. 患者存在下列哪些常见的鼻炎症状?
   • 打喷嚏、鼻痒、爱流鼻涕、鼻塞、后鼻道滴流、嗅觉的改变、易流泪、眼痒、耳"爆裂"

2. 鼻分泌物是什么颜色?
   • 清亮、白色、黄色、绿色、带血丝、铁锈色

3. 首发症状是何时?
   • 幼年、儿童时期、成人期

4. 症状是否与身休状态/环境改变有关?
   • 在一次病毒性上呼吸道感染后、在头部或面部创伤后、在刚搬进/参观一个新居室后、在得到一个新宠物后

5. 这些症状发生的频率?
   • 每日、偶尔发生、季节性、常年

6. 这种症状持续的时间?
   • 几天、几周、几个月、几年

7. 哪些因素或条件导致症状的突然发生?
   • 特殊变应原、吸入性的刺激物、气候条件、食物、饮料

8. 哪些特殊行为会导致症状突发?
   • 清扫、吸尘、割草、堆积树叶

9. 患者的家庭其他成员是否也有类似症状?

10. 下列哪些在家庭中存在?
    • 毛毯、厚重的窗帘、泡棉或羽毛的枕头、毛绒玩具、潮湿的地方(地下室、浴室)、吸烟者(患者或其他人)、宠物

11. 患者是否有其他的可导致类似症状的疾病?

12. 是否患者服用的某种药物会导致或加重这些症状?

13. 过去曾因鼻部症状使用过什么处方和非处方药?是否有效?是否有药物不良反应发生?

14. 患者的职业是什么?

15. 患者的主要休闲活动是什么?

16. 鼻部的症状在多大程度上影响了患者的生活方式(它们是令人丧失能力或是仅仅令人厌烦)?
    • 极大地、有所影响、影响不大

图 20-4　患者病史采集

诊断

体格检查

在鼻炎患者的体检中,鼻部检查应包括鼻中隔的位置、鼻黏膜的外观、分泌物及异常的增生[3]。变应性鼻炎的患者常见特点是流清涕和肿胀的鼻黏膜[4]。

患者的眼睛、耳朵、咽部和胸部也应进行检查,因为鼻腔阻塞导致的长期用口呼吸会出现可辨别的面部特征(如腺状肿面容、黑眼圈和鼻上皱褶)或牙齿的畸形[1,14]。

实验室检查

一些诊断试验是非常有效的,可以确诊目前有症状并且有可疑病史和曾经有症状的变应性鼻炎患者。变应性鼻炎患者应行鼻分泌物的显微镜检查,但目前这种检查的应用并未达成共识[1]。在变应性反应活动期,临床医生可以发现标本中存在大量嗜酸性粒细胞。当然,这也可见于NARES或鼻息肉的患者[23]。

速发型皮肤过敏反应试验用于检测皮肤对 IgE 介导的变应原的反应[1]。多种皮肤试验的方法是可行的。但是皮肤点刺试验(疹块·红斑反应在变应原给药 15~20 分钟后进行评估)是首选技术[1]。单纯的变应性疾病和非变应性疾病的主要区分点是变应性疾病的血清 IgE>100IU/mL(特别是 6 岁之前),这是其特异性反应。但是,变应性和非变应性疾病的临床诊断常常缺乏血清 IgE 数据,而是根据症状和过敏原进行诊断。

治疗概述

目前主要的指南有两个,这两个指南对变应性鼻炎诊断和治疗的证据和专家意见进行了总结,第一个是美国耳鼻咽喉学会头颈外科基金会 2015 年初出版的,由 20 名代表过敏和免疫学领域的专家组成的小组编写[1]。另一个发表了哮喘和变应性鼻炎的流行病学、病理学和生理学的相关论据,这些证据均支持一个观点,即上气道的变应性疾病和哮喘可能是一种单独的气道炎症综合征的不同表现[4]。这促进了 2010 年变应性鼻炎及其对哮喘影响(ARIA)的进展及指南的更新,为临床医生治疗同时患有变应性鼻炎和哮喘的患者提供了指导[24]。该指南包含关于补充疗法和替代疗法的应用、运动员中的变应性鼻炎以及用于建立指南的证据分级的方面信息[24]。

变应性鼻炎的治疗目标是预防或缓解症状,改善生活质量,同时避免药物不良反应及过高的费用。通过建立患者与责任医生的合作关系,这些目标是可以实现的。通过适当的治疗,患者应当可以维持正常的生活方式,进行正常的活动。有效的治疗方案包括患者教育、避免接触变应原和刺激物以及进行药物治疗[1,3,4,14]。图 20-5 描述了变应性鼻炎的常规治疗步骤。

患者教育

患者应接受有关鼻炎的教育。患者教育的内容包括讲解疾病相关知识、特定的诱因、症状的严重程度、各种治疗的目的、正确的鼻腔给药技术[5]。与患者讨论如何避免接触变应原及诱发因素也很重要。

避免变应原/刺激物

尽管避免变应原的好处很难被文献证明,但是这个策略被认为是变应性鼻炎综合管理计划的核心[1,5,6,14]。尽量减少暴露于已知变应原(如花粉、屋尘螨、真菌、动物皮屑和蟑螂)是常用的预防变应性鼻炎的方法。由于很少证据证明单一的物理或化学的干预能够减少变应原暴露,因此需要使用多层面的方法[23]。同样也应该建议尽量减少暴露于刺激物(如烟雾、室内外污染物),因为这与避免变应原对变应性鼻炎综合管理有相似的益处[3]。

药物治疗

多种药物对治疗变应性鼻炎是有效的。要基于治疗目标、安全性、有效性、较好的成本效益、依从性、症状的严重程度、并发症和患者的喜好选择用药方案。治疗方式可选择口服或局部用药,药物可以根据病情定期服用或是按需使用[1]。除了第二代抗组胺药物[25]、鼻腔吸入性糖皮质激素[26]和皮下注射免疫疗法[27]被证明是成本效益好的方法外,比较各种治疗方法的成本效益数据很少。表 20-1 总结了药物治疗变应性鼻炎时对特定症状的疗效。

抗组胺药

抗组胺药是最常见的治疗变应性鼻炎的药物,可有效缓解喷嚏、鼻痒和流涕。亦可减轻眼部症状,但口服对于鼻塞症状无效[2]。尽管第一代抗组胺药(FGAs)有效,但其抗胆碱能作用、镇静作用和行为能力的损伤限制了它们的使用,这些影响了其成本效益[6]。因此在大多数需要抗组胺药的情况下,第二代抗组胺药(SGAs)优于 FGAs 成为首选[1]。抗组胺药有口服、眼用和鼻用剂型,也可与口服减充血剂合用。在接触过敏原前使用更有效。

尽管口服抗组胺药(表 20-2)是最常用于过敏性鼻炎治疗的代表药,有证据表明,经鼻给药的抗组胺药的疗效等于或优于口服药物,并且可以缓解轻度鼻塞症状,这个作用是口服抗组胺药所不具备的[1]。经鼻给药的抗组胺药起效快,15~30 分钟内起效,但有苦味可能引起不适[1]。经鼻给药的抗组胺药疗效优于口服药物的原因可能与直接作用于病变部位有关。美国食品药品管理局(Food and Drug Administration,FDA)批准了 0.6%奥洛他定、0.1%和 0.15%的氮斯汀用于治疗年龄在 6 岁以上的季节性和常年性变应性鼻炎患者。

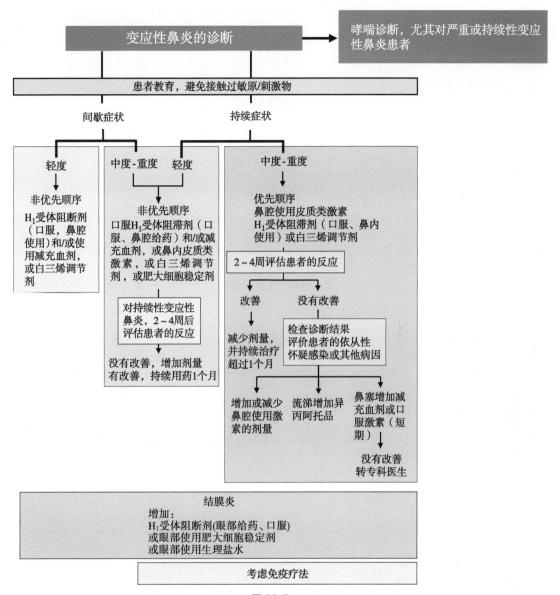

图 20-5

表 20-1

治疗变应性鼻炎药物[a] 的疗效

	流涕	鼻痒	喷嚏	鼻塞	眼部症状	起效
抗组胺药						
鼻	中	高	高	中	0	快
眼	0	0	0	0	中	快
口	中	高	高	0/低	低	快
减充血剂						
鼻	0	0	0	高	0	快
眼	0	0	0	0	中	快
口	0	0	0	高	0	快

表 20-1

治疗变应性鼻炎药物ᵃ 的疗效（续）

	流涕	鼻痒	喷嚏	鼻塞	眼部症状	起效
激素						
鼻	高	高	高	高	高	慢（几日）
眼	0	0	0	0	高	慢（几日）
肥大细胞稳定剂						
鼻	低	低	低	0/低	低	慢（几周）
眼	低	低	低	低	中	慢（几周）
抗胆碱药						
鼻	高	0	0	0	0	快
白三烯调节剂						
口	低	0/低	低	中	低	快

ᵃ 免疫疗法对各种症状均可产生显著效果，但起效延迟（几个月）

高：显著效果；中：中等效果；低：低效；0：无效

来源：van Cauwenberge P et al. Consensus statement on the treatment of allergic rhinitis. European Academy of Allergology and Clinical Immunology. *Allergy*. 2000;55:116；Bousquet J et al. Allergic rhinitis and its impact on asthma(ARIA)2008 update(in collaboration with the World Health Organization,GA[2]LEN and AllerGen). *Allergy*. 2008;63(Suppl 86):8.

表 20-2

常用的治疗过敏性鼻炎[29] 的口服抗组胺药ᵃ,ᵇ

通用名（产品举例）	成人剂量	儿童剂量ᶜ	其他作用		
第一代			镇静	止吐	抗胆碱
氯苯那敏（Chlor-Trimeton）	4mg/4~6 小时	6~12 岁：2mg/4~6 小时 2~6 岁：1mg/4~6 小时	+	0	++
氯马斯丁（Tavist）	1mg/12 小时	6~12 岁：0.67mg/12 小时	++	++到+++	+++
苯海拉明（Benadryl）	25~50mg/6~8 小时	6~12 岁：12.5~25mg/4~6 小时	+++	++到+++	+++
第二代			镇静	止吐	抗胆碱
西替利嗪（Zyrtec Allergy）	5~10mg，每日 1 次	6~12 岁：5~10mg，每日 1 次 2~5 岁：2.5~5mg，每日 1 次 12~23 个月：2.5~5mg，每日 1 次	+	0	±
非索非那定（Allegra）	60mg，每 12 小时 1 次 或 180mg，每日 1 次	2~11 岁：30mg，每 12 小时 1 次	±	0	±
氯雷他定（Claritin）	10mg，每日 1 次	6~12 岁：10mg，每日 1 次或 5mg，每日 2 次 2~5 岁：5mg，每日 1 次	±	0	±

表 20-2

常用的治疗过敏性鼻炎[29] 的口服抗组胺药[a,b]（续）

通用名（产品举例）	成人剂量	儿童剂量[c]	其他作用		
左西替利嗪[d]（Xyzal）	5mg，每日 1 次，晚上服用	6~11 岁：2.5mg，每日 1 次，晚上服用 6 个月~5 岁：1.25mg，每日 1 次，晚上服用	±	0	±
地氯雷他定[d]（Clarinex）	5mg，每日 1 次	6~11 岁：2.5mg，每日 1 次 1~5 岁：1.25mg，每日 1 次 6~11 个月：1mg，每日 1 次	±	0	±

[a] 许多口服抗组胺药与口服减充血剂伪麻黄碱和苯肾上腺素组成复方制剂销售，加用减充血剂可能会改变给药剂量。自 2005 年，在美国，伪麻黄碱产品被限制销售，联邦法律限制可购买的数量，并要求签名和带照片的身份证明。个别州可能对销售伪麻黄碱有额外限制。详情请咨询当地药房董事会。

[b] 有些口服抗组胺制剂既有短效制剂又有长效或缓释制剂。有关长效制剂的具体剂量说明，请参阅包装说明书。

[c] 2008 年，美国食品药品管理局（FDA）发布了一项警告，因为可能会导致严重甚至危及生命的不良事件，建议婴儿和 2 岁以下的儿童不要使用非处方咳嗽和感冒药（例如含有镇咳药、祛痰药、减充血剂和抗组胺药的药品）（http://www.fda.gov/ForConsumers/ConsumerUpdates/ucm048682.htm）。最近，2008 年 10 月，一些大的制药企业主动修改治疗感冒和咳嗽的 OTC 药品说明书，增加了对 4 岁以下的儿童"不允许使用"的描述（http://www.fda.gov/drugs/guidancecomplianceregulatoryinformation/enforcementactivitiesbyfda/selectedenforcementactionsonunapproveddrugs/ucm244478.htm#q1）。此外，2011 年，FDA 将未经批准的抗过敏的处方药撤出市场，因为它们缺乏安全性、有效性和符合质量标准的证明（http://www.fda.gov/drugs/guidancecomplianceregulatoryinformation/enforcementactivitiesbyfda/selectedenforcement actionsonunapproveddrugs/ucm244478.htm#q1）。

[d] 目前只能凭处方购买。

来源：Facts & Comparisons eAnswers. http://online.factsandcomparisons.com/index.aspx? Accessed May 5, 2015.

鼻内糖皮质激素

鼻内糖皮质激素目前认为是治疗变应性鼻炎最有效的一类药物，尤其对于严重或持续症状效果显著[1,6]。尽管实现最佳疗效取决于患者能否正确使用装置，如果按治疗方案给药，这些药物适用于所有症状，耐受性良好，几乎没有副作用[24]。这类药物按时规律使用效果最好，但新的研究证实，按需使用也有效[1,6]。另外，鼻内糖皮质激素对于治疗非变应性鼻炎也有作用，而且有些药物是非处方药。

白三烯调节剂

白三烯调节剂能有效缓解许多变应性鼻炎的症状如白天鼻塞、流鼻涕、瘙痒、打喷嚏，并能够改善睡眠和睡醒后的鼻塞症状[4]。目前指南建议不要将这类药物作为一线用药[1]，对于学龄前儿童和季节性变应性鼻炎的成年人来说，它们可作为一种替代选择，但对于常年变应性鼻炎的成人患者则不推荐使用[24]。抗组胺药和白三烯调节剂的联合使用可能会使有些患者获益[14]，比如同时患有哮喘和变应性鼻炎的患者[1,28]。尚无证据表明这些药物对非变应性鼻炎有效。

色甘酸

色甘酸鼻剂是一种非类固醇药物，是肥大细胞稳定剂。尽管安全，但与其他药物相比效果差，且仅对改善变应性鼻炎的症状有效。它需要每日多次给药，且数周后起效[5]。最好在暴露于某种已知变应原前预防使用[14,28]，因为它非

常安全，所以适合儿童或孕妇使用[29]。

减充血剂

口服和经鼻使用减充血剂（表 20-3）通过作用于 α-肾上腺素受体可有效减轻鼻塞症状[28]。口服药常和抗组胺药合用，通常耐受性良好，但对有些患者可能会带来一些问题，如失眠、精神紧张、尿潴留、高血压及心悸[30]。因此，老年人、甲状腺功能亢进、心血管疾病、糖尿病、青光眼的患者及妊娠期妇女使用这些药物时要注意[30]。鼻剂并没有上述这些副作用，但应当限于短期使用以避免鼻充血的反弹[28]。由于伪麻黄碱（pseudoephedrine）被用于非法制造甲基苯丙胺，现在严格限制含伪麻黄碱的非处方药的销售[30]，另外，有关去氧肾上腺素（phenylephrine）的有效性问题[30]给口服减充血剂的最佳使用带来了挑战。

抗胆碱药

异丙托溴铵（ipratropium bromide）鼻剂是抗胆碱药物，可以有效减少变应性鼻炎、非变应性鼻炎和上呼吸道病毒感染的水样鼻分泌物[28]。但抗胆碱药物对于其他症状无明显效果。

眼科治疗

用于治疗变应性结膜炎的眼科药物包括抗组胺药、减充血剂、肥大细胞稳定剂和非甾体抗炎药。这些药物有效的减缓眼睛症状，并且能够与口服和鼻腔药物联合应用。

表 20-3

变应性鼻炎常用减充血剂[a,b]

通用名(商品名)	成人剂量	儿童剂量[c]
口服[a]		
伪麻黄碱(Sudafed)	60mg/4~6h (最大 240mg/d)	6~12 岁,30mg/4~6h(最大 120mg/d) 2~5 岁,15mg/4~6h(最大 60mg/d)
苯肾上腺素(Sudafed PE)	10~20mg/4h (最大 120mg/d)	6~11 岁,10mg/4h(最大 60mg/d)
局部[d]		
萘甲唑啉(Privine)	0.05%溶液:每侧鼻孔 1~2 滴或喷雾/6h	12 岁以下:避免使用或在医生指导下使用
苯肾上腺素(Neo-Synephrine)	0.25%~1.0%溶液:每侧鼻孔 2~3 喷或滴/3~4h	6~11 岁:0.25%溶液,每侧鼻孔 2~3 喷或滴/4h; 2~5 岁:0.125%溶液,每侧鼻孔 2~3 滴/4h 以上
羟甲唑啉(Afrin)	0.05%溶液:每侧鼻孔 2~3 喷雾/10~12h	6~12 岁:每侧鼻孔 2~3 喷/12h
丁苄唑啉(Triaminic)	0.1%溶液:每侧鼻孔 2~3 喷雾/8~10h	2~12 岁:0.05%溶液,每侧鼻孔 1~2 喷雾/8~10h

　[a] 市售的很多口服减充血剂和口服抗组胺药组成复方制剂。添加抗组胺药后,减充血剂的剂量会改变。截至 2005 年,含伪麻黄碱产品在美国被限制销售,美国联邦法律限定购买数量为 9g/月,购买 3.6g/d 则需带有效身份证件及签字。各州可能有额外的限制,详情咨询当地药物委员会。

　[b] 有些口服减充血剂为短效、长效或缓释制剂,长效制剂的具体剂量参考药品包装说明。注意有些长效制剂不推荐用于 12 岁以下儿童。

　[c] 2008 年,FDA 发布了一个咨询警告建议,由于潜在的严重和可能危及生命的不良事件,婴儿及 2 岁以下儿童不应使用非处方的咳嗽和感冒药(例如,含止咳药、祛痰药、减充血剂和抗组胺药的制剂)(http://www.fda.gov/forconsumers/consumdates/ucm048682.htm)。很快,2008 年 10 月,药品生产商主动修改了非处方咳嗽和感冒药的药品说明书,注明 4 岁以下儿童"请勿使用"。此外,2011 年,FDA 将未经批准的抗过敏的处方药撤出市场,因为它们缺乏安全性、有效性和符合质量标准的证明(http://www.fda.gov/drugancecomplianceregulatory-information/cementactivitiesbyfda/selectedenforcementactionsonunapproveddrugs/ucm244478.htm#q1)。

　[d] 为防范反弹性鼻充血的风险,疗程不超过 5 日。由于可能产生毒性,所以局部减充血剂禁用于学龄前[24] 儿童或婴儿[14]。来源:Facts & Comparisons eAnswers. http://online.factsandcomparisons.com/index.aspx? Accessed May 7,2015.

免疫治疗

　　IgE 介导的疾病患者[3]、在最佳药物治疗后出现严重症状的患者[2,5]、因药物副作用限制其治疗选择的患者[5]、无法避免接触变应原的患者[3]应考虑使用特异性过敏原免疫治疗(specific allergen immunotherapy,SIT)。通过皮下注射免疫疗法(subcutaneous injection,SCIT),或称"脱敏注射",临床疗效已得到确认[2],并且是有效缓解疾病的唯一治疗方法[1-3]。传统的皮下注射免疫疗法存在一些缺点,如费用、依从性和罕见的全身性不良反应[1,31]。由于一些患者无法接受常规注射,已经研发出了能提供抗原的替代疗法,如鼻腔、口腔、支气管和舌下免疫疗法(sublingual immunotherapy,SLIT)[31]。由于缺乏临床疗效或安全性,已经放弃了口腔、鼻腔和支气管的路径[31,32]。SLIT 的疗效已被证实,该片剂于 2014 年 4 月获得 FDA 批准[33],详见表 20-4。

其可能的不良反应包括局部反应,如口腔痒[1]及嘴唇和嘴巴肿胀[32]。SCIT 和 SLIT 的全身反应包括荨麻疹、肠胃不适、喘息和过敏反应[1]。由于可能发生这些反应,SCIT 应该在诊室给药,而 SLIT 第一次给药后,它可以在家里(每日)服用[2]。医疗提供者应该开注射的肾上腺素处方,并教育患者在紧急情况下如何使用,不应给患有未控制的哮喘患者或使用 β-受体阻滞剂的患者使用 SLIT[29]。

　　最近关于应用等效剂量策略(如 SLIT 所需的抗原剂量远远高于 NIT)的研究综述发现,SLIT 安全、方便,能够明显减轻变应性鼻炎的症状和减少药物需求[4,57,58]。鼻腔免疫疗法的疗效尚缺乏证明,但是一个关于儿童的多中心试验表明,与安慰剂相比,其鼻炎症状评分有所改善[56]。尽管在欧洲 SLIT 因其效果和成本及依从性的优势已成为标准免疫疗法,但 SLIT 和 NIT 目前在美国还未获得批准[55]。

表 20-4

舌下片免疫疗法

药物名称	变应原	批准使用的年龄(岁)	剂量	给药注意事项
Ragwitek	豚草花粉	18~65	1 片,舌下含服,每日 1 次	在每个豚草花粉季节预期开始前至少 12 周开始治疗,并持续整个花粉季节
Oralair	混播牧草:春天果园多年生黑麦,梯牧草,肯塔基蓝草	10~65	成人:300 IR 舌下含服,每日 1 次 10-17 岁:第 1 日 100 IR 舌下含服,第 2 日 200 IR,然后 300 IR 每日 1 次 服药前,从包装中取出含片即刻服用	在每个草花粉季节预期开始前 4 个月开始使用,并持续整个花粉季节
Grastek	梯牧草	5~65	5 岁及以上:2,800BAU 舌下含服,每日 1 次 服药前,从包装中取出含片即刻服用	在每个草花粉季节预期开始前 12 周开始使用,并持续整个花粉季节可连续 3 年每日服用(包括草花粉季节之间的间隔),在临床试验中,最多中断治疗不超过 7 日

因可能出现过敏反应,因此首次使用该药物要在医疗机构;首次给药后监测患者 30 分钟,如果耐受良好,以后可在家使用。应教会患者使用肾上腺素自动注射器。将药片放在舌下至完全溶解(至少 1 分钟),然后咽下。手接触药片后要洗手。在药片溶解后 5 分钟内避免进食或饮料(以防止吞下过敏原提取物)。SL,舌下含服;IR,反应指数;BAU,生物等效变态反应单位。

来源:Facts & Comparisons eAnswers. http://online. factsandcomparisons. com/index. aspx? Accessed May 7,2015.

抗 IgE 治疗

奥马珠单抗(omalizumab)是一种重组人单克隆抗 IgE 抗体,通过与体内游离的 IgE 结合而显著降低游离 IgE 水平,阻断 IgE 与肥大细胞和嗜碱粒细胞结合,从而降低 IgE 介导的过敏反应[28]。研究证明,每月皮下注射抗奥马珠单抗 1~2 次,能减轻季节性变应性鼻炎和常年性变应性鼻炎患者[28]的鼻部症状[4]。目前,此疗法仅被用于 12 岁以上,且吸入糖皮质激素无法有效控制的过敏性哮喘人群。奥马珠单抗也被批准用于使用抗组胺 H₁ 治疗不能控制症状的慢性特发性荨麻疹患者,使用奥马珠单抗的成本很高(估计在每位患者每年 6 400 到 32 000 美元之间)[28]。该产品已用黑框警告用户,奥马珠单抗在任何剂量给药后 24 小时之内,能引起潜在的危及生命的过敏反应,即使首次剂量无效也可能发生[34]。FDA 还收到了一些报告,认为心脏和脑血管不良事件的发生率略有升高,某些癌症的潜在风险增加,这些都需要进行监控[35]。

妊娠期用药的特殊注意事项

关于各种药物治疗风险的数据大多源于动物研究。虽然关于人类数据有限,但是队列和病例对照研究为治疗决策的制定提供了依据。抗组胺药、鼻内糖皮质激素和色甘酸在妊娠期用药是安全的[3]。虽然局部减充血剂可以短期应用[29],但口服减充血剂一般避免使用[3]。在目前关于人类数据有限的情况下,口服孟鲁司特可能用于孕妇[29];但是一般来说,局部用药优于全身治疗方法。目前使用免疫疗法的患者可以继续使用;但禁止孕妇开始免疫治疗或增加免疫治疗剂量[3]。

非药物疗法

维持疗法是变应性鼻炎患者治疗的基础[1]。这些策略对症状的急性恶化和慢性患者是有帮助的。维持疗法能够改善不适,减轻症状,并改善药物疗法的副作用。该疗法包括鼻窦和外鼻道的外敷,通过人工泪液或者鼻用生理盐水对鼻黏膜加湿。据报道,许多慢性鼻窦炎患者的症状通过用生理盐水冲洗鼻子[3,5]或鼻腔冲洗得以改善。

具体治疗方案

抗组胺药

变应鼻炎的诊断

案例 20-1

问题 1:L. B. ,57 岁。有 10 年的高血压病史且从儿童时期就有间歇性的变应性鼻炎(皮肤测试证实对桦树花粉敏感)。主诉有鼻痒、打喷嚏、流清鼻和鼻塞的症状。每年春天都会出现类似的症状而且伴有眼痒,但引起注意的是自从其搬到乡下一所年代比较古老的旧房子里后,这种症状就开始变为持续存在。过去,L. B. 通过使用抗组胺和减充血的非处方药(OTC)[苯海拉明(diphenhydramine)50mg 和伪麻黄碱 60mg,据症状每日 2~4 次]对季节性的鼻炎症状成功进行了控制,但是这些药物似乎对眼痒没任何作用。通过应用氢氯噻嗪

（hydrochlorothiazide）25mg 晨服和氨氯地平（amlodipine）10mg，每日 1 次，高血压控制良好。他否认其他疾病，无发热的症状，血压 128/82mmHg。无药物不良反应史和药物过敏史，不吸烟，不酗酒。请问 L. B. 陈述的那些因素表明其可能患有变应性鼻炎吗？

L. B. 具有持续性（常年性）变应性鼻炎的典型症状并伴有间歇性（季节性）加重：鼻痒、打喷嚏、流清涕（通常量比较大）和鼻塞[4]。其病史中皮肤变应测试的阳性结果和既往症状对抗组胺药物和减充血剂[2]的反应同样支持诊断结果。最初，症状只出现在树木授粉期并可预测，在其他时间症状很轻微。然而，搬到老房子后，可能激活了潜在的对尘螨变应原和霉菌孢子敏感性。可根据这些推断进行治疗。如果这种治疗方法无效，可用皮肤测试或其他的实验室评价进行确证。

避免变应原的措施

案例 20-1，问题 2：L. B. 可使用哪些措施最大限度地减少对变应原暴露？

对已知的过敏体质患者，避免接触变应原对减轻症状是十分重要的。避免这些致敏因素可以改善症状；然而，几乎没有证据证明单一物理或化学方法的有效性[24]。为了达到有效控制，常常需要多种措施控制环境的诱因[24]。尽管避免所有的变应原常常不太现实，但是一些简单的改变也能减低很多常年性的诱发因素如尘螨、动物皮屑和真菌的暴露，从而有利于症状的控制[1,6]。

避免接触屋尘螨（如在弹簧箱、床褥和枕头上使用不透水封盖）是降低变应原暴露的传统使用方法。虽然这种措施仍然经常被推荐使用，但仍有争议。研究表明，带有防渗罩的床垫中的尘螨含量较低，但这与症状的改善没有关系[1]。减少抗原暴露的其他方法包括：至少每周用高于55℃的热水洗床上用品并用高温烘衣机烘干[36]、拆除软垫家具及每日洗地板。另外，通常建议将室内湿度降低到50% 以下，用漆布、瓷砖或木地板代替地毯[36]。

当室外湿度较高时，要避免霉菌比较困难，但是覆盖寒冷、潮湿的表面比如带有隔热和增加通风的水管，可以帮助降低湿度。此外，应使用洗涤剂和水去除表面和缝隙中可见的霉菌[36]。因为 L. B. 最近刚搬入老房子，他可能没有使用这些避免变应原的措施。在第一次就诊时，医生应该推荐这些措施并给予解释。

变应性鼻炎的治疗目标

案例 20-1，问题 3：L. B 的治疗目标是什么？

变应性鼻炎的治疗目标是控制症状，能从事全部日常生活活动，并且没有治疗引起的不良反应。对于有季节性症状加重的患者，另一个目标是通过预测患者的敏感季节，来预防症状的发作。在 L. B. 的案例中，他应该使用环境控制措施减少暴露，然后开始长期治疗，并在授粉季节开始前

2 周接受可能的辅助治疗。

治疗药物的选择

案例 20-1，问题 4：多年来，L. B. 一直使用苯海拉明，症状得到很好的缓解，而且，据他回忆，白天仅有轻微的镇静作用。他向您寻求意见，这是不是治疗他过敏症状的最佳治疗方案？他特别要求可以使用一种最经济有效的治疗方法，因为对任何药物治疗他都是自费。请问您推荐怎样的治疗方案？如何开始？

基于治疗的有效性和方便性，对变应性鼻炎患者尤其是症状较轻患者，包括可用的非处方药在内，口服抗组胺药常常被推荐作为初始治疗药物[1]。抗组胺药能减轻鼻痒，打喷嚏和流涕的症状[3]，对眼部不适有效，但对鼻塞无效。第一代抗组胺药（FGAs）如苯海拉明、溴苯那敏（brompheniramine）、氯苯那敏（chlorpheniramine）和氯马斯汀（clemastine）等对 H_1 受体缺乏特异性，能产生很强的镇静作用，以及导致多种抗胆碱能副作用，可造成行为损害[29]，以上缺点限制了它们的使用。虽然有时这些作用被认为是理想的（如助眠和使鼻腔分泌物干燥），但在大多数情况下，第二代抗组胺药（SGAs）如氯雷他定（loratadine）、非索非那定（fexofenadine）、西替利嗪（cetirizine）、地氯雷他定（desloratadine）和左西替利嗪（levocetirizine）是首选[1,2,3,37]。

抗组胺药物通过下列两种途径之一来阻止组胺的功能：（i）作为 H_1 受体拮抗剂；（ii）作为 H_1 受体的反向激动剂[4]。FGAs 通过血-脑屏障（BBB）导致不良反应。非镇静的抗组胺剂（第二代和第三代药物）不通过 BBB[4]，因此较少产生镇静作用，更适合儿童和老年人。L. B. 对 FGA 的反应很好，没有过度嗜睡的症状。但是镇静作用包括睡意（即主观的困倦或昏睡状态）和损伤（即客观的体力下降或认知能力的下降）[4]；即使没有明显的瞌睡，认知障碍也会发生。虽然患者能够表现出对 FGAs 镇静作用的耐受性，但他们可能没有察觉到仍然存在的行为能力的损害。这导致专家一致认为在治疗变应性鼻炎时 SGAs 比 FGAs 更有优势[1,3,5,37]。

通常，SGAs 药物具有如下一种或多种特征：（a）较高的 H_1 受体选择性；（b）无或较小的镇静作用；（c）不同于抗组胺效应的抗过敏作用[65]。早期的 SGAs，阿斯咪唑和特非那定，由于心血管毒性的风险退出市场，这种风险通常与高剂量使用相关，或者与其他通过 P450 酶系代谢的药物的相互作用导致[68]。这与目前正在使用的 SGAs 药物并无太大关系，然而，目前许多的药物经肝脏代谢，有证据表明，由此可能引起潜在的药物相互作用或代谢异常[69]。

L. B. 对 FGA 药物反应良好，且不会产生太多的困意。然而已有证据表明，镇静包括困倦（如主观睡意或昏睡的状态）和障碍（如客观的特定的身体或精神能力上的减退）[61]，即使在没有明显困意的情况下认知障碍仍会发生[70,71]。虽然患者能够忍受 FGAs 的镇静作用，

但他们可能没有认知到行为损害依然存在。正因为如此，专家们达成一个共识，认为治疗变应性鼻炎SGAs优于FGAs[41,69]。

表20-2中所列的抗组胺药物基本上都是等效的[41]。因此，可根据药物作用时间，副作用大小（尤其是困倦和抗胆碱能作用），发生药物相互作用的风险和花费而进行选择[1]。一些患者说对抗组胺药物出现了"耐药"，随着时间的推移，持续的用药只能较少的缓解症状。虽然没有药理学上的解释来支持这些现象[1]，但是如果出现这种感觉，更换治疗药物可能会使患者受益[1]。

SGAs的主要优势在于它们对H_1受体的选择性和较少的中枢神经镇静作用[28]。据报道地氯雷他定，非索非那定，氯雷他定和左西替利嗪在推荐剂量下没有镇静作用的发生[6,28]。氯雷他定和地氯雷他定在超过推荐剂量时可引起镇静[6]。西替利嗪[6]和左西替利嗪[1]的镇静作用比其他第二代或第三代药物强。SGAs的另一个优点是，大多数产品可以每日服用一次[6]，提高了患者对治疗的依从性。具体抗组胺药物之间的比较见表20-2。持续使用口服抗组胺剂可以获得最大的疗效，但间断使用也可使许多患者得到缓解[1]。在L.B.案例中，用氯雷他定每日10mg开始治疗是合理的，因为研究已证明药物的有效性和极少的副作用，并且无需处方即可获得（符合他的要求）。而且作为常规用药，可以进一步的控制治疗成本。

鼻内抗组胺药

案例20-1，问题5：L.B.讲述有一个具有相同症状的朋友经抗组胺鼻腔喷雾给药得以缓解。请问抗组胺药是否可以通过这种方式给药，或者是否L.B.混淆了鼻腔给药与其他治疗如减充血剂或糖皮质激素？鼻内给予抗组胺药是否适用于L.B.？

鼻内用药可使用外用药物制剂。这些药物被认为与口服SGAs具有相同的疗效[1,14]，起效更快[37]。另外，它们可能会改善鼻塞症状[1,6]。鼻内抗组胺药（氮斯汀和奥洛他定）比口服制剂起效更快[1]，但不好的是需要每日给药2次[6]。早期研究表明鼻内抗组胺药引起嗜睡的副作用与FGAs相当；但最近的数据显示，其发生率要低得多（0.4%~3%），与安慰剂组和鼻内类固醇组相似[1]。鼻用氮斯汀也会导致局部不良反应，包括鼻刺激、口干、咽喉痛以及轻微的鼻出血[29]。一个明显的问题是，高达20%的患者在使用鼻剂后感觉有令人不快的苦味[29]。最初经鼻腔给药产品（Astelin）是生理盐水做溶媒（已撤市），而新的制剂（Astepro）用山梨醇和蔗糖素来掩盖这种苦味[38]。氮斯汀应用广泛，虽然患者很少再对新产品抱怨，但问题依然存在。

鼻腔抗组胺药对于那些口服给药效果不佳的患者有潜在的疗效[1]。另外，一些患者可能更喜欢使用鼻内给药的方式，或者可从鼻内抗组胺药和鼻内皮质类固醇的联合治疗中受益。作为唯一的处方产品，鼻内抗组胺药比许多口

服替代品昂贵。由于其作为处方药比较昂贵、副作用风险增加和令人讨厌的味道，局部氮卓斯丁用药对于L.B来说不是一个最佳的治疗方案选择。

减充血剂治疗

案例20-1，问题6：减充血剂在L.B.鼻炎治疗中的作用？

鼻塞在那些仅有间歇症状的患者中通常不很严重，但L.B.的症状自其搬家后已经变成持续性的了，在推荐药物治疗前，应该对确切的鼻塞发生频率和严重程度进行评估。对于那些只有轻微的、间歇症状的患者，盐水冲洗（根据需要给药）有利于鼻腔黏膜保湿及炎症的缓解，但是这种方式操作起来有一定难度。抗组胺药对鼻塞作用很小，因此对于中、重度充血患者可能需要抗组胺药和减充血剂的联合。在治疗变应性鼻炎中联合使用抗组胺药和口服减充血剂的效果要强于单独使用其中任何一种药物[1]。

局部（鼻内）和口服减充血剂是拟交感神经药，能直接刺激肾上腺素能受体α_1引起血管收缩[28]。对鼻黏膜的局部作用包括：减轻鼻甲肿胀和充血[4]，改善鼻通气。口服减充血剂包括苯肾上腺素和伪麻黄碱。2005年以前，伪麻黄碱还是比较常用的药物，然而由于制造商可能使用伪麻黄碱生产违禁物质（如甲基苯丙胺），国家和联邦政府限制了含有伪麻黄碱产品的可购买数量和购买方式。这些限制导致许多口服减充血剂需要重新研制，包括苯肾上腺素替代伪麻黄碱。这些药物对打喷嚏、瘙痒或眼部症状无效[4]。一个Meta分析表明，苯肾上腺素作为减充血剂被批准为非处方药，但其疗效令人担忧[39]；然而，FDA认为有足够的数据支持其继续使用。表20-3比较了非处方的口服和局部用减充血剂。

口服减充血药能引起全身性副作用，尤其是中枢神经系统刺激引起的副作用（如紧张、不安、失眠、震颤、焦虑和恐慌症）[28]。心血管刺激（如心动过速、心悸和血压升高）也会发生，所以高血压患者在口服减充血剂时应该密切观察[28]。由于口服减充血剂不会引起鼻充血的反跳现象，大多数患者适合间歇性短期使用，而非长期使用[24]。局部使用减充血剂不会导致全身性副作用，然而，由于存在引起鼻塞反弹的风险，这些药物不推荐长期用于鼻炎的治疗（案例20-7）。

由于L.B.有鼻塞症状，除氯雷他定外他还需加用减充血剂。他可以选择使用每日1次固定剂量的复方制剂（如氯雷他定10mg+缓释的伪麻黄碱240mg）或者在使用氯雷他定的同时，根据需要给予伪麻黄碱。虽然过去L.B.应用伪麻黄碱没有出现任何问题，但是现在他可能需要接受关于伪麻黄碱新购买程序的指导，并确保他了解新的购买限制与其作为一个减充血剂的安全性是无关的。此外，虽然他的高血压控制良好，但是血压依然需要规律监测，以便及时发现血压波动。如果他考虑使用处方药物，对L.B.来说，鼻内类固醇（随后讨论）将是一个合理

的选择。

眼部治疗

眼和鼻症状的关系

案例 20-1,问题 7:L. B. 新的治疗对持续鼻炎症状是有效的。然而,他抱怨在春天他的眼睛发痒和流泪,服用氯雷他定、伪麻黄碱似乎并没有帮助。请问眼部症状与变应性鼻炎有什么关系?

变态反应性眼部疾病最常见的形式是季节性(间歇性)变应性结膜炎[seasonal(intermittent)allergic conjunctivitis,SAC]和常年性变应性结膜炎(perennial allergic conjunctivitis,PAC)[40]。SAC 和 PAC 的症状是相同的,都是由于角膜对空气中的变应原的变应反应引起的。SAC 症状常常来自对花粉的反应,而 PAC 的症状往往与屋内尘螨这样的变应原相关)[40]。变应性结膜炎的症状是眼睛发痒、红肿和结膜肿胀)[40]。

由于可能对视力造成长期损害,眼部情况需要由有经验的专科医生进行评估。其他易与变应性结膜炎相混淆的眼部疾病包括特异性角膜结膜炎、春季角膜炎和巨乳头性结膜炎[40](见第 54 章)。

治疗药物选择

案例 20-1,问题 8:针对 L. B. 的变应性结膜炎,有哪些治疗方案?临床医生如何选择治疗方案?

季节性和常年性变应性结膜炎的治疗是相似的,只是疗程上有些区别(如间歇性或是持续性治疗)。非药物治疗包括尽可能地避免气源性致敏原,给予冷敷[41]或经常使用人工泪液润滑眼睛,对眼表面各种变应原和炎症介质起到屏障和稀释作用[40]。治疗变应性结膜炎的有效方法包括眼睛局部给药抗组胺药、减充血剂(血管收缩剂)、肥大细胞稳定剂和非甾体抗炎药物(表 20-5)[41]。这些眼部用药的作用机制与其相应的鼻部用药的机制相同。另外,眼科局部使用皮质激素在急性角膜炎的治疗上作用有限,由于存在合并严重的眼部感染的风险,不建议长期使用[40]。

表 20-5

变应性结膜炎的眼部局部用药

通用名(商品举例)	现有剂型/浓度	剂量
抗组胺药		
氮斯汀(Optivar)	滴眼液:0.05%	成人及 3 岁或以上儿童:患眼 1 滴/12h
依美斯汀(Emadine)	滴眼液:0.05%	成人及 3 岁或以上儿童:患眼 1 滴,最多 4 次/日
抗组胺/减充血复方		
非尼拉敏+萘甲唑啉(Naphcon-A)[a]	滴眼液:0.025%盐酸萘甲唑啉+0.3%马来酸非尼拉敏	成人及 6 岁或以上儿童:患眼 1~2 滴/6h,用药不超过 3 天
抗组胺/肥大细胞稳定剂		
酮替芬(Zaditor)[a]	滴眼液:0.025%	成人及 3 岁或以上儿童:患眼 1 滴/8~12h
奥洛他定(Pataday)	滴眼液:0.2%	成人及 3 岁或以上儿童:患眼 1 滴/日
肥大细胞稳定剂		
色甘酸钠(Crolom)	滴眼液:4%	成人及 4 岁或以上儿童:患眼 1~2 滴,4~6 次/日
洛度沙胺(Alomide)	滴眼液:0.1%	成人及 2 岁或以上儿童:患眼 1~2 滴,4 次/日,至 3 个月
萘多罗米(Alocril)	滴眼液:2%	成人及 3 岁或以上儿童:感染眼部 1~2 滴/12h

表 20-5

变应性结膜炎的眼部局部用药（续）

通用名（商品举例）	现有剂型/浓度	剂量
哌罗来斯（Alamast）	滴眼液：0.1%	成人及 3 岁或以上儿童： 患眼 1~2 滴，4 次/日
非甾体抗炎药[b]		
酮咯酸（Alamast）	滴眼液：0.5%	成人及 3 岁或以上儿童： 患眼 1 滴，4 次/日
糖皮质激素[c]		
氯替泼诺（Alrex）	混悬滴眼液：0.2%	成人： 患眼 1 滴，4 次/日

[a] 非处方药物。

[b] 其他眼部非甾体抗炎药（双氯芬酸、氟吡洛芬、舒洛芬）的使用指征为手术中的缩瞳和/或白内障手术，但不用于变应性结膜炎。

[c] 其他眼部非甾体抗炎药（地塞米松、二氟泼尼酯、曲安奈德、氟米龙）使用指征为眼睛炎症，但不用于变应性结膜炎。

来源：Facts & Comparisons eAnswers. http://online.factsandcomparisons.com/index.aspx? Accessed May 8, 2015.

在 L. B. 案例中，针对其急性症状，可推荐短期药物治疗，治疗方案为抗组胺药+血管收缩药（如 0.3% 马来酸非尼拉敏+0.025% 盐酸萘甲唑啉）复方制剂，患眼每次 1~2 滴，每日可达 4 次。需要注意的是眼部血管收缩剂的过度使用可能会导致结膜炎的反弹，这与使用鼻减充血剂时的情况相似（见"药物导致的鼻充血：药物性鼻炎"一节）。因此，局部使用眼用减充血剂应限制在 3~5日。如果患者具有慢性鼻炎症状，可考虑换用鼻内糖皮质激素（对合并症状可能具有更佳疗效）[1] 或咨询专业医护人员。

色甘酸钠治疗

案例 20-2

问题 1：J. C. 是个 10 岁的小女孩，每年在她几次去住在另外一个州的父亲家时，她都会出现流鼻涕和打喷嚏的症状。问诊时，J. C. 的妈妈说 J. C. 以前从没有过这症状，但他父亲一年前在当地动物收容所收养了一只小狗，症状的出现与孩子和小狗在一起的时间相对应。J. C. 下个月将再次去看父亲，她想购买一些非处方药物来预防其"暑假期间到父亲家时发病"。可采取什么措施来治疗她变应性鼻炎的间歇症状？

这些症状是由动物皮屑诱发的轻度变应性鼻炎。在 J. C. 这个案例中，在可能预见症状发作的情况下，预防性治疗有助于减少变应原暴露的影响[36]。虽然间歇性使用抗组胺剂或鼻内糖皮质激素是常见的选择，但在每次旅行前几周定期使用的鼻内色甘酸也可能对她这种情况有好处。由于她的母亲提出她希望选择非处方药物，所以避免接触变应原策略加色甘酸鼻喷剂是合理的最初治疗方案。缺点是：药品属于自费药品、用药需一定的操作技巧、每日需多次用药（每日最多可达 6 次）[24]，并且与其他治疗方案相比疗效较差[3]。

案例 20-2，问题 2：J. C. 的父亲应该采取些什么措施来最大程度的减少变应原的暴露？

为了尽量减少 J. C. 对变应原的暴露，应禁止狗进入儿童卧室。可能的话，将其放在屋外或者局限在屋里未铺地毯的地方。J. C. 的父亲应该使用高质量的空气净化器[42]，并且在 J. C. 外出的时候用一个双过滤系统真空洗尘器清扫房间。虽然在孩子造访时每周给狗洗 2 次澡的好处尚不明确，但这种做法可能有帮助[1]。同样的，在抚摸或与狗狗玩耍之后，J. C. 应该洗手，尤其是在抚摸脸之前洗手[42]。通风管道除常规清洗以外，支付额外花费请商业清洗并没有意义。

使用说明

例 20-2，问题 3：如何指导 J. C. 用色甘酸钠鼻喷雾剂预防症状？

为了达到疗效，色甘酸鼻喷雾剂必须每日多次给药，而这会影响她的依从性[37]。色甘酸钠鼻喷雾剂（5.2mg/揿）的起始剂量是每个鼻孔 1 喷，每日喷 3~4 次，最多可达 6 次[29]。对于有些患者，可以用 2~3 倍剂量来控制症状。由于该药物起效时间较长，所以应指导 J. C. 在她拜访的至少 2 周前就开始治疗。

临床医生应确保在治疗开始前父母和孩子都掌握了正确的用药技术。在首次使用时，应该按压装置直到达到稳定细雾喷雾。应指导 J. C. 轻轻地擤鼻涕清洁鼻腔，然后稍微向上，在平行于鼻中隔的方向向每个鼻孔喷色甘酸钠溶液。

局部鼻用色甘酸钠具有良好的安全性，不良反应发生率极低。局部刺激症状，以灼烧感、刺痛和打喷嚏最为常见。由于色甘酸的安全性好，所以广泛用于儿童变应性鼻炎及妊娠期鼻炎治疗。表 20-6 列举了鼻内色甘酸的剂量和有效性。

表 20-6

其他治疗鼻炎的口服和鼻内用药物

通用名(商品名)	现有的剂型/浓度	成人剂量	儿童剂量
口服			
白三烯调节剂 孟鲁司特 (Singulair)	片剂:10mg 片剂,咀嚼片: 4mg,5mg 口服颗粒剂:4mg	10mg,每日 1 次	6~14 岁:5mg,每日 1 次 2~5 岁:4mg,每日 1 次 6~23 个月岁:4mg,每日 1 次
鼻内			
抗组胺药 氮斯汀 (Astepro)	鼻喷剂: 0.1% 0.15%	常年性: 0.15%:2 喷/鼻孔,每日 2 次 季节性: 0.1%:1 ~ 2 喷/鼻孔,每日 2 次 0.15%:1 ~ 2 喷/鼻孔,每日 2 次 or 2 或 2 喷鼻孔,每日 1 次	常年性: 6 个月~5 岁儿童 (0.1%)1 sp EN,每日 2 次 ≥2 岁儿童:0.15%:2 喷/鼻孔,每日 2 次 6~11 岁儿童:0.1%或 0.15%:1 喷/鼻孔,每 日 2 次 季节性: 6~11 岁儿童:0.1%或 0.15%:1 喷/鼻孔,每 日 2 次 2~5 岁儿童:0.1%:1 喷/鼻孔,每日 2 次
奥洛他定(Patanase)	鼻用溶液:0.6%	2 喷/鼻孔,每日 2 次	6~11 岁:1 喷/鼻孔,每日 2 次
肥大细胞稳定剂 色甘酸钠 (Nasalcrom)[a]	鼻喷剂:5.2mg/喷	1 喷/鼻孔,每日 3 ~ 4 次(每 4~6 小 时 1 次,最多每日 6 次)	>2 岁儿童,1 喷/鼻孔,每日 3 ~ 4 次(每 4~6 小时 1 次,最多每日 6 次)
抗胆碱药 异丙托溴铵 (爱喘乐)[b]	鼻喷剂:21μg/喷 (对常年性症状), 42μg/喷(对季节 性症状)	2 喷/鼻孔,最多每日 4 次(最 大 =672μg/d)	>6 岁儿童:42μg/喷:2 喷/鼻孔,每日 2~3 次 5~11 岁儿童:84μg/喷:2 喷/鼻孔,每日 3 次

[a] 不用处方即可买到。

[b] 根据患者的个体反应调整最适剂量,个体剂量滴定总能达到比较满意的效果,能达到最小有效剂量,降低发生副作用的危险。另外,异丙托溴铵 42μg 喷鼻治疗季节性变应性鼻炎超过 3 周的安全性和有效性尚未证实。

来源:Facts & Comparisons eAnswers. http://online. factsandcomparisons. com/index. aspx? Accessed May 8,2015

鼻内糖皮质激素治疗

案例 20-3

问题 1:A. R. 是一名 8 岁的小女孩,患有变应性鼻炎和哮喘。曾经使用布地奈德(budesonide)气雾剂治疗哮喘,口服氯雷他定治疗鼻炎。她的母亲提到她经常打喷嚏、鼻子和眼睛发痒,而且因为鼻塞晚上睡眠不好,她还提到不能天天服用西替利嗪,因为会使她上学时昏昏欲睡。既往哮喘控制良好,然而,她担心的是她的呼吸急促的表现,这些表现可能与她的变应反应有关。在你和她谈话时你注意到她完全用嘴呼吸,频繁的吸鼻和揉鼻子。同时你也可看到她的黑眼圈。A. R. 表现了变应性鼻炎的哪些信号和症状?

A. R. 表现了儿童变应性气道疾病的典型症状。由于鼻痒和有流出物她总做出抽鼻和吸鼻的反应。由鼻子发痒而引起的频繁向上擦鼻子(一般用手掌)被称之为"过敏性敬礼"。长期存在的症状可导致面部变形,包括在鼻梁处形成横褶痕[3]。这些黑眼圈通常被称为"过敏性黑眼圈",由于严重眼部瘙痒而频繁揉眼可使其进一步加重[1,37]。

案例 20-3,问题 2:由于她伴有哮喘,那么治疗 A. R. 的变应性鼻炎有哪些需要特别考虑的地方?

根据变应性鼻炎与哮喘的上下呼吸道炎症反应的关系以及他们相似的免疫机制,可合理的推断出上呼吸道过敏控制不好会对哮喘的控制有不良影响[24]。实际上,鼻炎是哮喘发展的风险因素[37],控制不好鼻炎将加重哮喘[4]。像 A. R. 这样伴有哮喘的患者,对变应性鼻炎的治疗能降低气道的高反应性,减少哮喘症状[1,37]。

过去认为对哮喘患者使用抗组胺药物(FGAs)是有问题的,其存在理论上的担心:这种药物的抗胆碱能作用能引起气道分泌物的过度干燥。现在很明确,大部分哮喘患者可以服用任何一种抗组胺药物而没有肺部副作用。口服抗组胺药(SGAs)由于其用药方便,对 A. R. 来说,除了哮喘的治疗,首选给予 SGAs 治疗鼻炎。但是以往 A. R. 使用这些药物效果不佳,故可考虑给予 A. R. 使用鼻内糖皮质激素。

治疗作用

案例 20-3 问题 3:在 A. R. 案例中,鼻内糖皮质激素的作用?

根据症状发生频率和严重度及口服抗组胺药物疗效不佳或有副作用,鼻内糖皮质激素对于 A. R. 来说是一个合适的选择。鼻内糖皮质激素是目前变应性鼻炎治疗最有效的治疗方法,无论对成人还是儿童,它们安全、耐受性好,在减轻鼻痒、打喷嚏、流鼻涕和鼻塞方面具有较好疗效[1]。证据表明鼻内给药不但能改善所有的鼻部症状而且能有效缓解眼部症状[37]。

这些药物已证明对非过敏型鼻炎[6]、过敏性药疹[43]及鼻息肉也有很好的疗效[44]。表 20-7 列出了目前可用的鼻内糖皮质激素类药物。

其他治疗方法比较,鼻内糖皮质激素是目前最有效的治疗药物,它们常常被认为比抗组胺药疗效更好[1],当然这种获益在于治疗时必须正确使用吸入装置[3]。鼻内糖皮质激素能改善充血、打喷嚏、流鼻涕和发痒[36],各个可用的鼻内糖皮质激素疗效无差异[1]。

表 20-7

变应性鼻炎常用的鼻内糖皮质激素

通用名 (商品举例)	现有的剂型/浓度	成人剂量[a]	儿童剂量[a]
二丙酸倍氯米松 (伯克纳)	42μg/喷	1~2 喷/鼻孔,每日 2 次	6~12 岁儿童:1/鼻孔,每日 2 次 (最大剂量为每日 2 喷/鼻孔)
布地奈德 (雷诺考特)	32μg/喷	1 喷/鼻孔,每日 1 次(最大剂量为每日每个鼻孔 4 喷)	6~12 岁儿童:1/鼻孔,每日 1 次 (最大剂量为每日 2 喷/鼻孔)
环索奈德 (Omnaris)	50μg/喷	2 喷/鼻孔,每日 1 次	6~12 岁儿童:2/鼻孔,每日 1 次 (批准用于 6 岁以上儿童季节性症状和 12 岁以上儿童常年症状)
丙酸氟替卡松 (Flonase)	50μg/喷	2 喷/鼻孔,每日 1 次或 1 喷/鼻孔,每日 2 次	4~17 岁儿童:1~2 喷/鼻孔,每日 1 次(最大剂量为每日 2 喷/鼻孔)
糠酸氟替卡松 (Veramyst)	27.5μg/喷	2 喷/鼻孔,每日 1 次	2~11 岁儿童:1~2 喷/鼻孔,每日 1 次(最大剂量为每日 2 喷/鼻孔)
氟尼缩松	29μg/喷	2 喷/鼻孔,每日 2 次或 3 次(最大剂量为每日每个鼻孔 8 喷)	6~14 岁儿童:1 喷/鼻孔,每日 3 次或 2 喷/鼻孔,每日 2 次(最大剂量为每日 4 喷/鼻孔)
糠酸莫米他松 (内舒拿)	50μg/喷	2 喷/鼻孔,每日 1 次	2~11 岁儿童:1/鼻孔,每日 1 次
曲安奈德 (Nasacort AQ)	55μg/喷	2 喷/鼻孔,每日 1 次	2~11 岁儿童:1/鼻孔,每日 1 次

[a] 对每个患者,应设定一个糖皮质激素的最低有效剂量,以减少其不良反应。当患者获得最大疗效,症状得到控制时,在持续控制鼻炎症状的前提下,可以降低糖皮质激素的维持剂量。

来源:Facts & Comparisons eAnswers. http://online.factsandcomparisons.com/index.aspx? Accessed May 11, 2015.

作用机制

案例 20-3,问题 4:鼻内糖皮质激素是如何缓解变应性鼻炎症状的?

糖皮质激素与细胞质中的特定类固醇受体相互作用,然后类固醇受体复合物进入细胞核从而影响蛋白质合成,同时抑制磷脂分解转化成花生四烯酸[45];从而抑制前列腺素和白三烯的形成。局部糖皮质激素能减少鼻黏膜和上皮细胞内的嗜酸性粒细胞、嗜碱性粒细胞和肥大细胞的数量;直接抑制肥大细胞和嗜碱性粒细胞释放介质;减少黏膜水肿和血管舒张;稳定内皮细胞和上皮细胞;减少渗出[1]。局部糖皮质激素能抑制抗原引起的速发和迟发反应[28],因此推荐预防使用和持续治疗应用[1]。

治疗药物的选择

案例20-3,问题5:哪些鼻内糖皮质激素适用于 A.R. 变应性鼻炎的治疗?

目前市售的鼻内糖皮质激素产品药理学特点各异,这些特点会影响患者的接受度和依从性,但在疗效上并无明显差别[1]。这些药品主要的不同在于其效价、给药方案、给药装置、喷雾体积[29]和患者喜好。对于过敏体质的患者来说,那些不含防腐剂或不含乙醇的产品在理论上更加具有优势。

理想的鼻内糖皮质激素药物应具有较高的局部作用而全身作用较小。局部给药后,糖皮质激素可通过鼻黏膜吸收或咽下的部分药物通过胃肠道吸收进入体循环[44]。研究表明,对于某些糖皮质激素类药品,不同的感官属性(如余味、鼻部刺激和气味)影响药物的可接受性和患者的喜好[1]。因此需要一定程度的试验来找到适合 A.R. 的产品。

安全性

案例20-3,问题6:在这种情况下,经鼻使用皮质激素的安全性如何?

目前经鼻使用的糖皮质激素列于表 20-7 中。现有的经鼻使用的糖皮质激素在临床试验中表现出相似的药效[1]。布地奈德、倍氯米松、环索奈德、氟尼缩松推荐用于6岁及6岁以上的人群。倍氯米松 HFA 和丙酸氟替卡松用于4岁及以上人群,莫米松和糠酸氟替卡松则可用于2岁及以上人群[29]。曲安奈德(过敏 24 小时)和氟替卡松(过敏减轻)为 OTC 药,分别被批准用于2岁和4岁及以上人群使用。因为 A.R. 年龄是8岁,理论上她适合选用 OTC 鼻内糖皮质激素,鉴于她同时患有哮喘,给予她处方药可能更好。由于对上气道过敏的不良控制可能会对哮喘的控制产生负面影响[24],所以医护人员对她进行适当的监测十分重要。

有关儿童应用皮质激素时常受关注的问题是抑制生长发育的风险。目前美国食品药品管理局(FDA)要求在经口吸入和经鼻吸入的糖皮质激素类药物说明书上注明,儿童使用这类药品可能会降低他们的生长速度。虽然倍氯米松可能与儿童生长速度的减慢有关[44],但是大量研究表明,长期使用较新型的鼻内糖皮质激素不会造成儿童生长发育的减缓[1]。具体来说,有关莫米松、氟替卡松、布地奈德、环索奈德和曲安奈德的研究表明,在推荐剂量下,使用1年对生长没有影响[44]。所以,推荐和使用最低有效剂量的鼻内糖皮质激素是正确的,尤其是在儿童人群中,还可同时使用吸入用糖皮质激素。因为 A.R. 同时患有哮喘,正符合这种情况。

关于长期应用鼻内糖皮质激素的其他潜在副作用已有研究。严重的局部效应,如鼻黏膜萎缩或鼻中隔溃疡比较罕见,而且可以通过适当的技术预防[44]。骨密度的变化、眼压的变化及白内障不必关注[44]。

用药指导

案例20-3,问题7: A.R. 被给予布地奈德进行治疗,每侧鼻孔2喷,每日两次。应该怎样介绍和指导她使用这种药物?

尽管鼻内糖皮质激素的安全性很高,仍可能有局部的不良反应发生。现有药品为水性溶液通过手工喷淋泵给药,鼻干的副作用比原来配方中含有推进剂的气雾剂少。最常报道的不良反应是鼻衄[44]、局部刺激、灼烧、刺痛和干燥有可能发生[1]。采用适当的吸入技术可以减少鼻内糖皮质激素的不良反应[1,6]。

患者教育对于确保正确使用鼻内糖皮质激素和产生良好疗效是十分重要的[28]。应指导 A.R. 在其使用鼻吸入剂之前轻轻地擤鼻涕,因为鼻腔通道的严重堵塞可能阻止药物在作用部位的沉积。也应指导其喷雾时应远离鼻中隔[36],每个鼻孔给药时,使用对侧手进行操作很容易实现,这样操作使喷头垂直,背靠鼻中隔方向,以确保使用时与鼻中隔平行[3]。(This results in pointing the applicator nozzle straight and back to ensure application is parallel to the septum)

鼻内糖皮质激素治疗几天就会出现明显的治疗效果,某些新的药物起效很快,可在几小时内即缓解症状[1]。氟替卡松按需应用时也同样有效[1]。虽然如此,仍应告知患者药物完全起效可能需要 2~3 周的时间。

全身性糖皮质激素

案例20-3,问题8:使用全身性糖皮质激素治疗 A.R. 的变应性鼻炎的作用是什么?

相对于局部应用糖皮质激素的极小不良反应,全身应用这些药物可以导致许多、有时会是严重的不良反应。因此,全身性用药只适用于重症和虚弱的鼻炎患者的短期、辅助治疗。在这类病例中,可以短期应用相对较高剂量的糖皮质激素,亦称之为"冲击治疗"。泼尼松,成人 40mg/d,儿童每日 1~2mg/kg(或是类似化合物的等效剂量),晨起服用,连用至7天,可有效缓解急性、严重的鼻炎症状。如果 A.R. 的变应性鼻炎出现极为严重的恶化以至于影响到他的睡眠或上学,应该考虑采用口服糖皮质激素冲击治疗。同样,A.R. 在急性哮喘发作时短期应用全身糖皮质激素也会改善鼻部症状。

联合治疗

案例20-3,问题9:对于 A.R. 的变应性鼻炎,联合使用不同治疗方法治疗是否会有优势?

联合应用药物治疗过敏性鼻炎合理性的基础是,不同药物联合使用可获得理论上的相加或是协同的作用。通过对多种组合进行的研究证明,联合使用抗组胺药和减充血剂与单独使用任何一种相比,能更好地缓解鼻部症状;联合使用鼻内抗组胺药和鼻内糖皮质激素也有优势[1]。然而,鼻内糖皮质激素与口服抗组胺药物联合使用并没有显示出比单独使用鼻内糖皮质激素更好的临床疗效[1]。同样,口服抗组胺剂和白三烯调节剂的联合治疗通常不被推荐[1]。不管使用哪一种联合治疗,一旦症状得到控制,应尝试停用其中一个药物。

白三烯调节剂治疗

案例 20-4

问题 1:K. H. 是一个患有变应性鼻炎的 58 岁男性。数年来他每在豚草花粉的季节出现症状。他在此期间为缓解症状使用过多种抗组胺药,并有一定的效果。有时,K. H. 自己服用非处方药治疗,包括氯马斯汀和苯海拉明。今年,他在花粉季节前 1 周开始使用苯海拉明治疗,但在 10 日后出现尿潴留的症状。他的医生认为这一症状可能与抗组胺药加重他的前列腺增生有关,并给他更改为非索非那定 60mg,每日 2 次治疗。1 周后,K. H. 诉药物无效。在看到电视上的一则广告后,他要求使用白三烯调节剂治疗他的变应性鼻炎。苯海拉明导致 K. H. 泌尿系统不适的机制是什么?

K. H. 表现出排尿障碍或前列腺疾病的症状。这一疾病的常见特征为尿频、排尿延迟、尿流速减慢、尿淋漓和尿排空后的膀胱充盈。引起阻塞的最常见病因是良性前列腺增生(BPH)。由于前列腺的自然解剖位置是环绕着尿道生长,当腺体增生时即可阻塞尿液的流动[46]。

膀胱和尿道是由平滑肌组织组成,并由自主神经系统的交感和副交感神经支配。逼尿肌的肌肉组织中以 β-肾上腺素受体和胆碱能受体为主[47],而膀胱颈(或出口)以 α-肾上腺素受体为主。交感神经兴奋引起逼尿肌舒张膀胱充盈,尿道关闭和降低膀胱排空。而胆碱能刺激导致逼尿肌收缩引起膀胱排空。初始阶段,逼尿肌的肌肉组织可代偿由 BPH 引起的尿道阻塞。而最终,逼尿肌肌纤维肥大和失代偿,导致尿残留和逼尿肌反射亢进表现为尿频、尿急、尿失禁和遗尿[48]。

当 K. H. 服用苯海拉明后,药物的抗胆碱特性阻碍了逼尿肌的收缩出现急性尿潴留[47]。这一病例中,更推荐使用二代抗组胺药(如非索非那定)进行治疗,因为这类药物仅存在极少或是没有抗胆碱的副作用。

治疗效果

案例 20-4,问题 2:K. H. 使用白三烯调节剂治疗变应性鼻炎获益的基本理论和证据有哪些?

白三烯是一类重要的炎症介质,存在于上、下呼吸道和变应性鼻炎患者的鼻分泌物中。它们作为炎症介质,能使

嗜酸性粒细胞增加、微血管渗漏增加、组织水肿、黏液分泌增加[4]。这些作用导致了变应性鼻炎的症状和哮喘症状[24]。在临床试验中,白三烯调节剂减轻了变应性鼻炎患者鼻部症状,但比鼻内糖皮质激素效果要差[1]。

在实际使用中,白三烯调节剂的作用比较缓和,所以主要用做变应性鼻炎一线治疗药物的替代药[1]。关于联合治疗价值的临床决策应以特定的临床表现为基础。由于 K. H. 对 FGAs 不耐受,SGAs 效果又不佳,因此使用鼻内糖皮质激素或白三烯调节剂是合适的。特定情况下,变应性鼻炎伴发轻度哮喘的患者可能会受益于白三烯调节剂联用或不联用抗组胺药物[28]。但是如果使用,可能存在变应性肉芽肿性血管炎的这种罕见不良反应的风险,其主要特征为嗜酸性粒细胞增多,血管炎性皮疹,肺部症状加重,心脏并发症和神经病变[49]。表 20-6 列出了关于孟鲁司特的信息,这是唯一的经批准可用于变应性鼻炎的白三烯调节剂。

补充和替代疗法

案例 20-5

问题 1:C. L. 是一个 25 岁的女性,在 8 月中旬来到药房,主诉她的过敏症状在逐渐加重,主要表现为流鼻涕、鼻塞,反复喷嚏、鼻、眼和喉咙发痒。她感觉疲倦,并且注意力很难集中。她的症状自高中起每年晚春和夏季发作,在过去的几年中她已经断续使用过了多种药物(氯马斯汀、非索非那定、鼻用倍氯米松、酮替芬眼药)。C. L. 是一个有实力的赛跑选手,但由于这些症状她不能完成以往一样的长距离或多次数的运动。因为她的竞赛赞助商可能禁止她使用这些药物,所以她不愿使用。她的队友提到她可以通过饮食、锻炼和在当地的营养补充品商店购买草药来控制症状。如果有的话,哪些变应性鼻炎的替代疗法有效?

瑜伽、按摩、针灸、顺势疗法和草药等替代治疗在患有鼻炎的成人中很常见,应当引起医疗工作者的重视。文献表明,至少使用过一次替代疗法的比例在一般人群中占 25%~50%,在儿童中高达 70%[50]。一项在美国进行的研究表明,29% 的人尝试过鼻窦炎的替代疗法[50]。然而,由于变应性鼻炎在很大程度上是一种自我管理的疾病,有可能导致使用这些方法的报告被低估。一项调查发现,使用替代方法的受访者中,只有 43% 的人告诉了他们的医生[50]。因此在患者就诊时,应当明确询问患者使用替代治疗的情况。尽管一些替代治疗如针灸已被证实是安全的[1,51],但草药治疗的安全性和有效性尚未明确,因此现在还不能推荐[1]。另外一些补充疗法可能存在副作用或潜在的药物相互作用[50]。由于 L. C. 不愿用药物治疗,应考虑其他合适方法帮助她控制鼻炎症状。

物理技术

樟脑和薄荷油按摩(维克斯达姆膏,鼻舒乐感冒鼻贴)已经证实对鼻塞症状有改善作用[52],但这种作用是短暂的[29]。其他形式的可以缓解鼻塞症状的香薰按摩包括鼻

窦周围按摩薰衣草精油和绿花白千层精油，或吸入桉树油和薄荷油，这些治疗方法有效性的资料也不足。推荐的其他形式的缓解鼻塞的芳香疗法缺乏与疗效相关的数据[52]。盐水鼻腔冲洗（如洗鼻壶）简单、费用低并已被证明具有一定疗效[53]。

草药

有观点认为，有些草药具有抗过敏、抗炎和提高免疫功能的作用，可能有助于缓解变态反应的症状[51,54]。基于这个考虑，紫锥菊成为了美国草药制品中最畅销的品种。紫锥菊又叫紫矢车菊，属于雏菊属菊科的一种植物[55]，虽然紫锥菊常用于免疫相关疾病，但已知对这些植物过敏的患者应谨慎使用紫锥菊产品。

一些草药的治疗，包括蜂斗菜、别敏、中药复方制剂[1]和螺旋藻[50]在 AR 患者的临床试验中对临床症状的改善及生活质量的提高出现阳性结果，存在一定的前景，但在其纳入推荐疗法之前，需要更多的研究[1]。并没有良好的临床数据显示葡萄籽提取物、蜂蜜、柠檬皮、荨麻、红洋葱有治疗作用[40]。

其他

关于鼻内锌制剂用于上呼吸道症状，特别是与普通感冒相关的那些症状以及与过敏有关的充血性症状的报道一直是矛盾的。虽然锌凝胶和其喷雾剂是比较常见的非处方药，但研究结果并不一致[56]，可能与锌引起的嗅觉缺失症有关[56]。因为这些原因，一些产品已从市场退出。通过给患者少量的过敏原即顺势疗法药物来模拟和增强患者自身的免疫反应和自然防御能力[57]。一些研究表明，接受顺势疗法的变应性鼻炎患者给予变应原稀释液后过敏性鼻炎评分明显优于安慰剂组[57]。在顺势疗法可推荐到变应性鼻炎治疗前需要更多的研究。

虽然有大量的替代治疗方案广泛存在并在自我治疗频繁使用，但是根据这些数据的评估，对于 C.L. 的变应性鼻炎还没有一个确定的可推荐的替代疗法[1]。应该建议 C.L. 去专门管理其体育活动的管理部门咨询（比如奥运赛事世界反兴奋剂机构），弄清楚哪些药物绝对禁止使用，哪些药物可医疗豁免，哪些药物可在非竞赛期间使用。这样可能让她有信心地应用许多常规的治疗（如鼻内糖皮质激素）。盐水冲洗将是一个安全、没有争议并能提供一些疗效的选择。

免疫治疗

疗效

案例 20-6

问题 1：R.C. 是一个 25 岁女教师，从儿童时期起即出现过敏症状，在其大学毕业搬至一个新的地区后症状加重。尽管她的症状在全年中比较轻微，但在每年 4~6 月和 8~10 月会出现严重的恶化。在这一时期，她感觉暴露于除草环境时会诱发严重的鼻部症状。她还注意到，

在春季和秋季早期，她在室外的时间越长，她购买的OTC 药物氟替卡松（Flonase）鼻喷剂（2 喷/鼻，1 次/日）常规治疗效果越差。在这期间，她加用了氯雷他定（每日 10mg），但她不喜欢使用这么多药物，而且使用后症状仍持续。R.C. 咨询你对脱敏注射的意见，还提到她在儿童时期曾进行过这种治疗且有一定的作用，但在 1 年后停止并再未重新治疗。变应原免疫治疗对于缓解变应性鼻炎的症状有效吗？

变应原特异性免疫治疗有长期的疗效，可诱导临床和免疫耐受，并且可以阻止变应性疾病的进程[58,59]。通常免疫治疗可以通过 SCIT（有时称"脱敏注射"）[58]、舌下滴剂[58]（在美国 FDA 没批准）[1]或 SLIT[60]获得。免疫疗法是唯一的、能够改变疾病的病程[1]。通过反复给予含变应原提取物的稀释溶液，并逐渐增加剂量，提供免疫耐受[59]。因此，以后再暴露于这些变应原不再出现症状或只出现轻微的症状。

SCIT 在 19 世纪早期已被经验性应用，它的作用也已经被大量的对照研究所证实[61]。SIT 不仅治疗变应性鼻炎有效，甚至还能预防哮喘发作[1]。此外，免疫治疗的获益是长期的。研究表明，即使停止给药后，其有益效果可持续达到 10 年以上[1]。SCIT 和 SLIT 应被看作是对特定患者药物治疗的补充，并尽可能在过敏性疾病的早期使用，以获得最大的效益[1,60]。

变应原检测

案例 20-6，问题 2：临床医生如何确定 R.C. 的特异的敏感性？

皮肤试验采用改良的点刺试验方法或划痕试验法来确诊变应性鼻炎，同时明确特异性的变应原敏感性。皮肤试验的敏感性很高，且在检测变应原敏感性的客观检查中相对费用较低。通过点刺或划痕将少量快速反应的稀释的变应原提取物导入皮肤。在前臂上部的曲侧或伸侧设置 15~35 个试验点。阳性的皮肤试验在 15~20 分钟内即可在刺入部位出现风团和红晕。一位有经验的医师，通常是变应性疾病的专家，应该会使用高纯度的变应原提取物进行皮肤试验并能解释结果[62]。

变应原的检测随着地域而变化，主要是与当地最常见的可产生空气传播微粒的植物种类有关。花粉是最主要的微粒，是由树木、青草和野草产生的。每种通常在 1 年中的固定时间授粉：树木在春天，青草在初夏和仲夏，野草在晚夏到秋天第一次霜降前。花粉季节的开始和强度随地域和气候而变化，特别是受到温度和湿度的影响。但季节周期性也可能引起误导，因为前一个季节沉降的花粉微粒可能在翌年春天雪融化或大风时节重新悬浮在空气中。

霉菌孢子也是常见的空气传播的变应原。室外真菌从早春到晚秋均可释放孢子。在这一漫长的时期，孢子数目升高和降低依赖于生长这些真菌的当地的植物群（如谷物和其他农作物、森林和果树）。一些常年的变应原（如屋尘螨、昆虫和动物皮屑以及一些室内霉菌）则在各个地区均始

终存在。

除了皮肤点刺试验外,临床医生还可以在血液中检测变应原特异性的 IgE 抗体[63]。检测报告为定量结果,通过血清总 IgE 可判断是否为特应性[63]。在每个具体病例中,皮肤试验结果[62]或 IgE 血清水平[63]必须与患者的病史结合。R. C. 的常年症状和季节性恶化表明,其对常年性变应原过敏,尤其对树木、草、杂草花粉等季节性变应原具有特殊的敏感性,但这些主观联系应通过皮肤试验加以证实。

案例 20-6,问题 3:由于 R. C. 正在使用药物(氟地卡松鼻喷剂和氯雷他定)控制症状,在进行皮肤试验前是否需要停止这些治疗?

抗组胺药物通过阻滞组胺对毛细血管的作用抑制或弱化风团潮红反应。不同的抗组胺药抑制风团形成的程度和抑制效应的持续时间各不相同,老的第一代组胺药最严重[62]。其他可能干扰皮肤点刺试验的药物包括长期应用全身糖皮质激素、局部糖皮质激素、三环抗抑郁药、吩噻嗪类抗精神病药和止吐药[62]。根据所选药物的不同,抗组胺药必须在皮肤试验前停用 24 小时至 10 日不等[62],而即便如此,仍需考虑到患者之间也存在着阻滞效应的差异。因此为了获得最佳结果,R. C. 在皮肤试验前应当停用氯雷他定 10 日。表 20-8 中列出了在过敏原皮肤测试前停止使用抗组胺药物的建议。

表 20-8

变应原皮肤试验前抗组胺药停用一般建议

1. 提醒患者在停用抗组胺药期间可能会再次出现过敏性症状,但如果服用抗组胺药物就不能得到可靠的皮肤试验结果

2. 在皮肤试验前 4 日停用全部短效的抗组胺药(即表 20-2 中抑制效应持续时间少于或等于 4 日的药物)

3. 停用长效抗组胺药(即表 20-2 中抑制效应持续时间超过 4 日的药物)的时间要与它们抑制作用持续的时间相符(如:羟嗪应在皮肤试验前 10 日停用)

4. 在进行一套完整的皮肤试验前,应先进行组胺(阳性)对照和甘油稀释液(阴性)对照试验。正常的组胺反应应该是 1mg/ml 的组胺应产生风团潮红反应的直径分别是 2~7mm 和 4.5~32.5mm。组胺对照的皮肤反应正常表明皮肤试验可获得准确的结果

其他治疗过敏反应的药物,包括色甘酸和鼻内糖皮质激素对于皮肤试验没有影响。同样的,大多数哮喘药物,包括白三烯调节剂、吸入用 β_2-受体激动剂、色甘酸、茶碱以及吸入和短程全身性("冲击")糖皮质激素,对于皮肤试验也没有影响[62]。因此,R. C. 在等待进行皮肤试验时可继续使用氟替卡松鼻喷剂。

案例 20-6,问题 4:R. C. 是否适合进行免疫注射或舌下含片治疗?

通过 SCIT 或 SLIT 进行免疫治疗适用于无论是否进行环境控制,对 AR 的药物治疗没有足够反应的患者[1]。进一步还应考虑到患者对于这种治疗方式的接受程度、依从性、对规避措施的反应、药物不良反应、是否同时患有过敏性哮喘[1]。已经证明,免疫治疗的临床疗效与常规的鼻内类固醇、孟鲁司特或抗组胺治疗相似,甚至优于常规治疗[60]。在 R. C. 这个病例中,她表现为常年的症状伴有季节性加重,在应用适当治疗后症状仍不能得到缓解,她本人也有试用免疫治疗的意愿。另外,她在儿童时期的应用经历也是有效的。基于这些原因,进行皮肤试验和特异性变应原的免疫治疗是合理的。

疗程

案例 20-6,问题 5:如果 R. C. 决定继续进行免疫治疗,她的治疗应持续多长时间,疗效会维持多长时间?

在经过皮肤试验确定变应原后,皮下注射免疫治疗通常分为两个阶段进行。在强化阶段,每周 1~2 次给予逐渐递增剂量的变应原,直至达到预定的目标或维持剂量。一旦达到维持剂量,在后续几年的治疗中通常为每 2~3 周注射一次。临床症状的改善常在免疫治疗的第 1 年出现。有一小部分患者可能因没有症状改善而终止免疫治疗。如果症状减轻,通常仍需延续 3~5 年的维持治疗[64]。

免疫治疗可达到症状的长期缓解,缺点是治疗的疗程较长。SCIT 改变了疾病的自然病程,有证据表明治疗结束后疗效会持续很长时间[1,64]。

应用舌下含片进行免疫治疗时要将含片在舌下保持 1~2 分钟,然后吞咽。表 20-4 列出了给药信息,以及最好什么时候开始与过敏原季节相关的治疗。与 SCIT 的每次给药均需在医疗机构相比,舌下含剂免疫治疗的一个好处是只需要第一次给药在医疗机构[64]。因为这些舌下片剂需要每日给药,所以患者需要良好的依从性。R. C. 将需要与她的医生讨论她的想法,愿意每日用药还是愿意去诊所

进行常规注射[64]。

风险

案例 20-6,问题 6:R. C. 询问与注射或舌下片相关的风险。

免疫治疗的局部不良反应(如发红、肿胀)是较普遍的,而发生严重不良反应(如过敏反应)的风险较低[1]。因为舌下含片具有良好的安全性,所以在第一次应用后即被 FDA 批准使用。由于存在过敏反应的风险,患者应该准备并学会正确使用肾上腺素自动注射器[1]。鉴于全身性不良反应偶有发生,因此由接受过培训、对不良反应有及时发现和处理能力的人员来给 R. C. 进行注射是非常

重要的。

案例 20-6,问题 7:是否也应该给 R. C. 开一张肾上腺素注射剂的处方以备过敏反应时使用? 如果是,应该如何使用?

需要,如果 R. C. 决定使用 SLIT,应该给她开肾上腺素注射剂处方并教育她如何使用。应教育她如果 SLIT 后,出现症状和体征(如面部瘙痒、舌头肿胀、吞咽困难或呼吸短促)应使用肾上腺素注射剂。自动注射器使用时在大腿肌肉注射,必要时穿着衣服直接注射。R. C. 可以在必要时重复注射肾上腺素[29]。可注射的肾上腺素产品见表 20-9。

表 20-9
可用的注射用肾上腺素产品

药品名称	剂型和含量	成人剂量	儿童剂量
EpiPen Jr 2-Pak	溶液 自动注射器 0. 15mg/0. 3ml	N/A	剂量按体重计算:15～29kg: 0. 15mg 肌内或皮下注射
EpiPen 2-Pak Adrenaclick Auvi-Q	溶液 自动注射器 0. 3mg/0. 3ml	0. 3mg 在大腿外侧肌内或皮下注射	

来源:Facts & Comparisons eAnswers. http://online. factsandcomparisons. com/index. aspx? Accessed June 9, 2015.

药物导致的鼻充血:药物性鼻炎

案例 20-7

问题 1:L. K. 是一个 27 岁男性,患有间歇症状的变应性鼻炎数年。他主诉症状在春季尤其严重,且与各种草类开花有关。在发作期间他通常服用氯苯那敏(4mg,每 6 小时 1 次),虽然能够缓解症状,但使他工作时瞌睡。今年,他发现包括打喷嚏、流涕和严重的鼻痒等症状进一步加重,服用氯雷他定(每日 10mg)后,症状部分缓解。他还提出目前鼻塞是最关键的问题,为此他在过去 3 周使用了赛洛唑啉鼻喷剂(0.1% 溶液)。尽管增加了鼻喷剂的用量,从每个鼻孔 2 喷,每日 2 次,增加到每个鼻孔 3 喷,每日 4 次,他却发现鼻塞更加严重。如何解释 L. K. 治疗鼻塞所用药物的量逐渐增大?

选择的药物和某些药物的滥用可通过多种机制导致鼻塞[65]。表 20-10 列出了可能引起鼻部疾病的药物。在此案例中,L. K. 很可能出现了反跳性鼻充血,最终形成了一种由药物引起的被称为药物性鼻炎(rhinitis medicamentosa,RM)的特别形式的鼻炎。

表 20-10
可引起鼻症状的药物

局部炎症机制
阿司匹林
非甾体抗炎药
神经源性机制
中枢抗交感神经药物
可乐定
甲基多巴
利血平
外周抗交感神经药物
哌唑嗪
胍乙啶
酚妥拉明
血管扩张药
西地那非

表 20-10

可引起鼻症状的药物（续）

他达那非
伐地那非
特发性机制
抗高血压药物
阿米洛利
血管紧张素转化酶抑制剂
β-受体类
钙通道阻滞剂
氯噻嗪
肼苯哒嗪
氢氯噻嗪
激素类药物
外源性雌激素
口服避孕药
神经精神药理学
阿普唑仑
阿米替林
利眠宁
氯丙嗪
加巴喷丁
利培酮
奋乃静
硫醚嗪

来源：Dykewicz MS et al. Diagnosis and management of rhinitis: complete guidelines of the Joint Task Force on Practice Parameters in Allergy, Asthma and Immunology. American Academy of Allergy, Asthma, and Immunology. *Ann Allergy Asthma Immunol.* 1998;81(5 Pt 2): 478; Ramey JT et al. Rhinitis medicamentosa. *J Investig Allergol Clin Immunol.* 2006;16;148; Varghese M et al. Drug-induced rhinitis. *Clin Exper Allergy.* 2010;40;381.

局部减充血剂可短期应用。急用时，拟交感神经（肾上腺素能）药物刺激血管上的 α 肾上腺素能受体引起血管收缩（这可以帮助缓解与水肿和血管堵塞相关的鼻塞）[65]；但是当这些药物长期使用时，由于过度刺激 α-肾上腺素能受体引起快速耐受以及通过负反馈机制降低内源性去甲肾上腺素的产生[65]。RM 也与苯扎氯铵的存在有关，它们作为防腐剂存在于一些鼻部用药中[65]。

当 RM 发生时，许多患者会增加使用局部减充血剂的频率和/或剂量以期缓解反跳性鼻塞，从而形成了一种恶性

循环。L. K. 的描述包括超长使用赛洛唑啉（3 周），使用更加频繁（从每日 2 次到每日 4 次），给药剂量增加（每个鼻孔从 2 次到 3 次），以上这些都支持 RM 的诊断。

解决方案

对于药物性鼻炎最好的解决方法是预防，局部减充血剂的使用疗程必须限定小于 3~5 日。如果使用时间超过 5 日[29]，应当建议患者在恢复治疗前停用药物 1~2 日。当患者被推荐或购买局部减充血剂时，必须向患者说明这些情况。如果预防措施失败，有几种选择治疗药物性鼻炎[66]。

第一步是停止使用局部减充血剂。应建议 L. K. 停止使用丁苄唑啉。由于突然停用可能会导致不适及鼻塞症状加重[66]，应教育 L. K. 不要再使用局部减充血剂治疗。可推荐 RM 患者使用一种鼻内糖皮质激素（任何可用的产品），但可能需要 6 周才能达到最大效果[65,66]。由于 RM 既有 RM 又有季节性症状（打喷嚏，流鼻涕，鼻子发痒），应推荐他使用鼻内糖皮质激素如莫米松鼻喷雾剂治疗（每日每个鼻孔喷 2 次）。生理盐水鼻滴剂或喷剂可以湿润鼻腔和减轻鼻部刺激。对于难治性患者，有时也需要短期使用全身性皮质激素[66]。需要注意的是，如果患者已经持续使用减充血剂数月或数年，鼻黏膜可产生不可逆的变化。

特发性鼻炎

诊断

案例 20-8

问题 1：M. S. ，29 岁男性，主诉大量水样鼻涕，慢性进行性加重 5 年，还出现有鼻塞伴流涕，但否认鼻痒或喷嚏。尽管症状时轻时重，但无季节性。其症状在接触到烟草的烟雾、油漆或氨水等刺激性气体和冷空气时加重，且常伴随头疼。M. S. 没有其他疾病和变应性疾病的家族史。不吸烟，偶尔饮酒。既往只使用过莫米松鼻喷剂（50μg/喷，每侧鼻孔 2 喷，每日 1 次），仅能部分缓解症状。问诊过程中 M. S. 多次抽鼻子和擤鼻涕。体检可见轻度鼻黏膜红斑伴下鼻甲轻度水肿。水样清涕较多，鼻通气相对正常。鼻窦无压痛，其他体检正常。鼻分泌物涂片的显微镜检查显示少量中性粒细胞，没有嗜酸性粒细胞。以上哪些表现支持 M. S. 特发性鼻炎的诊断？

特发性鼻炎是一个排除性诊断，包括除外免疫源性、微生物源性、药物源性、激素源性或职业因素等多种原因引起的鼻黏膜炎症[6]。这种症状有时也称为非变应性鼻炎或"血管运动性鼻炎"，但用这个名字会引起一些混淆，因为这一疾病的病因还没有明确[6]。目前主要的理论认为该病的病因局部特应性反应、自主神经系统和/或疼痛的神经传感器功能紊乱以及离子通道蛋白功能异常[7]。理论上来说，那些能够增加鼻腔副交感神经活性的刺激因素如冷空气和可吸入的刺激物，都可以导致症状加重[7]。尽管如此，在缺乏全身性特应性标记物及炎症病理生理学

证据的情况下,特发性鼻炎是否为局部性过敏反应仍存在很大争论[6]。

M. S. 询问特发性鼻炎是怎么引起的,以及如何减轻他的症状。

特发性鼻炎的症状是多种多样的。大多数患者表现为常年的鼻塞伴有鼻和后鼻道的大量水样分泌物。许多患者以鼻塞为主要症状,其余的则表现为流鼻涕。偶有喷嚏、鼻痒及结膜症状[7]。可以出现头痛,部位多在前额或局限于鼻梁。温度、气压和湿度等气候变化也可能导致症状的出现或加重[7]。同样,诸如烟草烟雾、工业污染物、强烈的气味和香水、报纸、化学烟雾等刺激物也可能恶化或加重症状[7]。

鼻黏膜的外观也呈现不同表现。鼻甲多出现红斑,并且在病情加重时常常会出现大量的鼻腔分泌物,这些分泌物引起结痂和干燥[6],没有嗜酸性粒细胞,皮肤试验常是阴性[8]。

M. S. 的水样流涕、鼻塞和头痛,但不伴鼻痒或喷嚏的症状是很典型的。他所描述的接触有害吸入物、冷空气和热饮后症状加重也支持特发性鼻炎的诊断。鼻分泌物涂片明显缺乏大量的嗜酸性粒细胞,是与非变应性鼻炎伴嗜酸粒细胞增多综合征(NARES)的主要区别。疾病虽然症状相似,但主要标记是皮肤针刺试验阴性、鼻嗜酸性粒细胞(5%~20%)及IgE 阴性。

治疗药物的选择

现有的治疗特发性鼻炎的非药物性和药物性的方法有哪些?

应当指导患者尽可能避免导致症状加重的因素,如强烈的气味(香水、肥皂、油漆)和空气污染物(烟和烟草烟雾)等[6]。盐水冲洗是一种很有作用的缓解症状和湿润鼻腔的治疗方法[6]。特发性鼻炎的药物治疗应针对个别患者的主要症状。对于主要症状为鼻塞而流涕轻的患者,鼻内糖皮质激素可能有效[6,67]。某些特发性鼻炎患者口服减充血剂可改善鼻塞症状[6],但对辅助治疗应该引起关注,因为其副作用是个问题,并且缺乏有关疗效的证据[6]。

M. S. 病例是特发性鼻炎治疗过程中经常令人沮丧的典型病例。多种常用的治疗方案均无效,而且 M. S. 对鼻内糖皮质激素治疗的反应也不能令人完全满意。一些旧证据建议局部鼻辣椒素可能有效,但是这种选择没有得到广泛的支持[6]。对于药物治疗失败的患者,也有手术治疗的尝试,但它通常只适用于伴有鼻中隔偏曲或鼻甲肥大的患者[6]。

由于 FGAs 的抗胆碱作用有干燥作用,对 M. S. 这样的以流鼻涕为主要症状的患者可能会有帮助[6]。已经被证明局部抗组胺药氮斯汀对特发性鼻炎患者的鼻塞、后鼻滴涕和睡眠困难等症状有效[6]。减少鼻腔分泌物的另一选择是鼻用异丙托溴铵,一个副作用小的局部使用的阿托品类似物[6](见表 20-6 的药物信息)。在 M. S. 案例中,由于其过去使用鼻内产品(莫米松)未感到不适,因此开始试着给予0.03%的异丙托溴铵每个鼻孔 2 喷,每日 3 次是合理的。一

且流涕得到控制,应该建议他剂量减少到每日 2 次。如果在剂量优化期间鼻孔过干,可以根据需要使用生理盐水冲鼻剂。

变应-非变应混合型鼻炎

案例 20-9

D. W. 是名 56 岁的妇女,有长期的由季节性豚草触发的变应性鼻炎的病史。她的主要症状是流鼻涕和打喷嚏,使用多种口服抗组胺药(氯马斯汀 1mg/d,最近使用西替利嗪 10mg/d)症状得以缓解,每年秋天她都要服用几周的药物。最近(冬天),她出现了新的鼻炎症状,这些症状和天气、各种气味相关,特别是香水和调味料,而过去她没有这个问题。在她遇到这些情况时,会出现水样鼻涕和严重充血。针对这些情况,她尝试使用了西替利嗪和伪麻黄碱的联合给药治疗,但她主诉这些似乎没有什么作用,并且让她感觉紧张。D. W. 新的症状是变应性鼻炎进展(没有控制住)的结果还是代表有新的疾病出现?

在临床实践中,变应和非变应性鼻炎的区分可能会有些困难,而且一些患者变应和非变应性鼻炎的共存会进一步混淆诊断[8]。应该仔细收集患者病史,对症状和各种暴露源的时间关系进行评估。本章中鼻炎的临床表现和评估章节有助于复习以区分变应性鼻炎和非变应性鼻炎。当患者主诉有两种类型的特征,尤其在优化的治疗下有新的症状或触发因素时,应该考虑混合性鼻炎。

虽然 D. W. 有明确地对豚草花粉过敏的病史(支持变应性鼻炎诊断),但是最近更多症状的出现和触发源(如:气味)之间的时间相关性,表明她可能已经发展成非变应性(非 IgE)。患者的年龄也在更年期,与出现的血管运动性鼻炎(非变应性)的发生相一致。这些因素,加上之前成功治疗方法已起不到作用(如口服抗组胺药物),都表明 D. W. 可能患上变应和非变应混合型鼻炎。

该如何治疗 D. W. 的混合性鼻炎?与变应性鼻炎的处理有何不同?

值得关注的是,非变应性诱发因素或者像 D. W 这样新出现的诱发因素引起的鼻炎,口服抗组胺药和其他主要针对变态反应的治疗无法缓解症状。有充分的临床证据表明鼻内类固醇类是有效的选择,鼻内抗组胺药或二者联合用药也有效[8]。避免或最大程度的减少对触发因素的暴露是一个重要的策略。对于 D. W. 而言,尝试一个为期 4 周的不含苯扎氯铵的鼻内糖皮质激素(如:环索奈德 2 喷/鼻孔,每日 1 次)治疗,同时必须给予正确用药的指导。鼻内糖皮质激素治疗可能会改善 D. W. 对变应和非变应性诱发因素的反应[8]。

总结

鼻炎的首要治疗应当是预防症状的发生,这可以通过

多种药物和非药物的治疗方法来实现。变应性鼻炎是最常见的亚型，变应性鼻炎的治疗方案应包括患者教育、避免接触变应原或刺激物、适当的药物治疗包括个体化的免疫疗法。预期结果是控制疾病的进程，这样患者就可以舒适地生活，而没有症状或器官受损的干扰。针对每位患者的症状、病史和对治疗反应的个体化治疗是非常重要的。有效地控制和治疗鼻炎可以极大地改善患者的生活质量。

（李德强　田溪 译，董维冲　宋贝贝 校，杨秀岭 审）

参考文献

1. Seidman MD et al. Clinical practice guideline: allergic rhinitis. *Otolaryngol Head Neck Surg.* 2015;152;15(1S):S1–S43.
2. Wheatley LM, Togias A. Allergic rhinitis. *N Engl J Med.* 2015;372:456–463.
3. Scadding GK et al. BSACI guidelines for the management of allergic and non-allergic rhinitis. *Clin Exp Allergy.* 2008;38:19–42.
4. Mandhane SN et al. Allergic rhinitis: an update on disease, present treatments and future prospects. *Int Immunopharmacol.* 2011;11:1646–1662.
5. Greiner AN et al. Allergic rhinitis. *Lancet.* 2011;378:2112–2122.
6. Tran NP et al. Management of rhinitis: allergic and non-allergic. *Allergy Asthma Immunol Res.* 2011;3:148–158.
7. Settipane RA, kaliner MA. Nonallergic rhinitis. *Am J Rhinol Allergy.* 2013;27(3):S48–S51.
8. Bernstein JA. Allergic and mixed rhinitis: epidemiology and natural history. *Allergy Asthma Proc.* 2010;31:365–369.
9. Summary of health statistics for U.S. adults: national health interview survey 2012. Available at: http://www.cdc.gov/nchs/data/series/sr_10/sr10_260 .pdf. Accessed April 8, 2015.
10. Summary of health statistics for U.S. adults: national health interview survey 2012. Available at: http://www.cdc.gov/nchs/fastats/allergies .htm. Accessed April 8, 2015.
11. Cibella F et al. The burden of rhinitis and rhinoconjunctivitis in adolescents. *Allergy Asthma Immunol Res.* 2015;7:44–50.
12. Thompson A et al. Sleep impairment and daytime sleepiness in patients with allergic rhinitis: the role of congestion and inflammation. *Ann Allergy Asthma Immunol.* 2013;111:446–451.
13. De la Hoz Caballer B et al. Allergic rhinitis and its impact on work productivity in primary care practice and a comparison with other common diseases: the cross-sectional study to evaluate work productivity in allergic rhinitis compared with other common diseases (CAPRI) study. *Am J Rhinol Allergy.* 2012;26:390–394.
14. Schmitt T, Palma L. Allergic rhinitis in children. *Austin J Nurs Health Care.* 2014;1:1006.
15. National ambulatory medical care survey 2010 summary tables. (Table 13). Available at: http://www.cdc.gov/nchs/data/ahcd/namcs_summary/2010_ namcs_web_tables.pdf. Accessed April 8, 2015.
16. Bhattacharyya N. Incremental healthcare utilization and expenditures for allergic rhinitis in the United States. *Laryngoscope.* 2011;121:1830–1833.
17. Bhattacharyya N. Functional limitations and workdays lost associated with chronic rhinosinusitis and allergic rhinitis. *Am J Rhinol Allergy.* 2012;26:120–122.
18. Sahin-Yilmaz A. Anatomy and physiology of the upper airway. *Proc Am Thorac Soc.* 2011;8:31–39.
19. Bousquet J et al. Allergic rhinitis and its impact on asthma (ARIA) 2008 update (in collaboration with the World Health Organization, GA(2)LEN and AllerGen). *Allergy.* 2008;63(Suppl 86):8.
20. Rook GW et al. Microbial 'old friends', immunoregulation and socioeconomic status. *Clin and Exp Immunol.* 2014;177:38–46.
21. Shah R, Grammer LC. An overview of allergens. *Allergy Asthma Proc.* 2012;33:S2–S5.
22. Uzzaman A, Cho SH. Classification of hypersensitivity reactions. *Allergy Asthma Proc.* 2012;33:S96–S99.
23. Rondon C et al. Local allergic rhinitis: concept, pathophysiology, and management. *J Allergy Clin Immunol.* 2012;129:1460–1467.
24. Brozek JL et al. Allergic rhinitis and its impact on asthma (ARIA) GUIDELINES: 2010 revision. *J Allergy Clin Immunol.* 2010;126(3):466–476.
25. Rodrigues-Martinez CE et al. Cost effectiveness analysis of mometasone furoate versus beclomethasone dipropionate for the treatment of pediatric allergic rhinitis in Columbia. *Adv Ther.* 2015;32(3):254–269.
26. Hay JW, Kaliner MA. Costs of second-generation antihistamines in the treatment of allergic rhinitis: US perspective. *Curr Med Res Opin.* 2009;25(6):1421.
27. Kennedy JL et al. Decision-making analysis for allergen immunotherapy versus nasal steroids in the treatment of nasal-steroid responsive allergic rhinitis. *Am J Rhinol Allergy.* 2014;28(1):59–64.
28. Melvin TN, Patel AA. Pharmacotherapy for allergic rhinitis. *Otolaryngol Clin North Am.* 2011;44:727–739.
29. Facts and Comparisons. Available at: http://online.factsandcomparisons .com/index.aspx?. Accessed April 23, 2015.
30. Kushnir NM. The role of decongestants, cromolyn, guafenesin, saline washes, capsaicin, leukotriene antagonists, and other treatments on rhinitis. *Immunol Allergy Clin North Am.* 2011;31:601–17.
31. Bahceciler NN. Mucosal immunity and sublingual immunotherapy in respiratory disorders. *J Asthma.* 2012;2012:725719. doi: 10.1155/2012/725719.
32. Hochfelder JL, Ponda P. Allergen immunotherapy: routes, safety, efficacy, and mode of action. *Immunotargets Ther.* 2013;2:61–71.
33. Food and Drug Administration website. Fighting Allergy Season with Medications. http://www.fda.gov/forconsumers/consumerupdates /ucm396321.htm. Accessed April 24, 2015.
34. Xolair Prescribing Information. http://www.gene.com/download/pdf /xolair_prescribing.pdf. Accessed April 23, 2015.
35. Food and Drug Administration. FDA Drug Safety Communication: FDA approves label changes for asthma drug Xolair (omalizumab), including describing slightly higher risk of heart and brain adverse events. http://www .fda.gov/Drugs/DrugSafety/ucm414911.htm. Accessed April 23, 2015.
36. Mucci T et al. Allergic Rhinitis. *Mt Sinai J Med.* 2011;78:634–644.
37. Roberts G et al. Paediatric rhinitis: position paper of the European Academy of Allergy and Clinical Immunology. *Allergy.* 2013;68:1102–1116.
38. Rutledge KP et al. Sensory study of the new formulation of azelastine nasal spray with reduced bitterness. *J Sens Stud.* 2011;26:35.
39. Hatton RC et al. Efficacy and safety of oral phenylephrine: systematic review and meta-analysis. *Ann Pharmacother.* 2007;41:381.
40. La Rosa M et al. Allergic conjunctivitis: a comprehensive review of the literature. *Ital J Pediatr.* 2013;39:18.
41. Bielory L et al. An algorithm for the management of allergic conjunctivitis. *Allergy Asthma Proc.* 2013;34:408–420.
42. Reisacher WR. Allergy Treatment: environmental control strategies. *Otolaryngol Clin North Am.* 2011;44:711–725.
43. Mortuaire G et al. Rebound congestion and rhinitis medicamentosa: nasal decongestants in clinical practice. Critical review of the literature by a medical panel. *Eur Ann Otohinolaryngol Head Neck Dis.* 2013;130:137–144.
44. Sastre J, Mosges R. Local and systemic safety of intranasal corticosteroids. *J Investig Allergol Clin Immunol.* 2012;22:1–12.
45. Grzanka A et al. Molecular mechanisms of glucocorticoids action: implications for treatment of rhinosinusitis and nasal polyposis. *Eur Arch Otorhinolaryngol.* 2011;268:247–253.
46. Hollingsworth JM, Wilt TJ. Lower urinary tract symptoms in men. *BMJ.* 2014;349:4474–4485.
47. Pearson R, Williams PM. Common questions about the diagnosis and management of benign prostatic hyperplasia. *Am Fam Physician.* 2014;11:769–774.
48. Roehrborn CG. Pathology of benign prostatic hyperplasia. *Int J Impot Res.* 2008;20:S11-S18.
49. Ghosh S et al. Churg-Strauss Syndrome. *Indian J Dermatol.* 2011;56:718–721.
50. Sayin I et al. Complementary therapies in allergic rhinitis. *ISRN Allergy.* 2013;2013:938751.doi: 10.1155/2013/938751.
51. Kern J, Bielory L. Complementary and alternative therapy (CAM) in the treatment of allergic rhinitis. *Curr Allergy Asthma Rep.* 2014;14:479–485.
52. Mihara S, Shibamoto T. The role of flavor and fragrance chemicals in TRPA1 (transient receptor potential cation channel, member A1) activity associated with allergies. *Allergy Asthma Clin Immunol.* 2015;11:11–23.
53. Liang J, Lane AP. Topical drug delivery for chronic rhinosinusitis. *Curr Otorhinolaryngol Rep.* 2013;1:51–60.
54. Wang S et al. Meta-analysis of clinical trials on traditional Chinese herbal medicine for treatment of persistent allergic rhinitis. *Allergy.* 2012;67:583–592.
55. Kumar A et al. Pharmacotherapeutics of *Echinacea purpurea*: gardening shelf to clinic. *J Pharm Educ Res.* 2011;2:45–54.
56. Hulisz D. Efficacy of zinc against common cold viruses: an overview. *J Am Pharm Assoc.* 2004;44:594–603.
57. Liu LL et al. Effectiveness of MORA electronic homeopathic copies of remedies for allergic rhinitis: A short-term, randomized, placebo-controlled PILOT study. *Eur J Integr Med.* 2013;5:119–125.
58. Caleron MA et al. Sublingual allergen immunotherapy: mode of action and its relationships with the safety profile. *Allergy.* 2012;67:302–311.

59. Yukselen A, Kendirli SG. Role of immunotherapy in the treatment of allergic asthma. *World J Clin Cases*. 2014;2:859–865.

60. Devillier P et al. A meta-analysis of sublingual allergen immunotherapy and pharmacotherapy in pollen-induced seasonal allergic rhinoconjunctivitis. *BMC Med*. 2014;12:71–90.

61. Aboshady OA, Elghanam KM. Sublingual immunotherapy in allergic rhinitis: efficacy, safety, adherence, and guidelines. *Clin Exp Otorhinolaryngol*. 2014;7:241–249.

62. Bousquet J et al. Practical guide to skin prick tests in allergy to aeroallergens. *Allergy*. 2012;67:18–24.

63. Makhija M, O'Gorman MR. Common in vitro tests for allergy and immu-nology. *Allergy Asthma Proc*. 2012;33:S108–S111.

64. Walker SM et al. Immunotherapy for allergic rhinitis. *Clin Exp Allergy*. 2011;41:1177–1200.

65. Mortuaire G et al. Rebound congestion and rhinitis medicamentosa: nasal decongestants in clinical practice. Critical review of the literature by a medical panel. *Eur Ann Otorhinolaryngol Head Neck Dis*. 2013;130:137–144.

66. Doshi J. Rhinitis medicamentosa: what an otolaryngologist needs to know. *Eur Arch Otorhinolaryngol*. 2009;266:623–625.

67. Segboer CL et al. New findings in nonallergic rhinitis and local allergic rhinitis. *Curr Otorhinolaryngol Rep*. 2013;1:106–112.

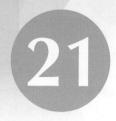

第21章　囊性纤维化

Paul M. Beringer and Michelle Condren

核心原则

		章节案例
①	囊性纤维化(cystic fibrosis, CF)是一种遗传性疾病,由体内囊性纤维化跨膜传导调节因子的基因突变导致,而该囊性纤维化跨膜传导调节因子是一种在全身上皮细胞内调节水和电解质转运的氯离子通道,在美国大约有30 000人遭受囊性纤维化的困扰。	案例21-1(问题1) 图21-1,图21-2
②	CF的主要临床表现为胰腺功能不全导致的营养不良和慢性呼吸道梗阻、感染及炎症导致的肺功能障碍。	案例21-1(问题1和2) 表21-1,图21-3
③	CF可通过新生儿筛查或是出现典型的疾病征兆和症状而诊断,也可以通过离子转运异常亦或是两个CF突变基因而判断。	案例21-1(问题1和2) 表21-2
④	同时服用胰酶类和脂溶性维生素可用于纠正吸收不良和维生素缺乏,从而改善营养状态。	案例21-1(问题2) 表21-3
⑤	CF导致的肺部病变的主要治疗方法是吸入α脱氧核糖核酸酶和高渗生理盐水,同时使用机械的呼吸道清理技术以消除呼吸道梗阻,吸入抗生素对抗呼吸道感染,口服阿奇霉素用于治疗呼吸道炎症。	案例21-2(问题1~3) 案例21-3(问题3)
⑥	周期性发作的CF患者会经历肺纤维化急性加重现象,如急性肺功能减退、体重降低,从而需要增强气道清理能力、服用全身性的抗生素、给予营养补充。	案例21-3(问题1、2和4) 表21-4
⑦	CF患者需要监测的关键指标有:肺功能试验用于判断治疗反应和鉴别是否肺纤维化急性加重,体重指数用于评估营养状况。	案例21-1(问题3)
⑧	CF患者的治疗应注意并发症,包括肺纤维化导致的糖尿病、骨质疏松症、肝胆疾病,便秘,抑郁症。未来应针对基因突变为CF患者提供一个可能的治愈方法。	案例21-3(问题5)

　　囊性纤维化(cystic fibrosis, CF)是一种严重的、复杂的遗传性疾病。每3 200个白种新生儿中就有一例CF患者,在美国大约有30 000的成人和儿童患有CF。每31个美国人中就有一位携带CF常染色体隐性基因,该隐性基因是由囊性纤维跨膜传导调节因子(cystic fibrosis transmembrane regulator protein, CFTR)编码的基因突变导致。由这种基因突变导致的CF是以吸收不良、慢性肺阻塞状态、感染及炎症为特征的复杂的、多个系统的疾病。

　　CF的病程和严重程度是多变的,不可预知。随着这种疾病的治疗技术不断进步,在过去的20年里,CF患者的平均预期寿命从28岁增长到41岁[1]。虽然当前的疾病治疗依然依赖于对症治疗,但是几个针对基因缺陷的化合物在临床研究取得进展,为该病提供了一种潜在的治疗方法。与此同时,现有治疗方法的强化治疗可以降低该病的发病率,延长患者的预期寿命。

遗传基础

　　CF由*CFTR*基因突变导致,而CFTR是ATP结合盒超家族转运蛋白的一员,依赖环磷酸腺苷调节氯离子转运,*CFTR*基因的错误编码会抑制在分泌上皮细胞顶膜处进行的细胞内外离子转运的正常调节[2]。CFTR也调节碳酸氢根和钠离子的转运、黏液流变学特性、肺部炎症反应和细菌的附着[3-7]。

　　CF是常染色体隐性基因疾病,意味着从父母那里遗传隐性基因而得病的几率是25%,遗传得到一个异常基因(例如,携带者)的概率是50%,而遗传获得两个正常基因的概率是25%。大约有5%的白种人是无症状的CF基因突变的携带者。鉴定和克隆CF基因已有二十多年了,已经发现了近2 000个*CFTR*基因突变。这些突变根据缺陷基因导致的功能后果分为六级(图 21-1)[8-10],最常见的基因变异是 ΔF508,约占所有基因突变的 66%。大约 90% 的 CF 患者中至少有一个这种基因突变。

基因突变的鉴定十分重要,这与当前临床进展各个阶段潜在的新治疗方案有关。最令人激动和期望的是,基于基因缺陷的新疗法的提出为 CF 提供了潜在的治愈方法。替换有缺陷的基因和修复功能异常的 CFTR 蛋白是目前两个正在积极探索的方法。

囊性纤维化跨膜传导调节因子

这些疗法旨在修复由 CFTR 基因编码的功能缺陷 CFTR 蛋白的功能,使肺和其他组织上皮细胞的钠离子和氯离子能够正常跨膜转运。几种用于治疗不同 CFTR 基因突变患者的药物试验目前正处于临床研究阶段,这些试验证明了药物基因组学方法治疗 CF 很可能在不久的将来就能够实现。

Ivacaftor 和 Lumacaftor

Ivacaftor 是一种 CFTR 蛋白增强剂,通过增加 CFTR 在细胞表面跨膜转运离子的门控活性或能力,来增强有缺陷的 CFTR 蛋白的作用。有门控基因变异(如 G551D)的人,其 CFTR 蛋白在细胞表面不能正常发挥作用(图 21-1)。在至少有一对 G551D 突变基因的 CF 患者体内进行的一个 3 期试验证明,在 48 周的实验期内,Ivacaftor 能改善肺功能[第一秒用力呼气量(FEV₁)增长 10%]和降低 55% 肺急性加重风险[11]。Ivacaftor 不仅对 G551D 突变基因的 CF 患者治疗效果好,它在其他门控/电导基因突变的 CF 患者中也显示了较好的治疗作用,因而被 FDA 的批准上市。Ivacaftor 目前能用于治疗 2 岁以上的携带一个导致残余 CFTR 功能突变的 CF 患者,占全世界 CF 患者的 5%。Ivacaftor 对 CFTR 编码的基因 F508del 突变纯合(双拷贝突变)的患者无效。Ivacaftor 片剂 150mg,用于 6 岁以上高脂饮食的 CF 患者,口服,一日 2 次;其颗粒剂 50 和 75mg,用于 2~5 岁的儿童患者。Ivacaftor 是 CYP3A 酶底物,因此不建议合用中效或高效的酶诱导剂。此外,当合用中效或高效抑制剂或患者合并中度或重度肝脏疾病时,应当注意调整给药剂量。服药期间推荐肝功能检测和眼科检查(晶状体浑浊)。

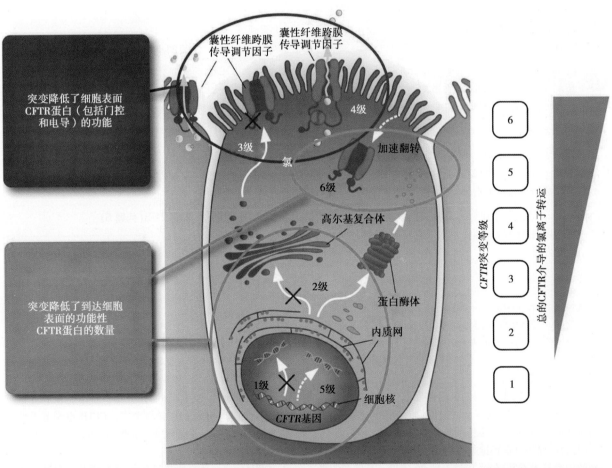

图 21-1 突变的分级。囊性纤维跨膜传导调节因子(CFTR)基因突变被分为 6 个等级。1、2、5 和 6 级突变导致细胞表面 CFTR 蛋白数量的减少或丢失。3 级和 4 级突变影响细胞表面 CFTR 的功能或活性。1 级突变伴随着 CFTR 介导的氯离子转运被最强烈破坏,通常,通过其他五个等级突变,氯离子转运活性是增强的,尤其在 4 级和 6 级突变中氯离子转运活性最强。(来源:Derichs, N. Targeting a genetic defect: cystic fibrosis transmembrane conductance regulator modulators in cystic fibrosis. Eur Respir Rev. 2013;22:58-65.)

Lumacaftor,是一种 CFTR 的蛋白校正器,通过增强 CFTR 在细胞表面的转运或移动来增强 CFTR 的作用。ΔF508 基因突变的人,CFTR 蛋白结构有一个异常的折叠,导致了蛋白酶体的降解,使 CFTR 蛋白不能以正常数量到达细胞表面(图 21-1)。另外,由于细胞表面 CFTR 蛋白数量的减少,使得细胞表面丧失正常活性。对 ΔF508 基因突变纯合的 CF 患者采用 Ivacaftor 和 Lumacaftor 组合治疗的一个 3 期试验证明,组合治疗对肺功能有中度改善(FEV_1 增长 2.6% ~ 4%)并且能降低肺急性加重风险(30% ~ 39%)[12]。由于近 50% 的 CF 患者都是 ΔF508 基因纯合突变者,所以最近 FDA 证实 Ivacaftor/Lumacaftor 对 CF 有效。

Ataluren

Ataluren 是一个新型的小分子化合物,可促进 CFTR 的 mRNA 提前终止密码子的通读,其目标是治疗无义突变的 CF 患者(nmCF)。无义突变是指基因编码的改变,提前终止了必需氨基酸的合成(图 21-1)。大概 10% 的 CF 患者是由无义突变导致的。从 Ataluren 在儿童和成人的无义突变的 CF 患者中进行的一个 48 周的 3 期临床试验,不能证明 Ataluren 组和安慰剂组在肺功能和急性加重频率上有明显改变[13]。目前正在进行一项这些 CF 患者不合用吸入性妥布霉素治疗情况的研究。

基因治疗

从 1989 年发现 *CFTR* 基因以来,一直期待基因治疗能很快成为治愈 CF 的方法,最初的基因治疗尝试着应用病毒载体,但由于宿主免疫原性使载体转移效率低,在呼吸道保留时间短而受到限制。另一个方法是使用质粒 DNA 包被的阳离子脂质体将基因运送到呼吸道,这种非病毒方法的潜在优势是它们是非感染性的、相对无免疫原性,可以调节一个大的 DNA 质粒,并且或许还可以很容易大规模的生产。目前 UK 基因治疗协会进行的 PGM169/GL67A 多剂量的 2b 期临床试验结果显示,在一年试验期内,实验组和对照组的 FEV_1 比较稳定(有效治疗率 3.7%)[14]。

有趣的是,即使在同一个基因型的个体中,疾病的严重程度仍然会出现很大不同[15,16]。除 CFTR 的功能障碍外,遗传因素对疾病的严重程度有明显的影响[17]。基因修饰剂筛选是当前一个研究工具,很有希望引起新的治疗方案的发展[18]。

临床表现

基因型、环境因素和修饰基因状态都会导致 CF 患者临床过程差别很大。但是 CFTR 功能的缺失与疾病临床症状的联系在对疾病的理解和发现新治疗方案方面是最主要的。正常情况下,CFTR 在肺、汗腺、唾液腺、男性生殖道、胰腺、肾小管、消化道上皮细胞膜上高度表达。CFTR 在特定的组织中发挥不同的功能,因此 CFTR 的功能失调或是

CFTR 的功能缺失会在不同的组织中表现出不同的作用,导致了 CF 的多器官临床症状(表 21-1)。

表 21-1

囊性纤维化的临床症状

症状	大约发生率(%)	
	儿童(新生儿)	成人
胰腺		
分泌不足	85(80 ~ 85)	90
胰腺炎	1 ~ 2	2 ~ 4
糖耐量异常	38	75
糖尿病	14	40 ~ 50
肝胆		
胆汁性肝硬化	10 ~ 20	>20
胆结石	5	5 ~ 10
胆梗阻	1 ~ 2	5
肠		
胎粪性肠梗阻	20	
等效胎粪性肠梗阻	1 ~ 5	10 ~ 20
直肠脱垂	10 ~ 15	1 ~ 2
肠套叠	1 ~ 5	1 ~ 2
胃食管反流	1 ~ 5	>10
阑尾周围脓肿	0 ~ 1	1 ~ 2
呼吸		
鼻息肉	4 ~ 10(<1)	15 ~ 20
全鼻窦炎		90 ~ 100
支气管扩张症	30 ~ 50	>90
气胸	1 ~ 2	10 ~ 15
咯血	5 ~ 15	50 ~ 60
生殖		
青春期延迟		85
不孕不育		
男性		98
女性		70 ~ 80

汗腺

CF 患者的汗腺分泌功能是正常的,但是由于电解质的重吸收缺陷,会导致汗液里盐浓度很高,在汗腺吸收部位的顶端膜,CFTR 起氯离子转运通道的作用,并且也激活上皮钠通道[19]。正常情况下,这些通道可以从汗液里有效的重吸收氯化钠。而在 CF 患者体内,由于丧失了这些通道的功能,阻碍了汗腺管的氯化钠重吸收,导致汗液里氯化钠浓度的升高(图 21-2)。这些氯离子和钠离子通道的缺失,是诊断汗液中氯化物试验的基础。

对胰腺的影响

通常,胰腺的外分泌和内分泌功能最后都会受到 CF 的影响,正常情况下,胰腺酶从胰管分泌到碳酸氢钠丰富的液体中,CFTR 功能的丧失抑制了消化酶的分泌,并阻碍了碳酸氢根进入十二指肠,导致胆管阻塞。随着时间的推移,这些消化酶(脂肪酶,蛋白酶,淀粉酶)积累并最终开始消化胰腺组织[5,20]。囊性纤维化一词就来源于纤维化的疤痕组织,这些纤维化的瘢痕组织可以代替受损的胰腺。如果没有这些消化酶,脂肪的消化能力会减弱,蛋白质和碳水化合物也会受到轻微的影响。结果是,90% 的 CF 患者会有以脂肪泻(脂粪)为特征的胰腺功能不全、脂溶性维生素(A,D,E,K)吸收减少、营养不良、生长障碍。早期,血清中淀粉酶和脂肪酶的浓度会因胰液自身溶解而增加。这种破坏作用可以导致疼痛或是无症状的慢性胰腺炎。

最后,由于胰腺逐渐被破坏,影响了内分泌功能,导致 15% ~ 20% 的青少年和近 40% 的 20 ~ 30 岁的成人患者为囊性纤维化相关的糖尿病患者[21]。肺功能快速降低和生存时间缩短是 CF 患者诊断为糖尿病的其他依据。早期给予胰岛素强化治疗可以改善临床症状。

对胃肠道的影响

患有 CF 的新生儿中 20% 会发生胎粪性肠梗阻(meconium ileus),即出生时肠梗阻,这是该疾病的一个遗传特点[22]。在新生儿期外,远端肠梗阻综合征(distal intestinal obstruction syndrome,DIOS),也称为等效胎粪性肠梗阻(meconium ileus equivalent),可以发生在任何年龄,是由完全或部分的肠梗阻引起的。远端肠梗阻综合征发生在 10% ~ 20% 的 CF 患者中,是由于肠分泌物的浓缩和没完全消化的肠道内容物导致的,可伴有右下腹肿块、腹胀、不能排便、恶心、呕吐等症状。

胃食管反流(gastroesophageal reflux disease,GERD)在儿童和成人 CF 患者中都是常见的症状[23-25]。儿童 CF 患者应筛查 GERD,如果确诊应及时进行治疗。CF 其他肠道并发症包括直肠脱垂(rectal prolapse)、肠套叠(intussusception)、阑尾脓肿(appendiceal abscesses)。

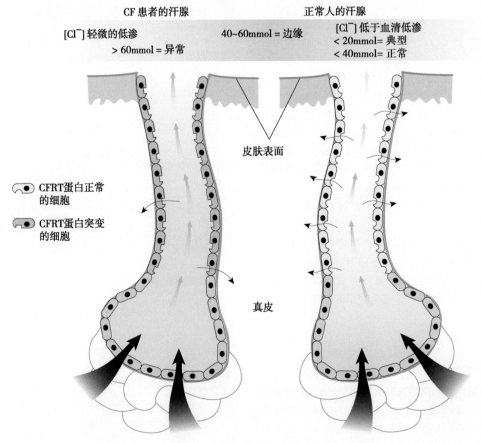

图 21-2

对肝脏的影响

位于肝内、外胆管和胆囊顶端细胞表面的 CFTR 有促进离子转运功能[26]。CF 患者中，氯化物流出细胞的异常导致转运到胆汁中的水和钠减少，胆汁的体积和流动减少引起胆道系统淤阻。慢性梗阻患者会有炎症反应发生，出现胆汁淤积性肝硬化特征[27]。

肝脏疾病在 10 岁前形成，13%～25% 儿童 CF 患者有明显的肝脏疾病，这个患病率可能还是被低估了[28-30]。进展性肝硬化会出现门脉高压症、脾功能亢进、食管静脉曲张、肝腹水症状，有少部分患者会有彻底的肝衰竭，需要肝移植。几乎 30% 的成人 CF 患者胆囊大小和功能异常（没有或很小的胆囊），有研究显示 5%～10% 的 CF 患者有胆结石[31]。

对生殖的影响

几乎 98% 的男性 CF 患者由于输精管或其他结构的堵塞引起不育。但是这些患者的内分泌和第二性特征是正常的。对于少数的 CF 患者，不育是唯一的症状，直到进行了不育检查，CF 才被确诊。女性不孕不育的概率大于男性，可能与产生较浓厚的宫颈黏液相关。长期以来，成百上千的 CF 患者成功受孕，但是并不是没有风险，尤其是具有中度或重度的肺疾病患者[32]。

对骨和关节的影响

CF 患者骨密度较低，骨形成较慢、骨流失较快，易患有骨关节炎[33,34]。在 CF 肺病急性加重期，破骨细胞前体细胞增多[35]。若在 CF 肺病急性加重期，早期给予强化治疗可以提高骨健康状态，而且足够的摄入和充分吸收脂溶性维生素 D、K 也很重要，口服双膦酸盐也可以改善[36]。

CF 患者经常会有间歇性的关节炎症状，大约 20% 的患者有持久的关节炎症状。三种类型的间歇性 CF 关节炎是：（a）肥大性骨关节病；（b）免疫反应的关节病；（c）CF 关节病。前两个类型与肺疾病的骤然发生有关，第三个类型，也就是 CF 关节病影响着大关节，并可能伴有发烧、结节性红斑症状[37-40]。

对鼻窦的影响

鼻息肉（nasal polyps），是正常鼻窦表皮上长的赘生物，20% 的高龄 CF 患者有鼻息肉，并且可能长到足够大以阻塞鼻腔。其发病机制尚不清楚，但是由于其可以阻塞鼻腔，会引发感染。通过外分泌腺表皮细胞顶端膜上氯离子的错误转运，导致了细胞外液脱水，在鼻窦通道形成了浓缩的黏液。几乎所有 CF 患者（90%～100% 大于 8 个月的患者）会并发鼻窦疾病。通过射线超声检验，发现超过 90% 的成人 CF 患者有鼻窦炎（pansinusitis），鼻窦炎可以引起肺疾病加重[41,42]。鼻窦炎对 CF 人群的影响十分明显。

对肺影响

呼吸系统疾病对 CF 患者来说是一个至关重要的影响因素，它是导致反复住院、肺功能下降和死亡的根本原因。虽然由 CFTR 细胞基因缺陷导致支气管扩张，肺功能丧失的

确切病理生理机制目前并不清楚，但是自发现基因缺陷以来的二十年的研究，明显的拓宽了我们对这个过程的了解。

呼吸道梗阻、感染和炎症

图 21-3 描述了有关 CF 呼吸道疾病发病机制的一个重要理论[43]。正常肺的下呼吸道通过各种防御机制使其不

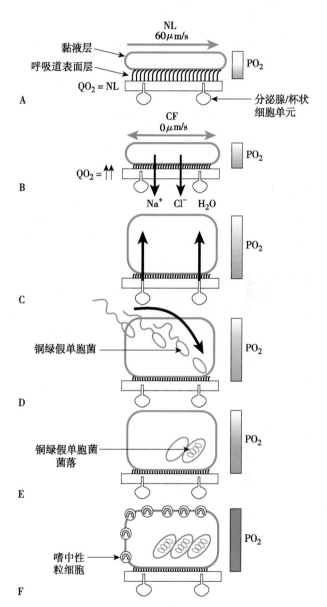

图 21-3　肺囊性纤维化的病理生理机制。A. CFTR 功能正常的呼吸道上皮细胞表现出正常的纤毛清除。B. *CFTR* 基因缺陷导致呼吸道表面液体层减少，丧失了黏液纤毛清除功能。离子转运的增加（钠的重吸收）增加了呼吸道的耗氧量（QO_2）和低氧梯度（PO_2）。C. 受损的黏液纤毛清除功能导致呼吸道内黏液的积累，引起呼吸道堵塞。D. 分泌物的存在为最初的细菌感染提供了良好的环境。E. 慢性铜绿假单胞菌感染形成小菌落（例如生物被膜）抵挡宿主防御和抗生素的攻击。F. 中性粒细胞在呼吸道聚集，引起呼吸道自由基和蛋白酶释放，破坏呼吸道导致慢性炎症。（来源：Worlitzsch D et al. Effects of reduced mucus oxygen concentration in airway Pseudomonas infections of cystic fibrosis patients. *J Clin Invest.* 2002;109:317.）

受病原体的侵害。例如,呼吸道表面有一层薄薄的液膜,称为呼吸道表面液体层(airway surface layer, ASL),其含有抗菌剂,抗氧化剂,蛋白酶和其他消除病原体的物质。另外,ASL可以通过纤毛运动,将黏液凝胶从肺移到口腔,以清除入侵的微生物。微生物及其碎片的黏液纤毛清除是由咳嗽辅助的,以保持呼吸道通畅。因为咳嗽是一种重要的防御机制,镇咳药不应该用在CF患者。

CF患者的*CFTR*基因缺陷会减少ASL,引起黏液明显增厚和黏液纤毛清除功能受损。黏液持续分泌增多,导致黏液堵塞,造成呼吸道梗阻。另外,CFRT基因缺陷导致ASL酸化,继而减少碳酸氢盐的分泌,导致对感染的敏感性增加[44]。离子转运的加速会增加耗氧量,使黏液内形成低氧梯度。铜绿假单胞菌通过增加藻酸盐的生成和形成生物被膜,适应了这个厌氧环境。为应对感染,那些炎性细胞因子[肿瘤坏死因子-α,白细胞介素(IL)-1]、趋化因子(如IL-8)和其他的炎症介质(如白三烯B4)从呼吸道上皮细胞和肺泡巨噬细胞释放,使中性粒细胞在呼吸道聚集[45]。随着中性粒细胞的凋亡,它们释放DNA,并聚集引起呼吸道梗阻。在正常宿主,蛋白酶(例如,中性粒细胞弹性蛋白酶)释放应对细菌入侵,并消化细菌,而肺组织可以产生一种抗蛋白酶以免受细菌感染。在CF患者,IL-8的释放导致中性粒细胞广泛浸润,使呼吸道蛋白酶和抗蛋白酶失衡。过量的蛋白酶引起弹性蛋白的降解,而弹性蛋白是呼吸道结构的组成部分。另外,呼吸道的蛋白酶使细胞表面受体减少(如中性粒细胞表面CXCR1),灭菌活性受到影响,因此,尽管有很强的炎症反应,铜绿假单胞菌仍会进入呼吸道[46]。呼吸道梗阻、感染、发炎形成慢性循环,导致支气管扩张、肺功能逐渐减低直至最后的呼吸衰竭和死亡。

微生物学

CF患者的呼吸道微生物学特征会随着年龄而改变,在婴儿和蹒跚学步的孩子中,主要微生物包括未分型流感嗜血杆菌和金黄色葡萄球菌。在最近5年,耐甲氧西林金黄色葡萄球菌的感染率显著增加,引起更快速的肺功能下降与死亡率的增加[47,48]。目前正在进行一项评估抗生素根除和长期抑制MRSA临床试验。在年龄较大的儿童和成人CF患者中,铜绿假单胞菌是主要的病原体。其他罕见的病原体有洋葱伯克霍尔德菌和烟曲霉。

铜绿假单胞菌

铜绿假单胞菌感染可发生在三个不同阶段,首先,患者刚感染病原菌,呈现最初感染,此时的治疗往往可以根治,但是最后如果发生再次感染,将导致慢性感染。在黏液细胞内低氧含量处,呼吸道的铜绿假单胞菌转化成黏液型铜绿假单胞菌。观察性研究指出,痰培养出黏液型铜绿假单胞菌的患者,与非黏液性菌株感染患者或没有感染铜绿假单胞菌的人相比,其肺部的结构和功能改变均发生了明显变化。尤其是与非黏液型铜绿假单胞菌感染患者相比,预测黏液型的铜绿假单胞菌感染患者FEV$_1$占预计值百分比

急剧下降[49]。非黏液型和黏液型铜绿假单胞菌感染持续时间的中位数分别是1年和13年,但是,最开始获得感染和最后发展成慢性感染有较大的变化。一些患者直到青少年期才感染铜绿假单胞菌,而有的人在童年(如5~6岁)就获黏液型铜绿假单胞菌感染。与很早就获得铜绿假单胞菌(尤其是黏液型铜绿假单胞菌)感染者相比,晚获得铜绿假单胞菌感染的患者,其肺部疾病比较轻,也几乎很少住院。在由非黏液型转化成黏液型铜绿假单胞菌感染的相对较长的周期,是一个很好的契机,可以给予药物治疗以清除呼吸道内病原菌。而黏液型铜绿假单胞菌由于可以形成生物被膜,使其治疗成为巨大的挑战。生物被膜是粘附在组织(如呼吸道上皮细胞)上的细菌菌落,可以分泌粘层(黏液多糖),能保护内部细菌不受外界环境的侵害。与其浮游(自由移动)细菌相比,有生物被膜的铜绿假单胞菌给治疗提出了挑战,因为它们可以避开局部防御机制而缓慢生长,并阻碍β-内酰胺酶进入。

洋葱伯克霍尔德菌

CF患者有时还会受非典型的、不常见的病原体感染,如洋葱伯克霍尔德菌占2.8%。洋葱伯克霍尔德菌是几个物种的复合物,洋葱伯克霍尔德菌是CF患者体内最常分离和临床最相关的菌种。它很容易通过呼吸、接触该菌种携带者(包括其他CF患者、卫生保健人员)或接触受污染的医疗器械等而传播。洋葱伯克霍尔德菌的定植可以表现为慢性无症状的携带、肺功能进行性恶化或短时间内与败血症(被称为洋葱伯克霍尔德菌综合征)相关的肺功能致命性降低,并使预期寿命降低50%[50]。洋葱伯克霍尔德菌对多种抗生素耐药,包括氨基糖苷类和β-内酰胺类,因而限制了这些抗生素的应用。由于其对健康的损害和治疗上的困难,在许多移植中心,洋葱伯克霍尔德菌感染是肺移植的相对禁忌症,并强调积极的控制感染,防止该病菌侵入的重要性。

烟曲霉菌

曲霉类成为CF治疗一个独特的挑战,这种病原菌的出现通常会激发以血清中免疫球蛋白E和肺泡嗜酸性粒细胞浸润增多为特点的免疫反应。这种综合征称为变应性支气管肺曲霉菌病(ABPA)。该综合征的典型症状包括喘息、气短、低热、咳褐色或带血的浓痰。这种病是没有侵袭性的,然而,慢性嗜酸性粒细胞浸润可导致支气管扩张和肺瘢痕化。大约有10%的CF患者有变应性支气管肺曲霉菌病,占急性肺部症状加重的10%。由于和急性肺部症状加重重叠,变应性支气管肺曲霉菌病的诊断是具有挑战性的。囊性纤维化基金会专家共识会议,为CF患者的变应性支气管肺曲霉菌病的诊断和治疗提供指导[51]。基本的诊断标准包括临床症状恶化、血清总免疫球蛋白E增多(大于500IU/ml),烟曲霉皮试呈阳性,或血清免疫球蛋白E抗体试验呈阳性,或烟曲霉血清沉淀素或免疫球蛋白G抗体试验呈阳性,或发生影像学变化。建议6岁以上的CF患者每年测定血清免疫球蛋白E浓度。

诊断

CF 可以通过新生儿筛查,出生不久就诊断出来,或是以后依据临床指征而诊断。基于测定血中胰蛋白酶原浓度的新生儿筛查是,目前被用于 CF 的早期诊断。胰蛋白酶原一般从胰腺中产生,转移到小肠,在此由无活性的胰蛋白酶原变为有活性的胰蛋白酶,用于蛋白质的吸收。对于新生儿 CF 患者,黏液可以阻断胰腺到小肠的导管,阻止胰蛋白酶原进入小肠,导致胰蛋白酶原在血中聚集。这一病变可根据婴儿血中免疫活性胰蛋白酶(IRT)水平增加来检测和测定。IRT 测试是一种筛选试验,当婴儿 IRT 试验呈阳性时,应进行验证性试验,包括汗液氯试验和 CF 基因突变的 DNA 分析[52]。

当在认证的 CF 中心进行的毛果芸香碱电离子导入法试验(即汗液氯化物试验)结果呈阳性(≥60mM),可以诊断为 CF。在 6 个月以下的婴儿中,汗氯值为 30~59mM,表示有可能是 CF,应再一次重复测定,并结合 DNA 分析结果[52]。大于 6 个月后,汗氯值为 40~59mM,表示有可能是 CF,还应结合 DNA 分析结果。

一般推荐进行 DNA 分析,因为它可能鉴别出 90% 的 *CFTR* 基因突变。在非白种人群中,DNA 分析技术筛选 CFTR 突变基因时并不灵敏。当父母是 CF 基因携带者时,美国医学遗传学会和美国妇产科学院推荐应进行产前筛查[53]。

CF 的症状

对于那些可能没有被新生儿筛查发现的 CF 患者,可通过临床症状诊断是否是 CF。新生儿出生时,有胎粪性肠梗阻(由黏稠的胎粪导致的梗阻),极有可能是 CF。其他需要进一步诊断测试的临床症状见表 21-2。出现这些症状时,需要进行汗液氯化物试验和 DNA 分析。

案例 21-1

问题 1:K. M. 是一个刚出生 1 周的女婴,体重 2.9kg,需要常规随访,她出生时体重 2.7kg,每 3 小时一次母乳喂养,生长良好,整体看来她没有任何异常现象。K. M. 的新生儿筛查结果显示,IRT 浓度偏高。
建议进一步做什么测试以证实该婴儿是否是 CF?

此时,建议 K. M. 进行汗液氯化物试验和 DNA 分析。如果 K. M. 的汗液氯化物试验结果为阳性,建议再测试她是否存在胰腺功能不全。首选的方法是粪弹力蛋白酶测试,该测定仅需要一份粪便样品。粪弹力蛋白酶在肠道转运中不降解,与十二指肠脂肪酶、淀粉酶、胰蛋白酶和碳酸氢盐的浓度密切相关。粪弹力蛋白酶浓度较低意味着胰腺功能不全而需要酶补充。虽然有 25% 的 CF 婴儿在诊断时胰腺功能良好,但是大多数会在一年内出现胰腺功能不全[52]。8 岁以后,可用血清胰蛋白酶原评估胰腺功能。

表 21-2
囊性纤维化诊断的表现特性

长期定居或感染典型的 CF 病原体(如金黄色葡萄球菌、未分型流感嗜血杆菌、铜绿假单胞菌和洋葱伯克霍尔德菌)
慢性咳嗽有痰
胸片结果持续显示异常
喘息和空气滞留为症状的呼吸道阻塞
鼻息肉;鼻窦的 X 线或 CT 异常
杵状指
胎粪性肠梗阻,远端肠梗阻综合征,直肠脱垂
胰腺功能不全,复发性胰腺炎
慢性肝病
生长迟缓,低蛋白血症和水肿,脂溶性维生素缺乏症
失盐综合征:急性缺盐,慢性代谢性碱中毒
男性泌尿生殖系统畸形造成的梗阻性无精症(CBAVD)

CBAVD,先天性双侧输精管缺失
来源:Farrell PM et al. Guidelines for diagnosis of cystic fibrosis in newborns through older adults: Cystic Fibrosis Foundation consensus report. *J Pediatr.* 2008;153:S4

早期干预和治疗

案例 21-1,问题 2:K. M. 于 2 周后返回医院进一步诊断测试。汗液氯化物测试结果为 84mM,NDA 分析显示有 ΔF508 纯合子突变。粪弹力蛋白酶较低,诊断为胰腺功能不全。此时应首先给予什么治疗?

由于存在胰腺功能不全,K. M. 现在符合 CF 的诊断标准。早期给予营养治疗以确保生长是很必要的,同时良好的营养状况可以改善肺功能[54]。CF 患者一般是快代谢,不能正常吸收脂肪和蛋白质。因此,CF 患者的饮食必须是高热量,高脂肪和高蛋白质。建议 CF 患者摄入能量是普通人群推荐量的 110%~200%[55]。如果 K. M. 的体重很难增长,那么可能需要增加哺乳的频率,或改为高热量的婴儿奶粉。

补充维生素和矿物质

胰腺功能不全的 CF 患者,脂肪吸收不良,也导致胃肠道吸收脂溶性维生素(A,D,E,K)减少。约 45% 的 CF 患者,即使胰腺酶作用正常,仍然至少会缺乏这些维生素中的一种[56]。当前推荐的替代疗法见表 21-3[57]。维生素 D 和 K 的缺乏引起的骨骼不健康的问题逐渐增多[58,59]。对于从饮食中不能获得足够钙的患者,增加补充钙制剂是必要的。如果发生缺铁性贫血,也应该需要补充铁剂。

表 21-3

对 CF 患者,脂溶性维生素和特殊维生素复合制剂的每日推荐剂

年龄	维生素 A(IU)	维生素 E(IU)	维生素 D(IU)	维生素 K(mg)
0~12 个月	1 500	40~50	400	0.3~0.5
1~3 岁	5 000	80~150	400~800	0.3~0.5
4~8 岁	5 000~10 000	100~200	400~800	0.3~0.5
>8 岁	10 000	200~400	400~800	0.3~0.5
可咀嚼维生素				
Aqua DEK	9 083(92% β 胡萝卜素)	50	600	0.35
Choiceful	13 000(88% β 胡萝卜素)	180	800	0.6
全合成	16 000(88% β 胡萝卜素)	200	1 500	1
全合成 D3000	16 000(88% β 胡萝卜素)	200	3 000	1
DEKAs Plus(每 1ml)	18 167(88% β 胡萝卜素)	100	2 000	1
Libertas	16 000(β 胡萝卜素)	200	1 000	0.8
液体维生素				
Aqua ADEK(每 1ml)	5 751(87% β 胡萝卜)	50	600	0.4
全合成(每 1ml)	9 254(75% β 胡萝卜素)	100	1 500	1
Libertas	4 627(视黄醇)	50	500	0.4
DEKs Plus(每 1ml)	5 751(87% β 胡萝卜)	5	750	0.5
胶囊制剂				
Choiceful	14 000(88% β 胡萝卜素)	170	1 000	0.7
全合成	16 000(88% β 胡萝卜素)	200	1 500	0.8
全合成 D3000	16 000(92% β 胡萝卜素)	200	3 000	0.8
全合成 D5000	16 000(88% β 胡萝卜素)	200	3 000	0.8
DEKAs Plus(每 1ml)	18 167(92% β 胡萝卜素)	150	3 000	1
Libertas	16 000(88% β 胡萝卜素)	200	1 000	0.8

K. M. 首先应该开始每日 1 次给予 1ml 针对 CF 患者服用的液体复合维生素制剂。如果实验室监测结果异常,需要额外补充维生素。此外,K. M. 还应每日给予 1/8 茶匙的食盐以补充汗液损失的钠[60]。6 个月后,食盐的剂量增加到 1/4 茶匙。对于用奶粉喂养的婴儿,需将少量的盐添加到每餐中。像 K. M. 这样母乳喂养的婴儿,家长应该尝试将母乳吸出,用奶瓶人工喂给婴儿,每日 2 次,在瓶里加盐。如果 K. M. 不接受奶瓶喂养,就不能补充盐,家长应该确保不能将婴儿长时间暴露在温暖的条件下。

补充酶

胰腺功能不全的主要治疗方法是胰腺消化酶的外源性替代治疗,补充胰腺酶的目的是:(a)提高体重;(b)减少

脂肪泻;(c)消除腹痛和腹胀。补充疗法与目前的治疗不能完全恢复脂肪吸收能力,并且脂溶性维生素(fat-soluble vitamins)的充分吸收仍然是个问题[61]。消化酶(脂肪酶、蛋白酶和淀粉酶)可从含有这些酶的肠溶微球胶囊获得,其中脂肪酶、蛋白酶、淀粉酶比例约为 1∶3∶3。肠溶衣可避免这些酶被胃酸破坏。因为这些酶的最重要功能是分解脂肪,所以剂量要依据脂肪酶含量而定,并且要根据体重、年龄、饮食中脂肪的摄入量、症状严重程度而进行剂量调整。婴儿的脂肪酶起始剂量为每次哺乳或人工喂养每 120m 给予 2 000~5 000U。婴儿可以吃固体食物后,补充脂肪酶的开始剂量为每餐 1 000U/kg[60]。对于年龄超过 4 岁的儿童,补充酶的量以脂肪酶计,初始剂量为每餐 500U/kg[55]。用餐时给予全剂量,吃零食时补充半量,之后根据反应调整

剂量。体重不增、粪便臭且油腻、腹痛或腹胀可能是酶的补充不充分导致的[62,63]。

高剂量胰酶与结肠狭窄有关，这和 DIOS 伴随症状相似。虽然因果关系还没有完全确定，但是发现当脂肪酶剂量大于每餐 6 500U/kg 时，会出现结肠狭窄，因此，大多数推荐脂肪酶最佳日剂量不超过 10 000U/kg 或每餐 2 500U/kg[55]。

当患者需要一个异常高剂量的酶补充时，有时可能是因为胃液酸度很高。胰腺酶微球的肠溶衣在 pH 5.8 时溶解，而酶在 pH4 的环境下被灭活。CF 患者餐后肠道 pH 小于 4 的时间明显延长，而 pH 大于 5.8 的时段明显缩短。由于肠道内的 pH 很低时[64,65]，酶类活性减小，所以加入组胺 H₂ 受体拮抗剂或质子泵抑制剂以增加胃 pH，可能有助于降低所需酶剂量[66-68]。

K. M. 应该每次喂食时补充 2 000~5 000U 的胰酶。尽管 K. M. 还不能吃固体食物，但可以在喂食前，打开胶囊，将胶囊内药物洒到少量的（例如，一个婴儿勺）米糊、婴儿食物或苹果酱中喂食，来补充胰酶。K. M. 的照顾者还应确保喂食后她的嘴里没有过多液滴残留。

肺干预措施

虽然缺乏给予婴儿呼吸道清理和支气管扩张剂治疗有益的数据，但是这些干预措施是 CF 基金会推荐的[60]。通常，在对 CF 婴幼儿每日 1 次的敲击和体位引流前给予沙丁胺醇（albuterol）（见囊性纤维化气道疾病治疗：机械方法部分）。如果症状变得明显，治疗的频率可能会增加。呼吸道合胞病毒对大多数婴儿有害，这种危害对 CF 婴儿更加严重。因此，帕利珠单抗（palivizumab）被推荐用于 2 岁以下的 CF 患者[60]。K. M. 应该在进行呼吸道清理前，给予沙丁胺醇喷雾剂或雾化吸入治疗，每日 1 次。在呼吸道合胞病毒感染季节，她也应该肌注帕利珠单抗 15 mg/kg，每月一次。

案例 21-1，问题 3：K. M 需要监测什么？

第一年的时候，K. M. 的头围、身高、体重应该每个月在标准生长图中标注并绘制。目的是为了让她体重身高状态达到 50% 的成长状态[55]。一年之后，建议每季度进行生长评估。从 2~20 岁，生长的目标是 BMI 达到正常人的 50%。应该有一个经验丰富、知识渊博的注册营养师协助其家人理解合理营养的重要性，并帮助 K. M. 制定适当的计划。在其 1 岁的时候应该测定空腹血糖、肝功能、白蛋白、血浆电解质、全血细胞计数、凝血酶原时间以及维生素 A、D、E 水平，而且至少每年一次。为了确定肝脏和脾脏大小，每次来进行门诊随访时，要进行腹部查体。

在其 5 岁以后，待其可以进行肺功能测试后，应对其进行肺部的检测：包括临床症状、胸部听诊、胸片。建议至少每季度进行一次口咽部分泌物培养，以检查病原菌是否存在。

CF 容易引起 CF 相关的糖尿病，应确保 10 岁以后每年进行口服糖耐量试验[21]。他们发生骨质疏松的风险增加，应定期进行风险因素评估。骨密度测量，推荐用于所有成人以及那些 8 岁就有以下危险因素的患者：包括维生素 D 含量低、第一秒用力呼气量（FEV₁）占预计值百分比小于 50%、每年口服糖皮质激素超过 90 日、糖尿病、青春期发育迟缓、BMI 小于 25%[69]。K. M. 没有骨质疏松的危险因素，也不适于进行骨密度测试（年龄小）。8 岁之后才能对其危险因素进行评估。

囊性纤维化呼吸道疾病的治疗

呼吸系统疾病的治疗包括用药物和非药物手段清除肺部分泌物，抗生素控制感染，抗炎药物降低呼吸道炎症等治疗。当前的特殊治疗方法在最近出版的肺部疾病药物治疗指南中有详细描述[70]。

黏液纤毛清除功能

由于跨膜传导调节因子的缺失，白细胞破裂分解，形成大量粘性 DNA，以及慢性感染导致细菌残留物流出，使得呼吸道分泌物很黏稠，故 CF 患者的痰液很难咳出。机械式的清除、吸入性黏液溶解剂、呼吸道水合疗法都有助于黏液的清除。

机械清除方法

机械清除的方法除了有传统的叩背和体位引流（percussion and postural frainage，P&PD），还有震荡呼气正压（oscillating positive-end pressure，OPEP）、高频胸壁振荡（high-frequency chest-wall oscillation，HFCWO）、肺内振荡通气和自主引流（进行深吸气训练）。

这些方法祛痰的效果相同，对一个患者来说，选择哪种方法最适合，要依据患者的能力、积极性、喜好以及资源来进行选择[71]。传统的引流方式并不比其他方法（OPEP 和 HFCWO）差，但是 50% 的患者倾向于 HFCWO，37% 倾向于 OPEP，13% 的患者选择传统方法[72]。

阿法链道酶

阿法链道酶（dornase alfa）是吸入性重组人脱氧核糖核苷酸 I，它能切断凋亡的中性粒细胞外 DNA 的形成，该 DNA 正是使得 CF 患者呼吸道阻塞的原因之一。一个关键的临床试验显示，应用阿法链道酶，肺功能提高了（与安慰剂组相比，FEV₁ 提高 5.8%，P < 0.01），恶化的频率降低了（28%，与安慰剂组比较，P < 0.04）[73]。基于其优越性，推荐 6 岁及 6 以上的患者均可应用[70]。如果呼吸道疾病的临床证据足够，也可以考虑用于婴儿或蹒跚学步的儿童。但该药物价格昂贵，每月需花费 3 000 美金，其应用的成本效益比一直是人们争论的话题[74-75]。一个可行的方法就是短期应用阿法链道酶（1~2 个月），看肺功能是否有提高，患者是否可以耐受。而长期的应用（至少 1 年）则有必要评估其对住院率的影响。

阿法链道酶为每瓶 2.5mg，可以喷雾吸入。药物必须置于冰箱内，避光保存。应指导患者正确的使用方法并保证雾化装置的可用性。此外还应告诉患者，这种药物不能稀释或者与其他药物在雾化器内混合使用。

呼吸道水合疗法

高渗盐水

吸入高渗盐水（inhalation of hypertonic saline，IHS）有利

于提高黏膜纤毛清除功能[76]。高渗盐水通过水的渗透作用使呼吸道再水化。每日 2 次吸入普通生理盐水,与吸入 7% 的 NaCl(高渗盐水)比较,最主要的结果没有明显区别,48 周内两组肺功能都呈线性下降[77]。然而,被随机分到吸入高渗盐水组的患者,其恶化的次数有着显著降低(与安慰剂组相比下降 56%,$P = 0.02$)。在两个小的随机交叉试验中,尽管应用阿法链道酶的费用高于吸入高渗盐水组(每月 70 美元),但是前者使肺功能的提高更加明显。对于那些不能耐受或者对阿法链道酶无反应的患者可以采用 IHS。此外,IHS 可以作为呼吸道阻塞患者标准治疗(阿法链道酶治疗和胸部物理治疗)的辅助治疗措施。由于 IHS 可以引起支气管痉挛,故治疗前先给予短效 β₂ 受体激动剂[78]。IHS 价格适当,可提高肺功能,降低肺功能恶化的进程,因此推荐所有 6 岁及大于 6 岁的所有患者应用[70]。如果临床治疗需要,IHS 也可考虑用于学龄前儿童(婴儿和学龄前儿童指导原则)。

支气管扩张

针对那些对支气管高反应或对支气管扩张剂呈阳性反应的患者,推荐长期应用 β₂ 受体激动剂[70]。此外,在物理治疗前给予扩张剂,有利于清除呼吸道黏稠物。对于应用其他支气管扩张剂尚未达成共识。研究证明,应用抗胆碱能药物治疗 CF 的效果有限,并且其结果不一致[79]。

问题 1:J. P. 是一个 12 岁的小女孩,每三四个月都会来 CF 中心复查。她在 7 个月大的时候由于不能正常生长被诊断为 CF。基因型分型显示她是一个 △F508 的纯合子。这次复诊起 3 个月之前,她咳嗽和憋气的感觉越来越严重了。有咯血史,但是近期没有出现过。最近一年内,没有肺部的恶化。她治疗的药物包括每餐的胰酶(近乎每餐 2 000U/kg 的脂肪酶)、脂溶性维生素;每日 1 次气道清洁前吸入 2 喷沙丁胺醇;阿法链道酶 2.5mg 每日 1 次雾化吸入;氟替卡松 44μg 每日 2 喷雾化吸入。每日通过 HFCWO 来进行 30 分钟的呼吸道清洁,并称可以耐受这种治疗。口咽部微生物培养,发现金黄色葡萄球菌,之前没有培养出铜绿假单胞菌。其 BMI 为标准的 60%(自上次复诊一直稳定),肺功能试验显示 FEV₁ 为 1.99L(占预计值百分比为 89%,低于 92% 的基线水平)。近期 CT 扫描显示有全肺叶的轻度支气管扩张迹象,黏液阻塞,呼吸道不畅。为了提高其呼吸道清除,下一步我们该怎么做呢?

机械辅助清理呼吸道分泌物的方法同样有效,但应个体化实施。J. P. 目前使用 HFCWO,并且完全耐受。相比较手叩击和体位引流,其优势在于其治疗的独立性。患者在进行治疗的同时还可进行雾化吸入治疗(如高渗盐水)[70]。这对于提高依从性的是十分重要的。通常治疗频率和时间为 HFCWO 每日 2 次,一次持续 30 分钟。J. P. 目前每日治疗 1 次,可以通过提高治疗频次来提高

治疗效果。

阿法链道酶能够改善 CF 患者的痰液的黏稠度,对肺疾病早期有治疗意义[80]。在早期阿法链道酶干预试验中,中度肺功能不全的年轻患者肺功能下降的风险减少了 34%,有些患者的肺功能甚至提高到了接近正常人水平。J. P. 目前正在接受阿法链道酶的治疗,建议治疗持续进行从而改善肺功能并降低肺部症状加重的风险。

每日 2 次给予 7% 的高渗生理盐水有助于提高 J. P. 的黏膜纤毛清除功能,改善肺功能。沙丁胺醇应增加到每日 2 次,以预防高渗盐水引起支气管痉挛。因此推荐,接下来的治疗方案是沙丁胺醇扩张支气管,高渗盐水水化呼吸道,阿法链道酶稀释黏液,然后通过清理呼吸道排出痰液[70]。如果依从性是个问题,可在呼吸道清理治疗中给予阿法链道酶和高渗盐水。

炎症控制

CF 患者呼吸道内的炎症反应会使得呼吸道阻塞,最后导致肺功能的下降。利用药物阻断中性粒细胞引起的呼吸道炎性反应,是控制肺部疾病进展的关键治疗手段。皮质类固醇激素、非甾体类抗炎药、大环内酯类药物均被用来治疗 CF 肺疾病的炎症。尽管小型研究中发现白三烯调节剂能够改善肺功能,但是整体的数据并不足以支持推荐其临床应用[81]。由于色甘酸治疗效果的证据有限,也不推荐常规使用[70]。

糖皮质激素

不推荐口服糖皮质激素治疗 CF。虽然隔日应用 1~2mg/kg 泼尼松(prednisone),短期内会显著改善肺功能,降低铜绿假单胞菌感染患者急性加重,但是长期的应用会引起白内障、糖耐受不良、骨质疏松、生长停滞等患者难以接受的不良反应[82-84]。虽然吸入型糖皮质激素被广泛用于 CF 患者,但支持其应用的数据有限。一个随机对照试验结果表明,停用吸入性糖皮质激素,肺功能并没有降低,因此,不推荐 CF 合并哮喘患者常规应用[70,85]。J. P. 应该停用氟替卡松吸入,下次复查应进行肺功能测试。并且对其喘息、气短进行问诊。

非甾体类抗炎药

非甾体类抗炎药能够延缓肺功能的下降。在 5~13 岁儿童,高剂量布洛芬(ibuprofen)(20~30mg/kg,每日 2 次,剂量滴定使其峰浓度达到 50~100mg/L)能够有效减缓 FEV₁ 下降的年发生率[86]。由于低浓度的布洛芬反而会增加中性粒细胞的浸润,故必须对布洛芬的血清浓度进行监测,使其达到治疗浓度范围。由于给药剂量远高于用来治疗疼痛或者发烧需要的剂量,必须关注其远期的副作用,如胃肠道出血、肾毒性,再加上需要频繁抽血,使其应用并不广泛。患者大于 6 岁且 FEV₁ 占预计值百分比大于 60%,推荐应用口服布洛芬来降低肺功能的下降[70]。考虑到 J. P.

的咯血病史,不建议对其应用高剂量的布洛芬。

阿奇霉素

阿奇霉素(azithromycin)是一个有着良好的抗炎作用的抗生素。虽然它已经被应用于那些铜绿假单胞菌感染的 CF 患者(见案例 26-3,问题 3),但最近进行的一项研究表明,在为期 24 周的研究期间,对那些没有感染铜绿假单胞菌的儿童和青少年,阿奇霉素可以有效减少疾病恶化的频率(50%),能够增加体重(0.58kg),但是对于肺功能的提升并没有效果[87]。由于 J. P. 在过去一年没有任何肺部症状急性加重,除非他是慢性铜绿假单胞菌感染患者,否则我们在其治疗中加入阿奇霉素几乎没有益处[70]。

抗生素治疗

在过去 30 年里,CF 患者肺部感染的治疗,无疑使患者的生存率得到提高。CF 患者使用抗生素治疗的目的是:(a)在首次检测发现铜绿假单胞菌时应用抗生素以早期清除细菌,防止或延缓铜绿假单胞菌慢性感染;(b)治疗肺疾病的急性发作;(c)长期维持治疗可以吸入抗生素,以有效缓解肺功能的下降和控制呼吸道感染。

铜绿假单胞菌的早期根除

案例 21-2,问题 3：J. P. 6 周后来进行复查,来评估与上次复查时发生那些变化。患者称胸部喘憋感和咳嗽都明显减轻。痰培养提示铜绿假单胞菌感染,此时患者还应该进行哪些治疗?

由于铜绿假单胞菌慢性感染增加 CF 患者肺功能下降的发生率,缩短其生存期,因此推荐给予早期、以根治感染为目的的治疗[70]。两项研究结果提供了合适的治疗方法。早期吸入妥布霉素(tobramycin)根除试验显示,妥布霉素吸入 300mg,每日 2 次,治疗 28 或者 56 日,其 1 个月清除感染菌群的效果(93% vs 92%)和复发的时间(66% vs 69%,27 个月培养阴性)都是相似的[88]。在近期完成的早期假单胞菌感染对照试验的结果显示,每季度培养结果铜绿假单胞菌阳性即刻开始治疗组(吸入妥布霉素 300mg,每日 2 次,共 28 日,伴或不伴环丙沙星(ciprofloxacin),每日 2 次,共 14 日)与另一个治疗组(28 日治疗,56 日不治疗,一共循环 6 个季度),两组的菌群清除率和再复发率没有明显区别[89]。最近的一项结果显示 6 岁以上 CF 患者,雾化吸入氨曲南 75mg,每日 3 次,治疗 28 日后,清除感染菌群 89.1%,28 周治疗后细菌培养阴性者仍能达到 58.2%[90]。基于以上两个研究,应该即刻对 J. P. 开始治疗,即妥布霉素 300mg,每日 2 次吸入,或者氨曲南 75mg,每日 3 次吸入,28 日治疗结束时应该进行细菌培养确认感染已经清除,每季度监测是否复发。

急性加重

急性加重(acute pulmonary exacerbations)是多数 CF 患者不可避免的一个阶段。急性加重是指呼吸系统体征和症状的改变,可以通过抗生素和呼吸道清理来进行治疗。主要指标包括:咳嗽、痰液量增加、运动耐量下降、体重或食欲下降、FEV$_1$ 下降或用力肺活量(FVC)减少 10% 以上、啰音出现或增加[91]。每年约有 1/3 的患者至少有一个指标加重,然而其发作及发作的频率却有很大不同。其出现的频率和肺部疾病的严重程度有关。治疗急性加重的传统措施有:补充营养,抗生素治疗,胸部物理治疗[92]。在院外,轻度患者可以通过口服抗生素、呼吸道清理装置和营养疗法来自行治疗。中到重度患者,应住院进行 14 日的静脉抗生素治疗、呼吸道清理以及营养支持治疗。如果症状和体征明显好转,可以提前回家进行治疗[93]。

抗生素的选择

依靠痰或咽培养以及药敏数据来选择抗生素。为了避免耐药性的产生并发挥协同效应,对于铜绿假单胞菌感染的急性发作患者,常常应用两种不同作用机制的药物联合治疗。故常采用抗假单胞杆菌的 β-内酰胺类药物与氨基糖苷类或喹诺酮类药物联合治疗。单用 β-内酰胺类药物和联合氨基糖苷类共同治疗的对照试验表明,其在提高肺功能方面效果类似,但是后者能够更有效的降低痰液中菌群密度以及延长再次发作的间隔时间[94]。多重耐药性定义为铜绿假单胞菌对三类主要药物(β 内酰胺类药物、氨基糖苷类、喹诺酮类药物)的两类中的所有药物全部耐药。据报道,有 15%~20% 的患者为此类患者。这些患者的抗菌治疗需要静脉给予黏菌素。静脉用黏菌素有中枢毒性和肾毒性,因此需要密切监测。

抗生素的用量

治疗急性加重的最常用抗生素种类和用量在表 21-4 中列出。治疗其他人群的药物用量并不适用于 CF 患者,这主要归因于:CF 患者药物肺渗透降低、痰液中药物活性降低、细菌生物膜的存在、细菌数量多以及敏感性降低。CF 患者药代动力学的改变,经常在文献中提及,尤其是某些药物(β 内酰胺类药物、氨基糖苷类)在 CF 患者体内分布容积和清除要比健康对照组高。许多 β-内酰胺类抗生素是经肾脏清除的,因此提出假设,认为 CF 患者较高的肾脏清除能力是机体对 CFTR 缺乏的一种代偿反应,从而上调了有机阴离子和阳离子的转运蛋白导致肾小管清除率增加[95]。但是后续对照试验却没能证明这一假设[96,97]。另外一种更为统一的解释是 CF 患者与正常患者身体构成的差别导致 CF 患者药动学不同。CF 患者常常由于营养较差,导致脂肪组织较少,体重较轻。如果药代动力学参数被体重标准化(L/kg,L/kg/hour),那么该指数会超过正常的健康人。这项观察结果在 CF 患者头孢他啶药代动力学中被验证。当这些药代动力学参数被去脂体重标准化后,个体差异明显降低,暗示着去脂体重是一个更好的标准化单位[98]。更重要的就是,有学者观察到如果药代动力学参数被体重标准化,其结果较正常人偏高,而药动学参数被去脂体重标准化后,其结果之间没有差异。

表 21-4

囊性纤维化患者的抗生素用量

全身应用的抗生素			
药物	小儿剂量	成人剂量	个体最大剂量
阿米卡星	30mg/kg q24h	30mg/kg q24h	TDM
氨曲南	150mg/(kg·d) q6~8h	2gm q6h	8g/d
头孢吡肟	150mg/(kg·d) q6~8h	2gm q6h	8g/d
头孢他啶	150mg/(kg·d) q6~8h	2gm q6h	8g/d
环丙沙星 IV	30mg/kg q8h	400mg q8h	1.2g/d
环丙沙星 PO	40mg/kg qq8~12h	750mg q8~12h	2.25g/d
多黏菌素	2.5~5mg/(kg·d) qq8h	2.5~5mg/(kg·d) q8h	300mg/d(黏菌素)
庆大霉素	10mg/kg q24h	10mg/kg q24h	TDM
亚胺培南	100mg/(kg·d) q6h	1g,q6h	4g/d
美罗培南	60~120mg/(kg·d) q8h	2g,q8h	6g/d
哌拉西林钠/他唑巴坦	400mg/(kg·d) q6h	4.5g,q8h	16g/d(哌拉西林)
替卡西林/克拉维酸	400mg/(kg·d) q6h	3g,q6h	12g/d(替卡西林)
妥布霉素	10mg/kg q24h	10mg/kg q24h	TDM
TMP/SMZ	15~20mg/(kg·d) 每 q8h	15~20mg/(kg·d) q8h	800mg/d
吸入性抗生素			
药物	剂量(mg)	间隔	注释
氨曲南	75	tid	治疗 28 日,间隔 28 日
妥布霉素喷雾	300	bid	治疗 28 日,间隔 28 日
妥布霉素吸入粉	112(4×28mg 胶囊)	bid	治疗 28 日,间隔 28 日
黏菌素	37.5~75	bid	治疗 28 日,间隔 28 日

bid,每日 2 次;TDM,治疗药物监测(庆大霉素/妥布霉素每日治疗量的最大血药浓度为 25~35mg/L,AUC_{24h} = 70~100mg/L×hour);tid,每日 3 次;TMP/SMZ,甲氧苄啶/磺胺甲噁唑。

来源:Zobell et al. Optimization of anti-pseudomonal antibiotic for cystic fibrosis pulmonary exacerbations:Ⅵ. Executive summary. *Pediatr Pulmonol*. 2013;1.

β-内酰胺类药物可以间断地给药,也可以延长滴注时间或者连续的输注。延长滴注时间或连续的输注是为了使血药浓度超过最低抑菌浓度的时间延长[98]。这对 CF 患者来说特别重要,因为 CF 患者药物的清除率(肾脏功能)较快,并且呼吸道内细菌的敏感性降低[99]。

氨基糖苷类更长的给药间隔(每 24 小时 vs 每 8 小时),使治疗更简单且费用降低,其潜在的毒性也降低了。成人和儿童 CF 患者(n = 244)的一个随机临床试验结果显示,妥布霉素按照 10mg/(kg·d)的剂量应用,每日 1 次给药或者每日分 3 次给药都起到了相同的效果,两种给药方式使得 FEV_1 增加了 10%。然而,每日 1 次给药对儿童患者来说,可提高肾脏安全性,这可以通过血清肌酐和尿液中 N-乙酰-β-D 氨基葡萄糖苷酶(一种肾近曲小管受损的指标)判断[100]。CF 基金会的循证研究证实氨基糖苷类每日 1 次给药治疗肺部疾病的急性发作要优于 3 次给药[93]。

常规检测氨基糖苷类药物血药浓度能够使其发挥最大效果并使其毒性的风险最小。由于很多 CF 患者会接受氨基糖苷类药物的多疗程治疗,有时延长疗程,这很容易引起毒性反应。每日给药一次,谷浓度可能不好监测(如给药间隔超过 5 个半衰期)。因此,血药浓度通常在给药后 1~2 小时和 6~8 小时进行监测。这两个时间点的血药浓度监测,可以推断峰浓度(靶浓度 20~30mg/L)及药时曲线下面积(72~100mg/L×hour)[101]。

案例 21-3

问题1：B. W. 是一个19岁男孩。3岁时，因慢性肺炎而确诊CF。近两周出现咳嗽加重，痰液增多以及痰液颜色由白色变为绿色而就诊。6个月前因肺疾病急性加重而给予治疗。目前体重45.2kg，并自述体重减低了1.8kg。他是一个较瘦的成年男性，呼吸很费力。肺功能监测FEV$_1$占预计值的75%，FVC占预计值70%（其标准水平应为FEV$_1$85%，FVC 80%）。四周前痰培养检测出铜绿假单胞菌，对头孢他啶（ceftazidime）、哌拉西林（piperacillin）、亚胺培南（imipenem）、妥布霉素、黏菌素（colistin）敏感，对环丙沙星中度敏感。其他相关实验室检查如下：

白细胞计数：17 000/μl，带状核中性粒细胞4%，分叶核中性粒细胞35%，淋巴细胞50%，嗜酸性粒细胞11%

血清尿素氮（BUN）：7mg/dl

肌酐：0.5mg/dl

其他血指标、肝功能和电解质都在正常范围，血压和心率也正常。体温是37.3℃，呼吸每分钟25次，血氧饱和度为95%。在胸片上可见新的肺浸润。目前治疗药物有：脂溶性维生素每日2次，每餐两粒微囊化胰酶胶囊（每粒16 000U），吃小零食时按需增加1~2粒，阿法链道酶每日2.5mg，雾化吸入。哪些主观和客观指标能够提示B. W. 发生肺疾病急性加重的诊断？

B. W. 显示痰液增多（脓痰）、咳嗽加重、呼吸困难、体重下降、肺功能下降超过基线的10%。他还有轻度发烧，白细胞计数增高。但是发烧，白细胞计数增高以及胸片上新的浸润影不一定会在所有急性加重的病例中出现。

案例 21-3，问题2：B. W. 入院治疗急性加重。针对其实验室检查结果，合适的抗菌治疗方案是什么？

基于这些检查和体外药敏试验结果，应该开始进行头孢他啶或者哌拉西林与妥布霉素的联合治疗。由于对环丙沙星的敏感性降低，不建议应用。亚胺培南和黏菌素通常用来治疗耐药铜绿假单胞菌感染。

头孢他啶每6小时静脉滴注2g，每次滴注3小时；或者首次给予2g负荷剂量，输注30分钟，之后给予6g，持续输注。最近一个大样本的随机临床试验数据表明，头孢他啶连续或者间断应用，对CF患者有着同样的效果和安全性；然而连续输注，对那些耐药菌株感染的患者肺功能改善更明显。此外，连续应用可以延长急性加重发作的间隔时间[99]。

对B. W. 来说，静脉滴注妥布霉素的最佳初始剂量应为每24小时440mg（10mg/kg）。目标峰浓度为20~30mg/L，应该从首次给药或者第二次给药后获得。药时曲线下面积应该为72~100mg/（L·h）。在治疗过程中，妥布霉素的浓度应该每7日测量一次。此外，血BUN浓度和血肌酐值每周应测量3次，以便早期发现急性肾损伤。

抗生素一般应用2周，如果在第14日患者没有达到指定的终点指标，那么再延长治疗7日。B. W. 在医院最初给予抗生素治疗后，在家中还应该进行静脉抗生素治疗。患者是否适合在家进行静脉抗生素治疗，主要取决于最初对药物的反应和家中对其提供支持的水平。尤其是应该评估患者在医院建立起来的营养维持和呼吸道强化清理治疗[102]。B. W. 的抗菌治疗的疗程要依据其临床反应。理想状态是其肺功能（例如FEV$_1$）应该提高10%~20%，并每周进行评估。应该特别关注患者痰液的脓性和痰量减少、整体主观感觉逐渐改善。每日评估患者食欲改善和体重增加量，目标是达到基线值（每周增加1~2kg）。反复接受静脉滴注氨基糖苷类药物的患者，应对其听力进行定期检查。

口服或吸入抗生素的长期维持治疗

尽管已积极的对急性加重期进行治疗，也通过口服或吸入疗法对CF典型病原体进行治疗，但是肺功能仍然逐步下降，这使得长期的抗感染治疗变得越来越普遍，其目的是为了控制细菌感染，以降低急性加重的次数和严重程度、减缓对肺功能渐进性的损害。吸入性抗生素包括妥布霉素、氨曲南（aztreonam）、黏菌素。由于痰液浓度较高和全身生物利用度低，吸入性抗生素疗效最佳，毒性最小。

吸入用妥布霉素

一个长达6个月的3期临床试验研究结果显示，吸入妥布霉素可以明显提高肺功能（FEV$_1$提高10%），降低住院率（37%），减少对静脉抗假单胞杆菌类抗生素的需求（32%）[103]。一大部分人在治疗过程中出现声音嘶哑，但这并不需要终止治疗，而且随着时间推移会有所好转。此外，有患者感觉该制剂味苦，这同样不会使得治疗终止。妥布霉素雾化器推荐的剂量为每日2次，每次300mg，28日为一周期，而后停用28日。吸入性妥布霉素是一种预混溶液，每小瓶为一个单剂量，使用前需要冷藏保存。它通过一种喷雾式装置（Pari LC Plus）确保其颗粒的均一性和流动性。该3期临床研究结果显示，吸入妥布霉素适用于6岁以上、痰培养试验反复出现铜绿假单胞菌阳性、FEV$_1$占预计值百分比在25%~75%之间的患者[95]。幸运的是，有一种妥布霉素吸入干粉剂（TOBI吸入粉），能缩短服药时间，无需冷藏，携带方便，每28mg药物包裹在一个小胶囊里，每次4粒，每日2次，28日为一周期，而后停用28日。

吸入用氨曲南赖氨酸溶液

两项3期试验研究评估了吸入用氨曲南赖氨酸溶液（aztreonam lysine solution）短期内的安全性和有效性[103,104]。应用患者自评量表手段调查结果表明：患者的肺症状明显改善，吸入或静脉抗假单胞杆菌抗生素治疗急性肺恶化的需求也减少了。最常见的副作用是咳嗽和喘憋。应用前可以使用支气管扩张剂以减少上述症状的发生。该溶液的推荐剂量75mg，每日3次，28日为一周期，氨曲南提供的是粉装物，需要在使用前用溶液溶解并稀释，应用前要冷藏。需要用特制的喷雾装置（Altera），在相对短时间（如2~3分钟）内给药。基于以上的研究，氨曲南赖氨酸溶液推荐用于 6 岁以上的铜绿假单胞菌感染的 CF 患者,用来改善其呼吸道症状。氨曲南更适用于那些不能耐受妥布霉素吸入的患者,或那些经常出现肺部症状发作和持续性肺功能下降的患者。

多黏菌素

多黏菌素(colistimethate)是黏菌素的一个前药,属于多黏菌素类抗生素。它在美国只是以静脉用粉针供应,雾化吸入前需要溶解。其在 CF 患者的临床安全性和有效性验证受到临床试验样本量小的限制。由于缺乏数据,不建议临床常规应用[70]。它适用于那些多重耐药铜绿假单胞菌感染患者,或者无法耐受其他吸入性抗生素的患者。吸入引起的不良反应包括咳嗽和支气管痉挛,每次吸入前应给予支气管扩张药。此外,多黏菌素在雾化时容易起沫,影响其利用效率。常规剂量为每日 2 次,每次 75mg。

吸入用抗生素价格较高(妥布霉素溶液每月花费 7 000 美元,氨曲南赖氨酸溶液每月 7 000 美元,多黏菌素甲磺酸花费每月 1 800 美元)(http://www.walgreens.com/topic/pharmacy/cystic-fibrosis-services.jsp);然而,其有效减少住院天数的效果弥补其价格昂贵的缺点。从吸入用抗生素的成本效益来看,它们更适用于那些发作相对频繁的患者(每年 2 次或者多次住院)。一个评价铜绿假单胞菌慢性感染的 CF 患者肺功能改善的短期临床试验(如 1~2 个月)已获得批准。对其关于住院率的评估需要一个周期更长的试验(如至少 1 年)。应该告知患者正确的使用方法以及喷雾器和用于给药的压缩系统的保养。尤其是 2 次使用之间清洗可重复利用的雾化装置,防止由于残留的增加而降低药物的疗效。雾化装置可以加液体洗洁精手洗或者置于洗碗机的机架顶部进行清洗。为了减少细菌污染,雾化装置每次洗完应该干燥后再用。需要对其进行常规的消毒,以减少细菌感染。此外,应嘱咐患者,雾化装置内不能稀释或者与其他药物混合使用,否则会改变其输送特点。在吸入抗生素之前,应给予支气管扩张剂、阿法链道酶、呼吸道清理治疗,以便使其能够在呼吸道内更长时间发挥作用。

阿奇霉素

口服阿奇霉素的抗炎和抗毒力的特性,使其广泛应用于 CF 患者。应用传统的药敏试验测试,大环内酯类对铜绿假单胞菌没有抗菌作用,但是却能抑制生物被膜的重要组成成分-藻酸盐的生成。由于阿奇霉素较好的药代动力学特性和较少的药物相互作用,故其相关研究有很多。一个多中心随机对照试验表明,阿奇霉素能够增加 FEV_1(6%),减少急性发作的住院率(44%)[105]。阿奇霉素联合其他维持治疗如吸入妥布霉素及阿法链道酶对肺功能的保护具有协同作用。它一般很容易耐受。恶心、呕吐、喘憋是最常见的不良反应。基于当前数据,它适用于 6 岁以上患有铜绿假单胞菌感染的患者[95]。基于关键的试验,对 40kg 以上的患者阿奇霉素给药剂量为每次 500mg,每周 3 次;低于 40kg 的患者阿奇霉素给药剂量为每次 250mg,每周 3 次。由于阿奇霉素对分枝杆菌有潜在的耐药性,其治疗的一个禁忌证就是分枝杆菌感染。

案例 21-3,问题 3:B. W. 出院后 2 周,来门诊复查发现其咳嗽和痰液量明显减少,气短消失。肺功能显示 FEV_1 占预计值百分比为 85%。他已经重新开始了门诊治疗方案:每日服用多种维生素,每餐两粒微囊化胰酶胶囊(16 000U 脂酶/胶囊)、吃零食时按需加 1~2 粒该胶囊,每日雾化吸入 2.5mg 阿法链道酶。对于其治疗计划,是否有需要改进的地方?

由于其近 6 个月有过 2 次发生急性发作,建议增加药物治疗减少发生次数。多次的急性发作除了影响患者正常生活外,会使得肺功能下降以及生存率降低[106]。药物治疗主要目的是增强肺功能、减少急性发作的频率。治疗方案包括:阿法链道酶、吸入性妥布霉素或氨曲南、IHS、阿奇霉素。B. W. 已经接受了阿法链道酶治疗,但是还没有应用吸入性妥布霉素或氨曲南、HIS 或阿奇霉素。添加新的治疗措施需要考虑的就是治疗负担,尤其是添加吸入性治疗。由于 B. W. 为铜绿假单胞菌慢性感染,且妥布霉素和阿奇霉素显示其比 IHS 更能有效提高肺功能,故可以应用妥布霉素吸入粉剂治疗,每次 112mg,每日 2 次,28 日为一周期,再停药 28 日,并且每周一、三、五口服阿奇霉素 500mg。此外,因为阿奇霉素可以每周 3 次口服,故对治疗的负担影响很小。IHS 也同样可以减少急性加重的次数,所以,虽然现在添加了新的药物,如果 B. W. 以后出现肺功能下降或发作次数增加,应该增加 IHS。

口服抗生素

案例 21-3,问题 4:一年后,B. W. 复诊出现肺疾病轻度恶化的症状和体征,但是由于处于期末考试期而拒绝静滴抗菌药物或者住院治疗。能够替代静滴治疗的方案是什么呢?

喹诺酮类抗菌药是口服治疗铜绿假单胞菌感染的唯一选择。耐药葡萄球菌和耐药假单胞菌的出现使得 CF 医学委员会(CF medical community)严格限制喹诺酮类治疗 CF 急性加重[107,108]。因为氟喹诺酮类药物价格低廉、给药方便、口服治疗 CF 急性加重与静脉给药疗效相同,所以广泛应用该类药物口服(例如环丙沙星)治疗 CF 急性加重[109,110]。

鉴于该患者的感染菌过去对药物的敏感性和其拒绝住院治疗,除应用雾化吸入妥布霉素和口服阿奇霉素外,还可以口服环丙沙星 1 000mg,每日 2 次,给药一周[111]。联合吸入和口服治疗 1 周后,应该对 B. W. 重新评估,如果病情恶化,应该建议其住院治疗,若其病情好转,则可以继续当前治疗。

案例 21-3,问题 5:B. W. 3 个月后来医院门诊进行年度综合检查。试验室检查、二维 X 线吸收测量法(DXA)扫描、肺功能检查及口服葡萄糖耐量试验(OGTT)结果如下:

BUN：10mg/dl

肌酐：0.6mg/dl

尿微量白蛋白/肌酐比值：12μg/mg

2 小时 OGTT 血糖：220mg/dl

糖化血红蛋白：7.8%

DXA Z 分数：-2.1（骨盆）

FEV_1：占预计值百分比为83%

这些实验室结果如何解释，你建议哪些新的治疗方案呢？

B. W. 的 2 小时 OGTT 血糖升高提示患者存在 CF 相关性糖尿病，通过糖化血红蛋白的升高进一步证实。尿微量白蛋白试验提示 CF 相关性糖尿病的存在，还没有出现蛋白尿。B. W. 应开始注射胰岛素，以提高营养状况，防止微血管并发症的出现。DXA 扫描结果提示患者存在骨量减少现象，可口服钙片 1 次 500mg，每日 2 次，并监测维生素 D 水平。骨量减少的治疗可以预防骨质疏松的形成，而骨质疏松会导致患者发生骨折的危险性增加。此外，骨质疏松是肺移植的相对禁忌证，因为肺移植后，骨折会严重影响患者恢复。

B. W. 的肺功能检查结果提示其肺功能稳定，其目前的药物治疗方案应该继续。

肺移植

由于呼吸道梗阻、感染、炎症的长期反复发作导致肺部疾病的恶化，最终引起呼吸衰竭是一种必然的结果。由于运动耐量降低、严重的治疗负担、给氧治疗以及肺部疾病急性加重而频繁住院治疗，晚期肺部疾病严重影响了 CF（FEV_1<30%预计值）患者生活质量。肺移植是 CF 晚期患者的一项治疗选择[112]。进行肺移植的最佳时间不能准确确定，然而，当患者 FEV_1 占预计值百分比降低到 40% 时，就应该尽可能在患者肺衰竭前进行肺移植。移植的评估包括肺部疾病严重程度，患者对治疗的依从性以及伴发的疾病等。一旦接受这种治疗，那么患者应该进入肺移植名单等待可用器官的出现。等待肺移植的时间大不相同，这主要依靠肺移植器官分配评分，这种分配器官的评分是基于器官移植后预期效果的模型预测。肺移植后 5 年平均生存率为 50%。重要的是，器官移植后，患者的生活质量显著提高。

（董维冲 译，宋贝贝 校，杨秀岭 审）

参考文献

1. Cystic Fibrosis Foundation Patient Registry. 2013 Annual Data Report. Bethesda, MD: Cystic Fibrosis Foundation; 2013.
2. Welsh MJ. Abnormal regulation of ion channels in cystic fibrosis epithelia. *FASEB J.* 1990;4:2718.
3. Ballard ST et al. CFTR involvement in chloride, bicarbonate, and liquid secretion by airway submucosal glands. *Am J Physiol.* 1999;277:L694–L699.
4. Boucher RC et al. Na⁺ transport in cystic fibrosis respiratory epithelia. Abnormal basal rate and response to adenylate cyclase activation. *J Clin Invest.* 1986;78:1245–1252.
5. Lee MG et al. Cystic fibrosis transmembrane conductance regulator regulates luminal Cl-/HCO₃-exchange in mouse submandibular and pancreatic ducts. *J Biol Chem.* 1999;274:14670.
6. Schwiebert EM et al. CFTR is a conductance regulator as well as a chloride channel. *Physiol Rev.* 1999;79:S145.
7. Smith JJ et al. cAMP stimulates bicarbonate secretion across normal, but not cystic fibrosis airway epithelia. *J Clin Invest.* 1992;89:1148.
8. Derichs N. Targeting a genetic defect: cystic fibrosis transmembrane conductance regulator modulators in cystic fibrosis. *Eur Respir Rev.* 2013;22:58–65.
9. Welsh MJ et al. Research on cystic fibrosis: a journey from the Heart House. *Am J Respir Crit Care Med.* 1998;157:S148.
10. Zielenski J et al. Cystic fibrosis: genotypic and phenotypic variations. *Annu Rev Genet.* 1995;29:777.
11. Ramsey BW et al. A CFTR potentiator in patients with cystic fibrosis and the G551D mutation. *N Engl J Med.* 2011;365:1663–1672.
12. Wainwright CE et al. Lumacaftor-ivacaftor in patients with cystic fibrosis homozygous for Phe508del CFTR. *N Engl J Med.* 2015;373(3):220–231.
13. Kerem E et al. Ataluren for the treatment of nonsense-mutation cystic fibrosis: a randomised, double-blind, placebo-controlled phase 3 trial. *Lancet Respir Med.* 2014;2:539–547.
14. Alton EW et al. Repeated nebulisation of non-viral CFTR gene therapy in patients with cystic fibrosis: a randomised, double-blind, placebo-controlled, phase 2b trial. *Lancet Respir Med.* 2015;3(9):684–691.
15. Kerem E et al. The relation between genotype and phenotype in cystic fibrosis: analysis of the most common mutation (delta F508). *N Engl J Med.* 1990;323:1517.
16. Zielenski J. Genotype and phenotype in cystic fibrosis. *Respiration.* 2000;67:117.
17. Drumm ML et al. Genetic modifiers of lung disease in cystic fibrosis. *N Engl J Med.* 2005;353:1443–1453.
18. Garred P et al. Mannose-binding lectin (MBL) therapy in an MBL-deficient patient with severe cystic fibrosis lung disease. *Pediatr Pulmonol.* 2002;33:201.
19. Reddy MM et al. Activation of the epithelial Na⁺ channel (ENaC) requires CFTR Cl⁻channel function. *Nature.* 1999;402:301.
20. Sohma Y et al. HCO₃-transport in a mathematical model of the pancreatic ductal epithelium. *J Membr Biol.* 2000;176:77.
21. Moran A et al, International Society for P, Adolescent D. ISPAD Clinical Practice Consensus Guidelines 2014. Management of cystic fibrosis-related diabetes in children and adolescents. *Pediatr Diabetes.* 2014;15(Suppl 20):65–76.
22. Blackman SM et al. Relative contribution of genetic and nongenetic modifiers to intestinal obstruction in cystic fibrosis. *Gastroenterology.* 2006;131:1030–1039.
23. Brodzicki J et al. Frequency, consequences and pharmacological treatment of gastroesophageal reflux in children with cystic fibrosis. *Med Sci Monit.* 2002;8:CR529–CR537.
24. Heine RG et al. Gastro-oesophageal reflux in infants under 6 months with cystic fibrosis. *Arch Dis Child.* 1998;78:44.
25. Ledson MJ et al. Prevalence and mechanisms of gastro-oesophageal reflux in adult cystic fibrosis patients. *J R Soc Med.* 1998;91:7.
26. Cohn JA et al. Localization of the cystic fibrosis transmembrane conductance regulator in human bile duct epithelial cells. *Gastroenterology.* 1993;105:1857–1864.
27. Kopelman H. Cystic fibrosis. Gastrointestinal and nutritional aspects. *Thorax.* 1991;46:261.
28. Akata D, Akhan O. Liver manifestations of cystic fibrosis. *Eur J Radiol.* 2007;61:11–17.
29. Colombo C et al. Analysis of risk factors for the development of liver disease associated with cystic fibrosis. *J Pediatr.* 1994;124:393–399.
30. Gaskin KJ et al. Liver disease and common-bile-duct stenosis in cystic fibrosis. *N Engl J Med.* 1988;318:340.
31. Sokol RJ et al. Recommendations for management of liver and biliary tract disease in cystic fibrosis. Cystic Fibrosis Foundation Hepatobiliary Disease Consensus Group. *J Pediatr Gastroenterol Nutr.* 1999;28:S1.
32. Geddes DM. Cystic fibrosis and pregnancy. *J R Soc Med.* 1992;85:36.
33. Elkin SL et al. Histomorphometric analysis of bone biopsies from the iliac crest of adults with cystic fibrosis. *Am J Respir Crit Care Med.* 2002;166:1470–1474.
34. Haworth CS et al. A prospective study of change in bone mineral density over one year in adults with cystic fibrosis. *Thorax.* 2002;57:719.
35. Shead EF et al. Osteoclastogenesis during infective exacerbations in patients with cystic fibrosis. *Am J Respir Crit Care Med.* 2006;174:306.
36. Haworth CS. Impact of cystic fibrosis on bone health. *Curr Opin Pulm Med.* 2010;16:616–622.
37. Dixey J et al. The arthropathy of cystic fibrosis. *Ann Rheum Dis.* 1988;47:218–223.
38. Newman AJ et al. Episodic arthritis in children with cystic fibrosis. *J Pediatr.* 1979;94:594.
39. Phillips BM et al. Pathogenesis and management of arthropathy in cystic fibrosis. *J R Soc Med.* 1986;79:44.

40. Rush PJ et al. The musculoskeletal manifestations of cystic fibrosis. *Semin Arthritis Rheum.* 1986;15:213.

41. Ramsey B et al. Impact of sinusitis in cystic fibrosis. *J Allergy Clin Immunol.* 1992;90:547.

42. Umetsu DT et al. Sinus disease in patients with severe cystic fibrosis: relation to pulmonary exacerbation. *Lancet.* 1990;335:1077.

43. Worlitzsch D et al. Effects of reduced mucus oxygen concentration in airway Pseudomonas infections of cystic fibrosis patients. *J Clin Invest.* 2002;109:317–325.

44. Pezzulo AA et al. Reduced airway surface pH impairs bacterial killing in the porcine cystic fibrosis lung. *Nature.* 2012;487:109–113.

45. Griese M et al. Inhibition of airway proteases in cystic fibrosis lung disease. *Eur Respir J.* 2008;32:783–795.

46. Hartl D et al. Cleavage of CXCR1 on neutrophils disables bacterial killing in cystic fibrosis lung disease. *Nat Med.* 2007;13:1423–1430.

47. Dasenbrook EC et al. Association between respiratory tract methicillin-resistant Staphylococcus aureus and survival in cystic fibrosis. *JAMA.* 2010;303:2386–2392.

48. Dasenbrook EC et al. Persistent methicillin-resistant Staphylococcus aureus and rate of FEV1 decline in cystic fibrosis. *Am J Respir Crit Care Med.* 2008;178:814–821.

49. Li Z et al. Longitudinal development of mucoid Pseudomonas aeruginosa infection and lung disease progression in children with cystic fibrosis. *JAMA.* 2005;293:581–588.

50. Courtney JM et al. Clinical outcome of Burkholderia cepacia complex infection in cystic fibrosis adults. *J Cyst Fibros.* 2004;3:93–98.

51. Stevens DA et al. Allergic bronchopulmonary aspergillosis in cystic fibrosis – state of the art: Cystic Fibrosis Foundation Consensus Conference. *Clin Infect Dis.* 2003;37(Suppl 3):S225–S264.

52. Farrell PM et al. Guidelines for diagnosis of cystic fibrosis in newborns through older adults: Cystic Fibrosis Foundation consensus report. *J Pediatr.* 2008;153:S4–S14.

53. Farrell PM et al. Prenatal screening for cystic fibrosis: where are we now? *J Pediatr.* 2002;141:758.

54. Konstan MW et al. Growth and nutritional indexes in early life predict pulmonary function in cystic fibrosis. *J Pediatr.* 2003;142:624–630.

55. Stallings VA et al. Evidence-based practice recommendations for nutrition-related management of children and adults with cystic fibrosis and pancreatic insufficiency: results of a systematic review. *J Am Diet Assoc.* 2008;108:832–839.

56. Feranchak AP et al. Prospective, long-term study of fat-soluble vitamin status in children with cystic fibrosis identified by newborn screen. *J Pediatr.* 1999;135:601–610.

57. Borowitz D et al. Consensus report on nutrition for pediatric patients with cystic fibrosis. *J Pediatr Gastroenterol Nutr.* 2002;35:246–259.

58. Boyle MPet al. Failure of high-dose ergocalciferol to correct vitamin D deficiency in adults with cystic fibrosis. *Am J Respir Crit Care Med.* 2005;172:212–217.

59. Conway SP et al. Vitamin K status among children with cystic fibrosis and its relationship to bone mineral density and bone turnover. *Pediatrics.* 2005;115:1325.

60. Cystic Fibrosis F et al. Cystic Fibrosis Foundation evidence-based guidelines for management of infants with cystic fibrosis. *J Pediatr.* 2009;155:S73–S93.

61. Littlewood JM. Diagnosis and treatment of intestinal malabsorption in cystic fibrosis. *Pediatr Pulmonol.* 2006;41:35.

62. Baker SS et al. Pancreatic enzyme therapy and clinical outcomes in patients with cystic fibrosis. *J Pediatr.* 2005;146:189–193.

63. Borowitz D. Update on the evaluation of pancreatic exocrine status in cystic fibrosis. *Curr Opin Pulm Med.* 2005;11:524–527.

64. Guarner L et al. Fate of oral enzymes in pancreatic insufficiency. *Gut.* 1993;34:708.

65. Robinson PJ et al. Duodenal pH in cystic fibrosis and its relationship to fat malabsorption. *Dig Dis Sci.* 1990;35:1299.

66. Heijerman HG. Ranitidine compared with dimethylprostaglandin E2 analogue enprostil as adjunct to pancreatic enzyme replacement in adult cystic fibrosis. *Scand J Gastroenterol Suppl.* 1990;178:26.

67. Heijerman HG et al. Omeprazole enhances the efficacy of pancreatin (Pancrease) in cystic fibrosis. *Ann Intern Med.* 1991;114:200.

68. Hendriks JJ et al. Changes in pulmonary hyperinflation and bronchial hyperresponsiveness following treatment with lansoprazole in children with cystic fibrosis. *Pediatr Pulmonol.* 2001;31:59.

69. Aris RM et al. Guide to bone health and disease in cystic fibrosis. *J Clin Endocrinol Metab.* 2005;90:1888–1896.

70. Mogayzel PJ, Jr. et al. Cystic fibrosis pulmonary guidelines. Chronic medications for maintenance of lung health. *Am J Respir Crit Care Med.* 2013;187:680–689.

71. Varekojis SM et al. A comparison of the therapeutic effectiveness of and preference for postural drainage and percussion, intrapulmonary percussive ventilation, and high-frequency chest wall compression in hospitalized cystic fibrosis patients. *Respir Care.* 2003;48:24.

72. Oermann CM et al. Comparison of high-frequency chest wall oscillation and oscillating positive expiratory pressure in the home management of cystic fibrosis: a pilot study. *Pediatr Pulmonol.* 2001;32:372.

73. Fuchs HJ et al. Effect of aerosolized recombinant human DNase on exacerbations of respiratory symptoms and on pulmonary function in patients with cystic fibrosis. The Pulmozyme Study Group. *N Engl J Med.* 1994;331:637–642.

74. Cramer GW, Bosso JA. The role of dornase alfa in the treatment of cystic fibrosis. *Ann Pharmacother.* 1996;30:656–661.

75. Grieve R et al. A cost-effectiveness analysis of rhDNase in children with cystic fibrosis. *Int J Technol Assess Health Care.* 2003;19:71.

76. Donaldson SH et al. Mucus clearance and lung function in cystic fibrosis with hypertonic saline. *N Engl J Med.* 2006;354:241–250.

77. Elkins MR et al. A controlled trial of long-term inhaled hypertonic saline in patients with cystic fibrosis. *N Engl J Med.* 2006;354:229–240.

78. Taylor LM et al. Hypertonic Saline treatment of cystic fibrosis. *Ann Pharmacother.* 2007;41:481.

79. Ziebach R et al. Bronchodilatory effects of salbutamol, ipratropium bromide and their combination: double-blind, placebo-controlled cross-over study in cystic fibrosis. *Pediatr Pulmonol.* 2001;31:431.

80. Quan JM et al. A two-year randomized, placebo-controlled trial of dornase alfa in young patients with cystic fibrosis with mild lung function abnormalities. *J Pediatr.* 2001;139:813.

81. Conway SP et al. A pilot study of zafirlukast as an anti-inflammatory agent in the treatment of adults with cystic fibrosis. *J Cyst Fibros.* 2003;2:25.

82. Auerbach HS et al. Alternate-day prednisone reduces morbidity and improves pulmonary function in cystic fibrosis. *Lancet.* 1985;2:686–688.

83. Eigen H et al. A multicenter study of alternate-day prednisone therapy in patients with cystic fibrosis. Cystic Fibrosis Foundation Prednisone Trial Group. *J Pediatr.* 1995;126:515–523.

84. Lai HC et al. Risk of persistent growth impairment after alternate-day prednisone treatment in children with cystic fibrosis. *N Engl J Med.* 2000;342:851.

85. Balfour-Lynn IM et al. Multicenter randomized controlled trial of withdrawal of inhaled corticosteroids in cystic fibrosis. *Am J Respir Crit Care Med.* 2006;173:1356–1362.

86. Konstan MW et al. Effect of high-dose ibuprofen in patients with cystic fibrosis. *N Engl J Med.* 1995;332:848.

87. Saiman L et al. Effect of azithromycin on pulmonary function in patients with cystic fibrosis uninfected with Pseudomonas aeruginosa: a randomized controlled trial. *JAMA.* 2010;303:1707–1715.

88. Ratjen F et al. Effect of inhaled tobramycin on early *Pseudomonas aeruginosa* colonisation in patients with cystic fibrosis. *Lancet.* 2001;358:983.

89. Mayer-Hamblett N et al. Predictors of Pseudomonas aeruginosa recurrence in cystic fibrosis: results from the EPIC trial. *Ped Pulm.* 2010;45:326–327.

90. Tiddens HA et al. Open label study of inhaled aztreonam for Pseudomonas eradication in children with cystic fibrosis: the ALPINE study. *J Cyst Fibros.* 2015;14:111–119.

91. Rosenfeld M et al. Defining a pulmonary exacerbation in cystic fibrosis. *J Pediatr.* 2001;139:359–365.

92. Ramsey BW. Management of pulmonary disease in patients with cystic fibrosis. *N Engl J Med.* 1996;335:179.

93. Flume PA et al. Cystic fibrosis pulmonary guidelines: treatment of pulmonary exacerbations. *Am J Respir Crit Care Med.* 2009;180:802–808.

94. Smith AL et al. Comparison of a beta-lactam alone versus beta-lactam and an aminoglycoside for pulmonary exacerbation in cystic fibrosis. *J Pediatr.* 1999;134:413–421.

95. Susanto M, Benet LZ. Can the enhanced renal clearance of antibiotics in cystic fibrosis patients be explained by P-glycoprotein transport? *Pharm Res.* 2002;19:457–462.

96. Beringer PM et al. Lack of effect of P-glycoprotein inhibition on renal clearance of dicloxacillin in patients with cystic fibrosis. *Pharmacotherapy.* 2008;28:883–894.

97. Liu S et al. Probenecid, but not cystic fibrosis, alters the total and renal clearance of fexofenadine. *J Clin Pharmacol.* 2008;48:957–965.

98. Bulitta JB et al. Population pharmacokinetic comparison and pharmacodynamic breakpoints of ceftazidime in cystic fibrosis patients and healthy volunteers. *Antimicrob Agents Chemother.* 2010;54:1275–1282.

99. Hubert D et al. Continuous versus intermittent infusions of ceftazidime for treating exacerbation of cystic fibrosis. *Antimicrob Agents Chemother.* 2009;53:3650–3656.

100. Smyth A et al. Once versus three-times daily regimens of tobramycin treat-

ment for pulmonary exacerbations of cystic fibrosis – the TOPIC study: a randomised controlled trial. *Lancet*. 2005;365:573–578.

101. Kirkpatrick CM et al. Pharmacokinetics of gentamicin in 957 patients with varying renal function dosed once daily. *Br J Clin Pharmacol*. 1999;47:637–643.

102. Balaguer A, Gonzalez de Dios J. Home intravenous antibiotics for cystic fibrosis. *Cochrane Database Syst Rev*. 2008:CD001917.

103. Ramsey BW et al. Intermittent administration of inhaled tobramycin in patients with cystic fibrosis. Cystic Fibrosis Inhaled Tobramycin Study Group. *N Engl J Med*. 1999;340:23.

104. McCoy KS et al. Inhaled aztreonam lysine for chronic airway Pseudomonas aeruginosa in cystic fibrosis. *Am J Respir Crit Care Med*. 2008;178:921–928.

105. Saiman L et al. Heterogeneity of treatment response to azithromycin in patients with cystic fibrosis. *Am J Respir Crit Care Med*. 2005;172:1008.

106. Liou TG et al. Predictive 5-year survivorship model of cystic fibrosis. *Am J Epidemiol*. 2001;153:345–352.

107. Blumberg HM et al. Rapid development of ciprofloxacin resistance in methicillin-susceptible and -resistant *Staphylococcus aureus*. *J Infect Dis*. 1991;163:1279–1285.

108. Radberg G et al. Development of quinolone-imipenem cross resistance in *Pseudomonas aeruginosa* during exposure to ciprofloxacin. *Antimicrob Agents Chemother*. 1990;34:2142.

109. Bosso JA et al. Ciprofloxacin versus tobramycin plus azlocillin in pulmonary exacerbations in adult patients with cystic fibrosis. *Am J Med*. 1987;82:180–184.

110. Hodson ME et al. Oral ciprofloxacin compared with conventional intravenous treatment for *Pseudomonas aeruginosa* infection in adults with cystic fibrosis. *Lancet*. 1987;1:235.

111. Rubio TT et al. Pharmacokinetic disposition of sequential intravenous/oral ciprofloxacin in pediatric cystic fibrosis patients with acute pulmonary exacerbation. *Pediatr Infect Dis J*. 1997;16:112.

112. Adler FR et al. Lung transplantation for cystic fibrosis. *Proc Am Thorac Soc*. 2009;6:619–633.

药物索引

主题索引

COPD 急性加重　45
α_1-抗胰蛋白酶　40

A

阿法链道酶　89

B

鼻窦炎　85
鼻息肉　85
鼻炎　55
变应-非变应混合型鼻炎　78
变应性鼻炎　56

C

肠套叠　84
迟发反应　58

D

大气道　39
等效胎粪性肠梗阻　83,84

F

非变应性鼻炎伴嗜酸性粒细胞增多症　56
非反应性鼻病　56
肺功能检查　41
肺移植　95
肺源性心脏病　39

H

呼气流量峰值　10
呼吸道水合疗法　89
混合型鼻炎　56

J

急性鼻炎　55
急性加重　91

戒烟　46

K

可逆性气道阻塞　10

L

阑尾脓肿　84

M

慢性鼻炎　56
慢性哮喘　20
慢性阻塞性肺疾病　36
慢性阻塞性肺疾病全球倡议　36
免疫接种　46

N

囊性纤维化　81

S

速发反应　57

T

胎粪性肠梗阻　84
特发性鼻炎　56
铜绿假单胞菌　86

W

胃食管反流　84

X

限制性通气功能障碍　10
小气道　39
哮喘　4
哮喘-慢性阻塞性肺疾病重叠综合征　37
哮喘急性加重　11
血管运动性鼻炎　56